TILL / DIE ARZNEIKUNDE DER KOPTEN

DIE ARZNEIKUNDE DER KOPTEN

VON PROF. DR. WALTER C. TILL

1951

AKADEMIE-VERLAG · BERLIN

Erschienen im Akademie-Verlag GmbH., Berlin NW 7, Schiffbauerdamm 19
Lizenz-Nr. 156 · 6760/49 — 8718/49

Satz, Druck und Einband: (12) VVB Druck (Z) Werkdruck Gräfenhainichen - 131
Bestell- und Verlagsnummer: 5003

VORWORT

Ursprünglich war dieses Buch als Band einer Reihe gedacht, die das Arzneiwesen aller Zeiten und Völker behandeln sollte. Seit ich zu dieser Arbeit durch Herrn Professor Dr. OTTO ZEKERT (Wien) bewogen wurde, haben sich die Umstände grundlegend geändert. Die Arbeit hat der Akademie-Verlag in Berlin zur Veröffentlichung übernommen, wofür ich ihm sehr verbunden bin.

Die in der „Einleitung" (S. 2) festgelegte Unterscheidung von koptischen Ausdrücken, die unübersetzt übernommen (kursiv) und solchen, die übersetzt wiedergegeben, aber nicht wörtlich zu verstehen sind (Anführungszeichen), ist durch meine Schuld durcheinander gekommen, was ich zu entschuldigen bitte. Der Schaden ist nicht groß, da solche Ausdrücke auf jeden Fall in der einen oder der anderen Weise kenntlich gemacht sind und die beiden Arten untereinander nicht verwechselt werden können.

Die Interessenten für die arabischen Ausdrücke möchte ich noch auf die folgenden beiden Bücher verweisen, die hier nicht benützt wurden:

M. MEYERHOF and G. P. SOBHY BEY, The abridged version of „The book of simple drugs" of Ahmad ibn Muhammad al-Ghâfiqî by Gregorius Abu'l-Farag (Barhebraeus). The Egyptian University. The Faculty of Medicine. Publication Nr. 4. 5 Bände. Kairo 1932—1940. Nach MEYERHOFs Tod wurde das Werk leider nicht fortgesetzt.

K. GARBERS, Kitāb kīmiyā al- ʿitr wat-tasʿīdāt. Buch über die Chemie des Parfüms und die Destillationen von Yaʿqūb b. Isḥāq al-Kindī. Abhandlungen für die Kunde des Morgenlandes 30. Leipzig 1948.

Wien, im August 1950

WALTER C. TILL

INHALTSVERZEICHNIS

EINLEITUNG

Was wir von der Medizin der Kopten wissen, ist außerordentlich wenig. Wie in der heidnischen Zeit so wurden auch in der christlichen gegen Krankheiten vielfach magische Praktiken angewendet. Auch von wunderbaren Heilungen wird in der koptischen Literatur oft berichtet. Doch bilden diese Seiten der Heilkunde hier nicht den Gegenstand der Betrachtung. Was uns von den rationalen Heilmethoden der Kopten bekannt ist, kennen wir ausschließlich aus Rezeptsammlungen, die ziemlich verbreitet gewesen sein müssen, wenn auch verhältnismäßig wenig davon bisher ans Licht gekommen ist. Freilich finden sich in manchen Rezeptsammlungen neben rationalen Methoden auch magische Heilanweisungen, was zeigt, daß die Kopten hier nicht immer streng unterschieden.

Wenn wir nach dem, was wir von der koptischen Heilkunde bisher zu Gesicht bekommen haben, urteilen dürfen, stand sie auf einer viel niedrigeren Stufe als die altägyptische. Die koptische Heilkunde ist auch nicht als Tochter der altägyptischen anzusehen. Diese ist im großen und ganzen untergegangen. Die Kopten schöpften ihre heilkundlichen Kenntnisse teils aus griechischen, teils aus arabischen Quellen. Ich habe daher bei der Behandlung der Arzneistoffe ständig auf die entsprechenden griechischen und arabischen Benennungen hingewiesen, um den Anschluß an die nächst verwandten Gebiete herzustellen und die Abhängigkeit der koptischen Arzneikunde von diesen Quellen deutlich zu machen. Ich habe mich bezüglich der griechischen Arzneikunde an Berendes' Bearbeitungen der Werke des Dioskurides (BD) und des Paulos von Aegina (BP) gehalten, dessen deutsche Bezeichnungen ich auch in der Regel übernahm. Die arabischen Benennungen entnahm ich den Bearbeitungen des Werkes von Ibn al-Baithâr von Sontheimer (S mit folgender römischer Bandzahl und Seite) und Leclerc (L mit Angabe der Nummer). Wenn auch die Bearbeitung von Sontheimer veraltert und fehlerhaft ist, habe ich sie doch immer angeführt, weil Leclerc manchmal nur einen Auszug bietet, wo bei Sontheimer der Text in extenso übersetzt ist.

Das Hauptstück des Buches ist der Behandlung der in den koptischen Rezepttexten vorkommenden Drogenbezeichnungen gewidmet. Diesem Hauptteil mußte ich aber einige kurz gehaltene Kapitel vorausschicken, vor allem über die angeführten Krankheiten. Sprachliche Probleme habe ich nur insofern behandelt, als es zur Ermittlung der Bedeutung nötig war. Unerläßlich für den Benutzer sind die Rezepttexte selbst, auf die ich, um öftere Wiederholungen zu vermeiden, ständig verweise. Diese sind außerordentlich verstreut, vielfach in Zeitschriftenaufsätzen, veröffentlicht und daher mühsam zusammen zu finden. Außerdem gibt es von ihnen keine deutsche Übersetzung. Ich habe sie daher alle neu übersetzt. Wo ich mit den früheren Bearbeitern nicht übereinstimme, habe ich das nur ganz gelegentlich erwähnt. Freilich wäre es nützlich, auch die koptischen Texte beizugeben, um eine ständige Kontrolle zu ermöglichen. Es ließ sich das aber mit Rücksicht auf die zeitbedingten Erschwerungen derzeit nicht durchführen.

Der Aufschließung der Materie dienen nicht nur die Zusammenfassungen in den einzelnen Kapiteln, sondern auch die Wortindices, die auch dem nützlich sein werden, der neu auftauchende koptische Rezepte bearbeiten will. Crum konnte in seinem

Dictionnary etliche verarbeiten, die noch nicht veröffentlicht sind. Ich hoffe, daß sich bald Gelegenheit geben wird, daß geeignete Kräfte auch diese Texte der Öffentlichkeit zugänglich machen. Die koptischen Wörter sind im Index nicht wie üblich in erster Linie nach den Konsonanten geordnet, sondern in der bei europäischen Sprachen üblichen Weise. Ob das einen Vorteil bietet, muß die Praxis erweisen. Der Einfachheit halber habe ich gleichlautende Wörter auch bei verschiedener Bedeutung im Index unter einem Stichwort vereinigt.

Da der hier verarbeitete Stoff vermutlich auch Leute interessieren wird, die keine Kenntnisse im Koptischen haben, füge ich einige kurze Bemerkungen über das Koptische an. Die Fähigkeit, das Griechische zu lesen, darf beim Benutzer wohl vorausgesetzt werden. Wenn er das Arabische nicht lesen kann, wird das in keiner Weise stören. Er wird die betreffenden Bemerkungen einfach beiseite lassen, kann aber auch jeweils den betreffenden Abschnitt in einer der beiden stets angeführten Übersetzungen nachlesen. Ich habe im Interesse der Vereinfachung des Satzes die Vokalbezeichnungen bei den arabischen Wörtern weggelassen, ebenso auch den Vokalstrich im Koptischen, der ja gewöhnlich auch in den Rezepttexten fehlt.

Dem Benutzer möchte ich noch zu bedenken geben, daß die Begriffe, die man in alter Zeit mit den Wörtern verband, keineswegs so präzis waren, wie es die heutige Wissenschaft fordert. Das ist besonders bei den Drogennamen stets zu bedenken, gilt aber auch für die Krankheitsbezeichnungen. Mit letzteren sind sicherlich oft nur Symptome gemeint, die verschiedenen Krankheiten eigen sind. Es deckt sich also meistens eine koptische Bezeichnung nicht mit einer modernen. Eine präzise Übersetzung ist daher oft unmöglich. Wenn ich eine koptische Bezeichnung in der Übersetzung beibehalten habe, ist sie kursiv gedruckt. In anderen Fällen kann man die koptische Benennung wörtlich übersetzen. Wenn diese Übersetzung im Deutschen keine entsprechende Bezeichnung ergibt, habe ich sie unter Anführungszeichen gesetzt, wie z. B. bei den Augenkrankheiten „Wasser“, „Stern“, „Nebel“ usw.

Um die Verweisung deutlich und einfach zu gestalten, habe ich die Abschnitte des ersten Teiles (Arzneibezeichnungen, Maße und Gewichte, Krankheiten) mit Großbuchstaben bezeichnet; die nachfolgende Zahl gibt die Unterabteilung an. Die Abschnitte des die materia medica behandelnden Hauptteiles haben bloß Zahlen; die seltenen Unterabteilungen sind durch Kleinbuchstaben bezeichnet. Die Rezeptsammlungen sind stets mit mehr als einem Buchstaben abgekürzt. Wer sich für den Urtext interessiert, findet die nötigen Angaben in den Vorbemerkungen zur Übersetzung.

Einer Rechtfertigung bedarf noch der Umstand, daß ich alle koptischen Rezepte ohne Rücksicht auf ihr verschiedenes Alter behandle. Sie gehören immerhin mehreren Jahrhunderten an. Abgesehen davon, daß ihr vermutliches Alter von den Herausgebern oft nicht angegeben wurde, dürfte sich das summarische Verfahren auch sachlich rechtfertigen lassen, denn es ist kaum eine Entwicklung zu bemerken, was ja für die medizinischen Kenntnisse dieser Zeit überhaupt charakteristisch zu sein scheint. Nur einige Texte (z. B. MK, Ryl) weichen insofern von den anderen ab, als sie sprachlich eine größere Abhängigkeit von arabischen Quellen verraten. Der Stillstand der medizinischen Kenntnisse in jenen Jahrhunderten gestattet es auch, die materia medica der koptischen Rezepte trotz ihrer zeitlichen Verschiedenheit mit der des Dioskurides, Paulos von Aegina und Ibn al-Baithâr zu vergleichen.

Der Mangel an Kenntnissen auf den Gebieten der Naturwissenschaft und Medizin war mir bei der Bearbeitung des Stoffes selbstverständlich äußerst hinderlich. Ich mußte alles auf diesen Gebieten Vorgearbeitete kritiklos hinnehmen. Die Drogenbenennungen, die ja in ihrer großen Mehrheit aus dem Griechischen oder Arabischen stammen, waren fast durchwegs schon bestimmt, soweit das überhaupt zu machen ist. Bei den Krankheitsbezeichnungen war das aber nicht der Fall. Richtig zu beurteilen, welche Krankheit jeweils gemeint ist, wird dadurch noch erschwert, daß außer dem bloßen Namen der Krankheit oder des erkrankten Organes so gut wie nichts über die Krankheit gesagt wird. Auf diesem Gebiete konnte ich mich bei etlichen Problemen des fachmännischen Rates des Herrn Dr. med. KARL GREISENEGGER erfreuen, der mir viele wertvolle Aufschlüsse gab, die mich oft vor einem falschen Schluß oder einer unrichtigen Ausdrucksweise bewahrten und der Arbeit oft auch in positiver Weise zugute kamen, ohne daß dies bei jeder Stelle bemerkt werden kann. Herr Dr. GREISENEGGER konnte nur von mir gestellte Fragen beantworten, aber nicht den ganzen Stoff durcharbeiten, so daß er also für nichts verantwortlich ist. Auch Herrn Dozenten Dr. OTTOKAR CHIARI verdanke ich einige Hinweise. Ich danke den Genannten auch hier herzlichst für ihre Bemühungen.

Trotz dieser Beratungen bleibt das Buch natürlich doch die Arbeit eines Koptologen. Ich lege hier das gesamte derzeit veröffentlichte Material geordnet und aufgeschlossen vor. Die fachkundige Auswertung dieses Stoffes für die Geschichte der Medizin und Arzneikunde muß in einem anderen Rahmen erfolgen und kann nun auch von jemandem durchgeführt werden, der das Koptische nicht versteht.

Anhang: Zur koptischen Sprache

Koptisch nennen wir die ägyptische Sprache in der Zeit, da man sie mit griechischen Buchstaben schrieb, was etwa seit dem 3. Jh. n. Chr. der Fall war. Nach der Eroberung Ägyptens durch die Araber in der Mitte des 7. Jahrhunderts verdrängte die Sprache der Eroberer schrittweise die einheimische Sprache, bis diese zu einer nicht mehr feststellbaren Zeit als lebende Sprache ganz verschwand. Jetzt ist das Koptische nur noch als tote Liturgiesprache im Gottesdienst der christlich gebliebenen Ägypter (Kopten) in Gebrauch.

Vom Koptischen sind fünf Dialekte bekannt: das Saidische, das Achmimische und das Subachmimische (auch Assiutische genannt) in Oberägypten, das Faijumische in Mittelägypten und das Bohairische in Unterägypten. Für uns kommt hauptsächlich das Saidische in Frage, das in älterer Zeit die literarische Gemeinsprache der Kopten war. Es gibt allerdings auch einige Rezepte im faijumischen Dialekt. Da Rezepte nicht eigentlich als Literatur anzusehen sind, bediente man sich bei ihrer Abfassung nicht der literarischen Hochsprache, sondern schrieb sie in der Volkssprache. Ihre Sprache kann man daher als vulgär-saidisch bzw. vulgär-faijumisch bezeichnen. Von etwa einem Zehntel des erfaßten koptischen Wortschatzes ist die Bedeutung derzeit noch unbekannt. Die Unregelmäßigkeiten der vulgären Sprache und Schreibung erhöhen noch die Schwierigkeiten des Verständnisses oft ganz wesentlich. So darf es nicht wundern, wenn manche Stellen in der Übersetzung als unsicher bezeichnet werden müssen.

Bei der schriftlichen Fixierung der ägyptischen Sprache fand man mit den griechischen Buchstaben nicht das Auslangen, da das Koptische Laute besaß, die im Griechischen nicht vorkommen und für die daher die griechische Schrift auch keine Zeichen hatte. Es mußten daher einige Zusatzbuchstaben geschaffen werden, die am Schluß des Alphabetes angereiht sind. So ergeben sich folgende Buchstaben, denen ich die derzeit bei uns übliche Aussprache beifüge. ⲁ *ă*, ⲃ *b*, ⲅ *g*, ⲇ *d*, ⲉ *ĕ*, ⲍ *z* (das ist stimmhaftes *s*, also z im Französischen, Slawischen usw.), ⲏ *ē*, ⲑ *th*, ⲓ *i* oder *j*, ⲕ *k*, ⲗ *l*, ⲙ *m*, ⲛ *n*, ⲝ *ks*, ⲟ *ŏ*, ⲡ *p*, ⲣ *r*, ⲥ *s*, ⲧ *t*, ⲩ *y*, ⲫ *ph*, ⲭ *ch*, ⲯ *ps*, ⲱ *ō*, ϣ *sch*, ϥ *f*, ϩ *h*, ϫ *tsch*, ϭ *kj*, ϯ *ti*.

Die Lautfolge *ti* wird in den vulgär geschriebenen Texten meist durch ⲧⲓ wiedergegeben. Im Wörterverzeichnis wird ϯ nicht als besonderer Buchstabe, sondern wie ⲧⲓ behandelt.

ⲉⲓ ist meistens *i* oder *j*, kann aber auch *ĕj* sein. Wie im Lateinischen werden nicht nur *i* und *j*, sondern auch *u* und *w* durch nur je ein Zeichen wiedergegeben; letzteres durch ⲟⲩ, das also je nach Bedarf *u* oder *w* bezeichnet.

Das Koptische hat noch einen über die Konsonantenzeichen gesetzten waagerechten Strich als Vokalzeichen, das hier aber weggelassen ist, wie das bei den vulgär geschriebenen Texten auch im Original gewöhnlich der Fall ist. Der Vokalstrich bezeichnet einen dumpfen Vokal zwischen *e* und *i* (Mittelzungenvokal: *ï*), der vor dem Konsonanten zu sprechen ist, über dessen Zeichen der Strich steht. So ist ⲕⲗⲙⲉ (mit dem Strich über dem ⲗ) *kïlme* zu lesen.

Der Wortakzent kann in wirklich koptischen Wörtern nur auf einer der beiden letzten Silben ruhen. Leider lassen sich diesbezüglich keine einfachen Regeln geben, die auch den Sprachunkundigen in die Lage setzen, stets das Richtige zu treffen. Folgen zwei gleiche Vokalzeichen in einem Wort unmittelbar aufeinander, so wird dadurch nicht die Länge des betreffenden Vokales bezeichnet, wie im Deutschen, sondern beide Vokale sind zu sprechen, wobei der erste betont ist.

Diese wenigen Angaben werden wohl ausreichen, um den nicht ins Koptische eingeweihten Leser in die Lage zu setzen, die koptischen Wörter einigermaßen richtig zu lesen.

DIE QUELLEN

Als Quellen für die Erforschung der Arzneikunde der Kopten dienen ausschließlich Rezepttexte, so daß man annehmen muß, daß sich die Heilkunde, wenn man von den magischen Mitteln absieht, auf die Rezeptenkunde beschränkte. Medizinische Werke oder auch nur Literaturstellen, aus denen man ersehen könnte, daß die Kopten über medizinische Kenntnisse verfügten, die über die Rezeptenkunde hinausgehen, gibt es nicht. Gegenüber der altägyptischen Medizin bedeutet das einen gewaltigen Rückschritt. Von der bodenständigen, bekanntlich beachtlich hochstehenden ägyptischen Heilkunde besitzen die Kopten keine Tradition mehr. Selbst wenn sich in den Rezepten Einzelnes finden sollte, was an altägyptische Rezepte anklingt, so wäre das nicht auf eine lebendig bewahrte Tradition zurückzuführen, sondern auf dem Umweg über das Griechische wieder zu den Ägyptern gekommen. Denn die koptische Heilkunde ist zur Hälfte von griechischen, zur anderen Hälfte von arabischen Quellen abhängig. Bei vielen Rezepttexten sieht man an der Ausdrucksweise, ob ihre Quelle griechisch oder arabisch ist. Eine Folge davon ist, daß viele Arzneistoffe sowohl griechisch wie auch arabisch bezeichnet werden, ohne daß man einen Bedeutungsunterschied feststellen kann. Die bisher bekanntgewordenen koptischen Rezepttexte sind vorwiegend aus der koptischen Spätzeit; nur ganz wenige scheinen älter als das 9. Jahrhundert zu sein.

Die bisher erschienenen Textausgaben und ihre Übersetzungen sind in den Vorbemerkungen zu den Rezeptübersetzungen genau angegeben; um Wiederholungen zu vermeiden, muß hier darauf verwiesen werden.

Von den großen Rezeptsammlungen ist uns leider nur eine einzige in einigermaßen vollem Umfang erhalten. Das ist der Papyrus Chassinat (Abkürzung Ch). Es ist eine Papyrusrolle aus dem 9. Jahrhundert, die nur einseitig beschriftet ist, und zwar nicht in Seiten (Selides) abgeteilt, sondern fortlaufend der Länge nach. Der Anfang ist nicht erhalten und auch sonst ist die Rolle stellenweise beschädigt. Immerhin sind noch 237 Rezepttexte größtenteils ganz auf dieser Rolle erhalten.

Der Text beschränkt sich meistens auf die bloßen Angaben des Rezeptes. Es sind aber manchmal persönliche Bemerkungen hinzugefügt, aus denen wir ersehen, daß der Kompilator, wie auch sein Vater, Arzt war und diese Sammlung für seinen Sohn anlegte, der das Gewerbe des Vaters und Großvaters übernahm oder übernehmen sollte. Der Kompilator fügt manchmal die Erfahrungen, die er mit dem Medikament gemacht hat, hinzu, bezeichnet es als erprobt oder besonders gut und wertvoll. Manchmal vermerkt er, daß sowohl er selbst wie auch sein Vater mit dem Heilmittel „arbeiten“ (117, 122; vgl. 6, 26, 80). Einige Male rät er dem Sohn, das Honorar zu nehmen, bevor er das Heilmittel verabreicht. Offenbar hat er selbst in dieser Beziehung schlechte Erfahrungen gemacht, die er dem Sohn ersparen möchte. Warum das aber nicht als allgemeiner Grundsatz aufgestellt, sondern nur bei einigen Rezepten angeraten wird (114, 157, 211, 216), ist nicht zu ersehen.

Diese persönlichen Bemerkungen zeigen schon, daß es sich nicht um ein arzneikundliches Werk handelt, von dem es mehrere Exemplare gab. Es war vielmehr eine für die ärztliche Praxis des Sohnes angelegte Privatsammlung. Daß sie nicht zur Verbreitung und allgemeinen Benutzung bestimmt war, zeigt ganz deutlich der Umstand, daß in den meisten Rezepten das eine oder andere Wort — gewöhnlich

Benennungen von Arzneistoffen — in Geheimschrift geschrieben ist. Die Kenntnis dieser Geheimschrift war wohl nicht sehr verbreitet. Ihre gelegentliche Anwendung soll dem Sohn den Alleingebrauch des Buches sichern. Selbst wenn die Rolle in unberufene Hände kam, war dem Gebrauch oder Mißbrauch durch die stellenweise Verwendung der Geheimschrift ein Riegel vorgeschoben. Diese Vorsichtsmaßregel findet sich sonst in keinem der bisher bekanntgewordenen Rezepttexte. In der Übersetzung habe ich die im Urtext in Geheimschrift geschriebenen Wörter mit * bezeichnet.

Als Quelle werden einmal (65) „die alten Bücher" angeführt. Der Kompilator scheute sich auch nicht, gelegentlich einen griechischen Rezepttext, den er in seiner Quelle offenbar nicht mehr recht entziffern und gar nicht verstehen konnte, einfach so gut es gehen wollte ohne Verständnis abzuschreiben (105). Daß ihm das Arabische geläufig war, zeigen einzelne in den koptischen Text eingestreute arabisch geschriebene Wörter.

In der koptischen Heilkunde wurde immer wieder zwischendurch auch etwas gezaubert (vgl. A. Kropp, Ausgewählte koptische Zaubertexte, 3. Bd., §§ 304—309). Zur Ehre des Kompilators der im Papyrus Chassinat erhaltenen Rezeptensammlung muß gesagt werden, daß er davon nichts hält. Er hat keinen einzigen magischen Text aufgenommen. Wenn uns heute einiges eher magisch als medizinisch anmutet, z. B. daß man dem Patienten bei einer Mastdarmerkrankung einen in Wolfshaut gebundenen Wolfszahn an den Nabel binden soll (224), so war das vom koptischen Arzt durchaus nicht magisch gemeint, denn er glaubte an eine ganz natürliche Wirkung dieses Mittels.

Auch auf die Hilfe Gottes vertröstet der Kompilator nur ganz selten: bei zwei Rezepttexten fügt er hinzu, daß die Krankheit „durch die Macht des Herrn bzw. Gottes" heilen wird (156, 171); einmal (125) heißt es, daß der Patient genesen wird, „so Gott will". Es fragt sich, ob diese Zusätze Zweifel an die Wirksamkeit des Heilmittels bedeuten oder vielleicht bloß gelegentliche Äußerungen eines frommen Gemütes sind.

Wir dürfen wohl annehmen, daß nicht nur viele koptische Ärzte, sondern auch die größeren Klöster Rezeptsammlungen besaßen. Einige Bruchstücke solcher Sammlungen sind erhalten und ihre Seitenzahlen zeigen, wie umfangreich diese Handschriften waren. Die zwei Pergamentblätter ZB tragen die Seitenzahlen 241—244. Die Sammlung war systematisch nach den behandelten Krankheiten in gezählte Kapitel mit Überschriften eingeteilt. Die Überschrift des 136. Kapitels, das die Psora und die juckenden Krankheiten behandelt, ist uns erhalten. Das Pergamentblatt BA gehörte auch einer umfangreichen Handschrift an. Es trägt die Seitenzahlen 214 und 215. Auch diese Sammlung war systematisch nach den Krankheiten angelegt. Kapitelüberschrift ist keine erhalten; doch sind auf dem erhaltenen Blatt ausschließlich Erkrankungen der Brüste behandelt. Bouriant, der das Blatt in Achmim erwarb, meinte, daß es aus dem bekannten Der el-abjad, dem „weißen Kloster", stammt, das ja in der Nähe von Achmim liegt. Ein weiteres Pergamentblatt mit den Seitenzahlen 167 und 168 hat Worrell herausgegeben (WM 20—27). Auch bei diesen Rezepten scheint eine gewisse Systematik durchzuschimmern, wenn auch weitaus nicht so eindeutig, wie in den beiden vorhergenannten.

Außer diesen Kodexblättern mit erhaltenen Seitenzahlen sind noch mehrere andere Bruchstücke von Rezeptensammlungen bekanntgeworden, die den einstigen Umfang der ganzen Sammlung nicht mehr erkennen lassen. So das Papyrusblatt mit den Rezepten KW 4—21. Während die bisher angeführten Rezeptsammlungen nichts Magisches enthalten, wechseln in den drei folgenden Sammlungen magische und medizinische Rezepte in bunter Folge miteinander ab. BKU 1—9 stehen auf einem Pergamentblatt aus einer Handschrift, deren einstiger Umfang sich nicht mehr erkennen läßt. WM 1—19 sind in einem kleinen Pergamentkodex von acht Blättern enthalten. Der Text ist aus dem Griechischen übersetzt, stellenweise auch unübersetzt abgeschrieben. BKU 10—12 stehen auf zwei ursprünglich einseitig mit arabischen Urkunden beschrifteten Papierblättern, die, um auf der anderen Seite mit koptischen Rezepten beschriftet zu werden, buchblätterartig zusammengefaltet wurden.

Außer diesen Rezeptsammlungen gibt es noch eine Anzahl gelegentlich aufgezeichneter einzelner Rezepte, die wohl in der Regel nicht für den Arzt bestimmt waren, sondern eher zur Selbstbehandlung. WM 28—29, Ryl 8 und KW 1—2 ist je ein einseitig beschriftetes Papyrusblatt, auf dem nur je ein bis zwei Rezepte stehen. Auch KW 3 ist ein einzelnes Papyrusblatt, auf dessen einer Seite ein „Neujahrsbuch" (vgl. MDIK 6 [1936] 136f.), auf der anderen von derselben Hand ein Schlafmittel aufgeschrieben ist. Pergamentblätter mit je einem Rezept sind Ryl 6 und Ryl 7. Papierstückchen mit Rezepten sind: MK, BM (auch Magisches), Ryl 1 (auch Magisches), Ryl 2—5 und TM. Rezepte auf Kalksteinen: BKU 13—15, BKU 16, CO, Hall; auf Scherben: Ep 1 und Ep 2. Ja selbst auf Zimmerwänden wurden gelegentich Rezepte notiert: WS 2 und Saq. Das Schreibmaterial von WS 1 ist in der Veröffentlichung nicht angegeben.

A. Die Bezeichnungen der Heilmittel

1. Als allgemeine Bezeichnung für Heilmittel dient ⲡⲁϩⲣⲉ. Es bezeichnet das fertige, gebrauchsfähige Medikament. Nur einmal (Ryl 4 Schluß) findet es sich für die einzelnen zur Herstellung eines Heilmittels verwendeten Arzneistoffe gebraucht. Daß diese Verwendung nur einmal in den koptischen Rezepttexten belegt ist, darf sicherlich als bloßer Zufall gelten. Der einfache Arzneistoff und die aus mehreren Arzneistoffen zusammengesetzte Arznei wurden gewiß gleich benannt.

Als Beiwörter zu ⲡⲁϩⲣⲉ kommen folgende Ausdrücke vor: ⲛⲟϭ „groß" (Ch 117), das auch bei anderen Arzneibezeichnungen gebraucht wird, soll ausdrücken, daß es sich um ein als wirksam gut bekanntes Mittel handelt. So auch ⲟⲩⲡⲁϩⲣⲉ ⲛ̄ϣϫⲏⲛ ⲛ̄ⲛⲟϭ ⲛ̄ⲥⲁⲓⲉ ⲕⲁⲗⲱⲥ (Ryl 4) „ein großes, sehr gutes Knoblauchmittel". Dasselbe Mittel wird zu Beginn des Rezepttextes ⲟⲩⲡⲁϩⲣⲉ ⲛ̄ⲥⲁⲓⲉ ⲕⲁⲗⲱⲥ „ein sehr gutes Mittel" genannt. Ähnliche Bedeutung hat ⲟⲩⲡⲁϩⲣⲉ ⲛ̄ϣⲡⲏⲣⲉ „ein wunderbares Heilmittel" (ZB 24), was keineswegs besagen soll, daß seine Wirkung auf übernatürliche Art zustande kommt, sondern bloß, daß sie bewundernswert ist. Im Papyrus Chassinat wird ja öfter gesagt, daß man sich über die Wirkung des Heilmittels wundern wird (Ch 151, 222). ⲟⲩⲡⲁϩⲣⲉ ⲥⲱ (Ryl 5) ist wohl als ⲟⲩⲡⲁϩⲣⲉ ⲛ̄ⲥⲱ aufzufassen, ein „Trinkheilmittel", also eine zum Trinken bestimmte Arznei.

Unter ⲡⲁϩⲣⲉ ⲛ̄ⲉϭⲱϣ „äthiopisches Heilmittel" (Ch 38, 84) ist entweder ein einfacher Arzneistoff oder eine zusammengesetzte Arznei zu verstehen, die wirklich oder angeblich aus Äthiopien stammt. In den beiden Rezepten, in denen das äthiopische Heilmittel genannt ist, wird es nicht allein, sondern mit anderen Arzneistoffen zusammen verwendet.

ⲡⲁϩⲣⲉ aus dem altägyptischen *pẖr·t*, hat das weibliche Geschlecht, das es in der alten Sprache hatte, aufgegeben und ist im Koptischen in der Regel männlich. An zwei Stellen in den Rezepttexten ist es jedoch weiblich konstruiert (Ch 17, 117).

2. Die am häufigsten vorkommende Arzneiartbezeichnung ist *κολλύριον*, das allerdings nur in Ch und KW nachweisbar ist. Ch schreibt ⲕⲟⲗⲗⲓⲟⲛ, wenn er nicht die Abkürzungen ⲕⲟⲗ/ oder ⲕ̊/ gebraucht. In KW 20, 21 steht ⲕⲟⲗⲗⲟⲩⲣⲓⲟⲛ, das auch im Griechischen vorkommt (*κολλούριον*); KW 14 hat ⲕⲗⲟⲩⲣⲓⲟⲛ. Als Deminu-

tivum von *κολλύρα* hat es die wörtliche Bedeutung „Brötchen“ und bezeichnet ursprünglich Arzneien, die in frischem Zustand teigartig sind. Später wird *κολλύριον* zu einer Bezeichnung für „Augensalbe“. Diese enge Bedeutung hat das Wort in den koptischen Rezepten nicht. Es gibt Kollyrien, die nicht teigartig, sondern flüssig sind: Ch 59, 236 (zum Einträufeln). Kollyrien werden außerdem auch Arzneien genannt, die keine Augensalben sind, wie Ch 76 (Abführmittel), Ch 112 (gegen Eingeweidewürmer), Ch 40, 137 (blutstillend). In den meisten Fällen handelt es sich aber auch in den koptischen Rezepttexten bei den Kollyrien um Augenheilmittel.

An Beiwörtern, die den Begriff Kollyrium näher bestimmen, gibt es eine ganze Reihe. Das allgemeine **ⲛⲟϭ** „groß“ (Ch 112, 122) soll wie bei **ⲡⲁϩⲣⲉ** „als wirksam gut bekannt“ o. ä. bedeuten. Auch **ⲉⲛⲁⲛⲟⲩⲥ** „gut“ kommt als Beiwort vor (Ch 51, 94), wobei das weibliche Geschlecht besonders auffallend ist. **ⲟⲩⲕⲟⲗⲗⲓⲟⲛ ⲕⲁⲗⲟⲛ ⲛ̄ⲉⲣⲕⲉⲥⲧⲁⲧⲟⲛ** (Ch 210) heißt „ein gutes, sehr wirksames (*ἐνεργέστατον*) Kollyrium“. Die Art der Wirkung bezeichnet *στατικόν* „zusammenziehend“ (Ch 106 + **ⲡⲁⲛⲕⲁⲗⲓⲟⲛ** = *πάγκαλον* „sehr gut“; Ch 145; vgl. Ch 221) und **ⲛⲱⲗ ⲥⲛⲟϥ** (Ch 40) bzw. **ⲛ̄ⲁⲗⲥⲛⲟϥ** (Ch 137) „blutstillend“. Die Art der Anwendung gibt **ⲛϭⲱϣϭⲉϣ** an „zum Einträufeln“, eigentlich „Eintropf-Kollyrium“ (Ch 236; vgl. Ch 59, 77). Ähnlich heißt **ⲟⲩⲕⲟⲗⲗⲓⲟⲛ ⲛⲡⲉⲣⲓⲭⲉ ⲥⲁⲃⲟⲗ** (Ch 191) wörtlich „ein Außen-salb-Kollyrium“. Das Beiwort *μονοήμερον* (Ch 39, 211 **ⲙⲟⲛⲟϩⲩⲙⲉⲣⲟⲛ**) soll vielleicht sagen, daß das so bezeichnete Kollyrium am selben Tag, an dem es bereitet wird, verwendet werden muß. Die Herkunft bezeichnen: **ⲡⲉⲣⲥⲓ** (فرسي) „persisch“ (Ch 92) und **ⲉϥⲏⲡ ⲉϩⲣⲱⲙⲏ** „aus Rom“, wörtlich „das zu Rom gehört“ (Ch 221).

Zwei Kollyrien werden auf Personen zurückgeführt, die als Ärzte Ruf genossen und die etwas davon dem Heilmittel leihen sollen: **ⲟⲩⲕⲟⲗⲗⲓⲟⲛ ⲛⲧⲉ ⲁⲡⲁ ⲕⲩⲗⲓⲗⲟⲥ ⲡⲥⲟⲫⲟⲥ ⲛⲁⲣⲭⲏⲁⲧⲣⲟⲥ** (Ch 56) „ein Kollyrium des weisen Oberarztes Apa Kyrillos“; **ⲟⲩⲕⲟⲗⲗⲓⲟⲛ ⲙⲟⲛⲟϩⲩⲙⲉⲣⲟⲛ ⲕⲟⲗⲗⲟⲩⲑⲟⲥ ⲁⲣⲭⲏⲁⲧⲣⲟⲥ ⲕⲩ** (= *καὶ*) **ⲙⲁⲣⲧⲩⲣⲟⲥ** (Ch 211) „ein Eintagskollyrium des Oberarztes und Märtyrers Kolluthos[1]“.

3. Der Papyrus Chassinat verwendet sehr häufig die Bezeichnung **ⲝⲩⲣⲟⲛ**, abgekürzt **ⲝⲩⲣ/** und **ⲝⲣ/** für „Pulver“, das ist *ξηρόν*, wörtlich „trocken“. Die meisten Pulver werden als Augenheilmittel verwendet, doch werden sie auch bei Erkrankungen und Schädigungen der Haut gebraucht, zur Zahnbehandlung (Ch 178) und als blutstillendes Mittel (Ch 174, 183).

Mit **ⲝⲩⲣⲟⲛ** kommen, abgesehen von Bezeichnungen wie „gut“, „sehr gut“, folgende Beiwörter vor. **ⲧⲓⲁⲭⲁⲣⲧⲟⲩ** (Ch 121), **ⲧⲉⲁⲭⲁⲣⲧⲟⲛ** (Ch 178) „aus Papyrus hergestellt“ ist aus *χάρτης* gebildet wie *διάρροδον* aus *ῥόδον*; **ⲛⲱⲗ ⲥⲛⲟϥ** (Ch 183), **ⲉϥⲱⲗ ⲥⲛⲟϥ** (Ch 174) „blutstillend“. Nur einmal ist **ⲝⲩⲣⲟⲛ** außerhalb des Papyrus Chassinat belegt und zwar KW 11 mit dem leider nicht vollständig erhaltenen Beiwort **ⲛⲟⲩⲁⲙⲥ** ... Das Beiwort erinnert an die mit **ⲟⲩⲁⲙ-**, dem Partizip von **ⲟⲩⲱⲙ** „fressen“, zusammengesetzten Krankheitsnamen wie **ⲟⲩⲁⲙⲟⲙⲉ, ⲟⲩⲁⲙⲥⲓⲣ, ⲟⲩⲁⲙϣⲁⲁⲣ** (vgl. R). Daß die Krankheitsbezeichnung als Beiwort zur Arzneibezeichnung auftritt, ist sonst nicht üblich (vgl. A 4, Ch 118), obwohl eine solche Verbindung, also etwa „*Wamsir*-Pulver“. entsprechend deutschen Ausdrücken wie „Hustensaft“ u. dgl. auch gut denkbar und keineswegs sprachwidrig ist. Gewöhnlich wird in den Rezepttexten die Krankheitsbezeichnung mit **ⲉⲧⲃⲉ** „wegen“ angeschlossen. Wenn man in dem Beiwort **ⲛⲟⲩⲁⲙⲥ** ... nicht die Benennung der Krankheit sehen will, gegen die das Pulver angewendet werden soll, ist auch die Bedeutung „*S* ...-fressendes Pulver“ möglich. Das wäre dann ein Pulver, das irgend etwas Lästiges zum Verschwinden bringen soll, etwa Haare oder dgl. Die Lesung **ⲥⲓⲣ** oder **ⲥⲉⲓⲣ** scheint jedoch nach den noch erkennbaren Buchstabenresten ausgeschlossen.

[1] Vgl. W. E. Crum, Colluthos, the martyr and his name; Byzantinische Zeitschrift 30, 323ff.; W. Till, Koptische Heiligen- und Märtyrerlegenden, 1. Band = Orientalia christiana analecta 102 (Rom 1935), 168ff.

4. ἔμπλαστρον kommt in den koptischen Rezepttexten in recht verschiedenen Wortformen vor. Wo das grammatische Geschlecht erkennbar ist, wird es merkwürdigerweise immer weiblich konstruiert (Ch 15, 119, 131, 147, 149, 187, 232). Das Wort wird im Koptischen wohl schon im Sinne unseres „Pflaster" gebraucht. So bezeichnete Heilmittel werden meistens bei Wunden und Hautkrankheiten angewendet, seltener bei Erkrankungen innerer Organe (Ch 72; WM 1). Die Anwendung eines ἔμπλαστρον bei einer Augenkrankheit ist in den koptischen Rezepten nicht nachweisbar.

Zur Bereitung von Pflastern werden vorwiegend harzartige Stoffe genommen (Fichtenharz, Pech, Mastix, Styrax, Weihrauch, Asphalt, Kolophonium), Wachs und verschiedene Arten von Fetten und Ölen. Dazu kommen je nach der beabsichtigten Heilwirkung noch andere Stoffe hinzu, besonders häufig Grünspan, doch auch Bleiweiß, Bleiglätte, Essig, Wein, Galbanum, Alaun, Salz, Blei, Kupfer, Silberschlacke, Mehl, verschiedene Pflanzen. Häufig wird das Gemisch durch Kochen eingedickt.

Außer allgemein lobenden Beiwörtern wie ⲉⲛⲁⲛⲟⲩⲥ „gut" (Ch 232) ⲉⲥϯ ⲥⲟⲉⲓⲧ „berühmt" (Ch 149), δόκιμον „erprobt" (WM 1) wird ἔμπλαστρον noch durch folgende Beiwörter näher bestimmt. Zur Angabe der Farbe dienen ⲕⲁⲙⲉ „schwarz" (Ch 149), ⲉⲥⲟⲩⲃⲁϣ „weiß" (Ch 187) und wahrscheinlich ⲭⲣⲉⲩⲣⲟⲛ = χλωρόν ? „grün" (Ch 132). ⲛⲭⲱⲣⲁ (χώρα) bezeichnet das Pflaster als „einheimisch" (Ch 67, 119) im Gegensatz zu solchen ausländischer Herkunft, die allerdings in den koptischen Rezepten nicht genannt werden. Den Zweck gibt ⲛ̄ⲡⲉⲣ ⲗⲱⲕ an: „Erweichungs-Pflaster" (Ch 16). Die Beiwörter ⲛⲛⲁⲥⲓⲕⲏ ⲕⲁⲓ ⲡⲟⲧⲁⲕⲣ mit dem darauffolgenden sonderbaren Zeichen (Ch 118) scheinen die Krankheit zu bezeichnen, gegen die das betreffende Pflaster angewendet werden soll. Das ist allerdings nur dann der Fall, wenn das erste mit ⲁⲥⲓⲕ, der Bezeichnung einer mit Fieber verbundenen Krankheit (U 4), das zweite mit ποδάγρα identisch ist. Die Bezeichnung der Krankheit in Form eines Beiwortes zur Heilmittelbezeichnung ist jedenfalls nicht die dafür übliche Ausdrucksweise (vgl. A 3).

5. Nicht das Heilmittel als solches oder seine Form, sondern vielmehr seine Verwendungsart bezeichnen die Ausdrücke für „Umschlag". „Lege das Heilmittel dem Kranken als κατάπλασμα auf" heißt es in drei Rezepten (Ch 70, 72, 73) für Heilmittel gegen Magenbeschwerden. ⲥⲡⲉⲗⲉⲗⲓⲛ, ⲥⲡⲗⲏⲗⲓⲛ ist ein anderer Ausdruck für „Umschlag" od. dgl. Vielleicht ist das Wort eine Verballhornung des griechischen σπληνίον „Umschlag".

Als Umschlag werden entweder Pflaster aufgelegt (Ch 72, 73), salbenartige Heilmittel (WM 18; ZB 37) oder auch Dinge, die eine Flüssigkeit in sich aufgenommen haben: in Essig getränkte Schwämme bzw. in Wein gekochte Efeublätter (Ch 70). ZB 37 heißt es: ⲕⲁⲧⲁⲡⲗⲁⲥⲥⲉ ⲙⲙⲟϥ ⲛⲟⲩⲥⲡⲉⲗⲉⲗⲓⲛ ϩⲓϫⲛ ϩⲏⲧϥ „schmiere es als Umschlag auf seinen Bauch". WM 20: ⲕⲁⲁⲥ ϩⲓϫⲱⲟⲩ ⲛⲥⲡⲗⲏⲗⲓⲛ „lege es als Umschlag auf". Vielleicht ist auch in der Überschrift WM 18 [ⲥⲡⲉ]ⲗⲉⲗⲓⲛ zu ergänzen, wozu dann das Beiwort ⲛⲕⲁⲙⲏ „schwarz" käme.

6. Ein Umschlag ganz kleinen Formats, ein Bäuschchen, das mit dem Heilmittel vollgesogen ist, wird treffend ⲥⲟⲗ genannt, wörtlich „Docht". Es wird bei Abszessen (Ch 25, 26) und bei einer bestimmten Erkrankung des Afters (Ch 55) aufgelegt. Es dient nicht nur zur Aufnahme flüssiger oder breiartiger Heilmittel (Ch 25, 55), sondern auch zum Auflegen von pulverförmigen Arzneien (Ch 26).

7. Gleichbedeutend mit ⲥⲟⲗ ist ⲕⲣⲙⲉ (für ⲕⲁⲙⲉ) in Ch 213 gebraucht: Spatzenkot wird auf ein Bäuschchen aus Wolle geschmiert und auf schmerzende Körperstellen gelegt. Abgesehen von dieser Stelle bezeichnet ⲕⲁⲙⲉ (auch ⲕⲏⲗⲙⲉ geschrieben) einen Tampon, der mit dem Heilmittel bestrichen oder getränkt in die Scheide (Ch 24, 123, 124, 167) oder in den After (Ch 110, 167) eingeführt wird. In Ch 213

besteht der Tampon aus Wolle, Ch 124 ist weiße Wolle vorgeschrieben. An den übrigen Stellen ist das Material nicht angegeben.

8. Ein Heilmittel, das an sich schon genügend Festigkeit hat, kann man ohne Träger als Zäpfchen einführen. Das Zäpfchen (Suppositorium) wird in den veröffentlichten Rezepttexten nur einmal erwähnt und dort (Ch 75) mit ⲥⲁϩ bezeichnet, das sonst „Bohrer, Ahle" heißt. Diese Benennung deutet darauf hin, daß die Zäpfchen, die, wohl um Abführen zu bewirken, in den After eingeführt werden, mauseschwanzartig geformt waren.

9. Einzunehmende Abführmittel werden *καθαρισμός* (Ch 74, 76) oder *καθαρτικόν* (WM 25) genannt, einmal auch bloß ⲧⲥⲱ „Trank" (Ch 75). Ein flüssiges Heilmittel zum Einträufeln (Augentropfen) heißt ϭⲱϣϭⲉϣ (Ch 77), das in der gleichen Bedeutung auch als Beiwort zu *κολλύριον* gebraucht wird (Ch 236, 59). Es ist eigentlich das Verbum ϭⲟϣϭⲉϣ „spritzen, einträufeln".

10. Vereinzelt kommen folgende Heilmittelbezeichnungen vor. Die in den Rezepten Ch 102—105 angegebenen Augenheilmittel werden *καλλιβλέφαρον* genannt, eigentlich eine Bezeichnung für Augenschminke. Ein mit Rosen bereitetes Heilmittel wird ⲇⲓⲁϩⲣⲟϯⲟⲛ (*διάρροδον*) genannt (Ch 134). Gleichartig gebildet ist ⲧⲓⲁⲭⲁⲣⲧⲟⲩ (Ch 121), ⲧⲉⲁⲭⲁⲣϯⲟⲛ (Ch 178), „aus Papyrus (*χάρτης*) hergestellt", das als Beiwort zu ⲝⲩⲣⲟⲛ (*ξηρόν*) „Pulver" gebraucht wird (A 3). *περίχρισμα* (ⲡⲉⲣⲓⲭⲓⲥⲙⲁ BA 2) wird für „Salbe" verwendet. ⲡⲏⲝⲓⲛⲟⲛ in KW 16 ist wohl *πύξινον* (*κολλύριον*), pyxinum, Büchsensalbe. In KW 8 ist vielleicht *στοματικόον* zu lesen, das „Mundheilmittel" bedeutet ⲕⲟⲗⲗⲟⲧⲓⲕⲏ in Ch 146 gibt wahrscheinlich *κολλητική* wieder und bezeichnet eine Salbe od. dgl., die eine Wunde schließt (*κολλᾶν*). ⲉⲕⲝⲱⲧⲁ (Ch 6) ist eine dem Griechischen entlehnte Bezeichnung für ein außen angewendetes Heilmittel. In KW 13 kann die augenscheinlich griechische Überschrift vielleicht in *κολλύριο*]*ν* [*ὀ*]*πικὸν μέγα* „großes, mit Opium bereitetes Kollyrium" ergänzt werden. ⲡⲧⲏⲣⲓⲕⲟⲛ könnte mit dem folgenden ⲉⲧⲃⲉ ⲛⲃⲁⲗ „für die Augen" (Ch 128) nur eine Arzneibezeichnung griechischer Herkunft sein; doch ist kein griechischer Ausdruck bekannt, der eventuell so wiedergegeben werden könnte und eine passende Bedeutung hat. Chassinat wird daher wohl mit seinem Emendationsvorschlag *πτερύγιον* ⲉⲧϩⲛ ⲛⲃⲁⲗ „Flügelfell, das in den Augen ist" recht haben (D 23).

11. Arabischer Herkunft sind ⲁⲣⲡⲱⲣⲱⲧ (Ch 44), das البرود „kühlendes Mittel" wiedergibt, und ⲁⲥⲱⲱⲗ (Ch 108), das السعوط „in die Nase einzuführendes Mittel" umschreibt.

12. Wie man Arznei behandelt, die man auf Vorrat herstellt, ersehen wir aus BA 2: „Willst du die Arznei aufbewahren, so mache Tabletten (*τροχίσκος*) daraus und hebe sie auf, bis du sie brauchst. Im Bedarfsfalle löse die Tabletten in Eiklar auf und wende sie an." Derselbe Ausdruck *τροχίσκος* wird Ch 209 für Migränetabletten verwendet. Das Wort bezeichnet bloß die äußere Form, in die das Heilmittel gebracht wird. Ich möchte das rätselhafte ⲛⲟⲩⲙⲉⲥ in Ch 93 in der gleichen Weise aufzufassen versuchen: die angegebenen Arzneistoffe sollen zu ⲛⲟⲩⲙⲉⲥ gemacht und (im Bedarfsfall?) mit Essig angerührt zur Anwendung gebracht werden. ⲛⲟⲩⲙⲉⲥ kommt bei Schenute (Amélineau I 256, Z. 2 und 3 = Zoega S. 436) für *νούμ*(*μ*)*ος* = num(m)us „Münze" vor. Ein solcher Ausdruck könnte ebenso gut wie *τροχίσκος*, das wörtlich „Rädchen" bedeutet, in übertragener Bedeutung für „Tablette" gebraucht werden. Vielleicht gehört auch ⲛⲟⲩⲙⲏⲥ hierher, das KW 2 in zerstörtem Zusammenhang steht.

13. Für „Räucherung" ist in den koptischen Rezepten kein Ausdruck nachweisbar. Das Verbum ⲕⲁⲡⲛⲓⲍⲉ (*καπνίζειν*) „räuchern" wird jedoch gebraucht (BKU 5 Blutfluß, Ch 110 Eingeweidewürmer). Dasselbe bedeutet ϩⲙⲟⲟⲥ ϩⲓϫⲛ̄ ⲡⲕⲁⲡⲛⲟⲥ „sich über den Rauch setzen" (WM 6 Gebärmutterschmerzen). Ähnlich steht es mit „Salbe", wofür, obwohl das sonst häufige ⲥⲟϭⲛ zur Verfügung stand, nur einmal

(BA 2) περίχρισμα vorkommt, während Verba mit der Bedeutung „salben, einschmieren, einreiben“ u. ä. sehr häufig gebraucht werden. Neben den koptischen Verben ⲧⲱϩⲥ, ⲗⲁⲗⲉ, ⲥⲱⲗⲩ, ⲥⲣⲟϥⲣⲉϥ, ⲥⲁϩⲥⲉϩ werden auch die griechischen Verba καταπλάσσειν (BA 8, 9; ZB 4, 7, 37), περιχεῖν (Hall 2; Ch 96, 97, 100, 191) und περιχρίειν WM 8, 9, 24) mit derselben Bedeutung gebraucht.

14. Als öfter vorkommender Heilbehelf sei noch das Bad erwähnt (ⲥⲓⲟⲟⲩⲛ u. ä.), das besonders bei allerlei Hautkrankheiten in Anwendung kommt (Ch 161; ZB 11, 15, 25, 29, 41, 43). Auch ein Mittel, das die Brüste zur Milchabsonderung anregen soll und ein anderes für den Mastdarm, wird im Bad eingenommen (BA 6; Ch 225). Für „waschen“ wird ⲉⲓⲱ, ⲉⲓⲱ ⲉⲃⲟⲗ („abwaschen“) gebraucht, für „baden“ ϫⲱⲕⲙ̄. „Den Mund spülen“ heißt ⲉⲓⲁ ⲣⲱ- ⲉⲃⲟⲗ (WM 13) und ϣⲱⲗ ⲣⲱ- ⲉⲃⲟⲗ (WM 26).

15. Einige Heilmittel werden mit besonderen Namen bezeichnet. So wird ein Kollyrium ⲡⲥⲁϩ ⲛϩⲩⲁⲧⲣⲟⲥ (ἰατρός) „Der Meisterarzt“ genannt (Ch 106) und ein Pflaster ⲕⲁⲣⲃⲩⲗⲟⲫ (Hall 4). Das rätselhafte ⲥⲓⲥⲉ ⲕⲁⲗⲁⲙⲉ, das als Benennung eines Augenpulvers auftritt (Ch 12), könnte, wenn man den vorhergehenden unbestimmten Artikel ernst nimmt, ein Gattungsname sein, so wie einige Augenheilmittel καλλιβλέφαρον genannt werden (Ch 102—105; A 10).

B. Gewichte und Maße

1. Viele Rezepte nennen die zur Bereitung des Heilmittels verwendeten Arzneistoffe, ohne die Mengen anzugeben. Es bleibt dann der Erfahrung des Arztes überlassen, die einzelnen Stoffe im richtigen Verhältnis zueinander zu mischen. Vielleicht ist in diesen Fällen, ohne daß es ausdrücklich gesagt wird, gemeint, daß die angegebenen Stoffe zu gleichen Teilen zu nehmen sind. Die Vorschrift wird allerdings oft ausdrücklich gegeben; entweder einfach durch ⲁⲛⲁ (BA und ZB) oder durch ⲟⲩϣⲓ ⲉⲛⲟⲩⲁ, wörtlich: „eine Maßeinheit je eines“, d. h. je angeführten Arzneistoff (Ch 8, 45, 54, 58, 82) bzw. durch einen der gleichbedeutenden Ausdrücke: ⲟⲩⲁ ⲉⲡⲟⲩⲁ „eines je eines“, d. h. „eins zu eins“ (Ch 9, 12, 64, 65, 152); ⲟⲩϣⲓ ⲕⲁⲧⲁ ⲟⲩⲁ ⲛϩⲏⲧⲟⲩ (Ch 109) „eine Maßeinheit je eines von ihnen“, ⲡⲓϣⲓ ⲛⲟⲩⲱⲧ (Ch 101) „das gleiche Maß“. Für „éin Teil“ kommt auch ⲟⲩⲱⲛ vor (Ch 121, 184, 212).

2. Natürlich werden nicht immer gleiche Teile vorgeschrieben. Manchmal wird von den einzelnen Stoffen eine verschiedene Anzahl von Maßeinheiten (ϣⲓ) vorgeschrieben (Ryl 4; TM; WM 5). Oft wird das nur durch die entsprechenden Zahlen, ohne ϣⲓ oder ein anderes Wort für „Maßeinheit“, ausgedrückt (z. B. Ch 28, 34, 35, 36; Ryl 4). Daß die Zahlen so zu verstehen sind, zeigt deutlich Ryl 4, wo zuerst ϣⲓ bei den Zahlen steht, dann aber das ϣⲓ ausgelassen wird und nur die Zahlen geschrieben sind.

3. Präzise Maß- bzw. Gewichtsangaben haben besonders häufig die Texte des Ch, doch finden sie sich auch in anderen Rezepten, vor allem in ZB, wo allerdings meistens die Arzneistoffe ohne alle Maßangaben aufgezählt werden. Ganz ohne Maßangaben scheint BA auszukommen. Die meisten Mengenangaben werden durch Abkürzungen oder Sigel wiedergegeben. In den veröffentlichten koptischen Rezepten kommen folgende vor.

4. Das Pfund (λίτρα) hat nach Oreibasios[1] entweder 8 oder 12 Unzen (οὐγγία); 1 Unze hat 8 Drachmen (δραχμή) oder 24 Gramma (Skrupel) (γράμμα). 1 Drachme hat 3 Gramma oder 6 Obolos (ὀβολός); 1 Gramma hat 2 Obolos. Ob diese Verhältniszahlen auch für die koptischen Rezepttexte Geltung haben, ist nicht festzustellen. Noch unsicherer ist die Übertragung in unser heutiges Gewichtssystem. Vielleicht

[1] Œuvres d'Oribase . . . Bussemaker et Ch. Daremberg, Paris 1851—1876. Band 5, S. 84ff.

ist die Annahme, daß 1 Unze etwa 30 g entsprach, nicht weit von der Wahrheit. Unter dieser Voraussetzung entspricht: 1 Drachme etwa 3,75 g, 1 Gramma etwa 1,25 g, 1 Obolos etwa 0,75 g.

5. Außerhalb des Ch kommt als Maßbenennung der Stater (**ⲥⲁⲧⲉⲉⲣⲉ** = *στατήρ*) vor (WM 18, 29; ZB 33), der einer halben Unze gleichkommt. In den jüngeren Rezepttexten von Ryl finden sich die aus dem Arabischen entlehnten Gewichtsbezeichnungen Dirham und Mithkâl. l Mithkâl (**ⲁⲗⲙⲁⲧⲕⲁⲗ** = المثقال; Ryl 4, 5) ist[1] gleich einer Drachme oder $1\frac{1}{2}$ Dirham (**ⲧⲉⲣϩⲁⲙ, ⲧⲣϩⲁⲙ** = درهم; Ryl 2,3).

6. Flüssigkeitsmaße werden nur ganz spärlich angegeben. Der Xestes (*ξέστης*, WM 18, 29; ZB 29, 45) hat zwei Kotylen (*κοτύλη*). Die Kotyle selbst kommt in den koptischen Rezepten unter dieser Bezeichnung nicht vor. *Lok* (**ⲗⲟⲕ** WM 9), das auch als **ⲗⲁⲕ** (Ch 118, Ryl 5 ? vgl. 175c 6) auftritt, kann nach Crum, Dict 138a, sowohl *κοτύλη* wie auch *ξέστης* entsprechen. *Woth* (**ⲟⲩⲟⲑ**: Ch 119; meistens **ⲟⲩⲁⲑ**: Ch 163, 172, 187, 232; WM 25) hängt mit **ⲟⲩⲱⲧϩ**, „schöpfen", zusammen, entspricht also etwa unserem „Schöpflöffel". Ob es ein bestimmtes oder nur ein beiläufiges Maß bedeutet, bleibt dahingestellt. Nach Crum, Dict 499a, entspricht es sowohl *κοτύλη* wie *κύαθος*. **ⲁⲙⲟⲕ**, das nur WM 5 vorkommt und dort mit **ⲁⲙⲟⲅ** wechselt, scheint ein bestimmtes Maß zu bedeuten: das Medikament soll in Dosen zu je sieben *Amok* eingenommen werden. Herkunft und Bedeutung dieses Wortes ist mir unbekannt. **ⲁⲣⲁⲡⲱ** (Ryl 3, Milch) erklärt Crum, Ryl S. 56 Fn 4 mit الربع, „das Viertel", das als Hohlmaß gebraucht wurde und vielleicht gleichbedeutend mit **ⲣⲁϥⲧⲟⲟⲩ** (Ryl 2, trockenes Bdellium) ist, das wörtlich ebenfalls „Viertel" bedeutet. Ob **ⲙⲓⲥⲧⲣⲁⲛⲟⲥ** (BA 9 = *μύστρον* „Löffel") eine bestimmte oder nur eine beiläufige Menge angibt, ist sehr zweifelhaft. **ⲁⲡⲟⲧ**, „Becher" (Ch 110, 229; CO; WM 5) gibt sicher nur eine beiläufige Menge an wie unser „Glas"; desgleichen **ϭⲟⲡⲉ** (WM 6, 13 Milch) „Becher, kleine Menge". Die Ausdrücke „ein wenig" (**ⲟⲩⲕⲟⲩⲓ, ⲟⲩϣⲏⲙ**) und „genügend" (**ⲡⲉϥⲣⲱϣⲉ**) überlassen es dem Gefühl und der Erfahrung des Arztes, jeweils die richtige Menge zu finden. Ob **ⲇⲓⲕⲟⲛⲇⲓⲗⲉ** (KW 19) ein Maß (*δικόνδυλον*) oder etwas anderes bezeichnet, ist infolge des zerstörten Zusammenhanges und auch der unsicheren Lesung nicht zu entscheiden.

[1] Nach Sontheimer, I 558.

DIE BEHANDELTEN KRANKHEITEN

C. Kopf

1. Die gewöhnlichen, sich im Kopf äußernden Beschwerden sind die Kopfschmerzen. Der allgemeine Ausdruck dafür ist „ein schmerzendes Gehirn“ (**ⲟⲩⲁⲛⲕⲉⲫⲟⲗⲟⲥ** = *ἐγκέφαλος* **ⲉϥϯ ⲕⲁⲥ**), wie es Ryl 6 heißt. Dort wird empfohlen, den mit Öl und Essig gemischten Inhalt eines Hühnereies aufzulegen. Das in dem nicht vollständig erhaltenen Rezept angegebene Mittel nützt überhaupt bei „allen Krankheiten des Kopfes und der Schläfen“. Die Schmerzen in den Schläfen (**ⲥⲙⲁⲁⲩ**), also das seitliche Kopfweh, wird demnach von den Schmerzen im Gehirn unterschieden. Gegen Schläfenschmerzen gibt auch der Papyrus Chassinat einige Heilmittel an. Ein Gemisch von Weihrauch, Kresse und Eiklar (Ch 63); Myrrhe, Aloe, Weihrauch, Stärke, Gummi, Wein und Eiklar (Ch 64); Opium und zerriebene Akazienschoten mit Wasser verknetet (Ch 86, auch gegen Augenschmerzen); Weizenmehl, Senf und Essig (Ch 160). Diese breiartigen Mittel sollen dem schmerzenden Kopf aufgelegt werden (Ryl 6) bzw. der Kopf soll damit eingeschmiert werden (Ch 160).

2. Um Kopfschmerzen im allgemeinen Sinn handelt es sich gewiß auch in BKU 11, denn es ist kaum anzunehmen, daß einem Patienten, den ein anderer Körperteil schmerzt, just der Kopf eingerieben werden soll, und zwar mit einem nicht identifizierbaren Teil eines Geiers, der mit Rosenöl abgerührt ist. Vielleicht soll das wiederholt eingenommene „Knoblauchmittel“ Ryl 4 unter anderen auch gegen Kopfschmerzen helfen, wenn man das rätselhafte **ϣⲁϥⲫⲩⲗⲉ ⲛⲧⲁⲡⲉ** als „es nützt (? *ὠφέλειν*) dem Kopf“ deuten kann.

3. Eine besondere Art von Kopfschmerzen ist das *ἡμικράνιον* (**ϩⲩⲙⲉⲕⲣⲁⲛⲓⲟⲛ** Ch 209), das halbseitige Kopfweh, Migräne. Es werden dagegen „Tabletten“ (*τροχίσκος*) aus Weihrauch und Rauschgelb verschrieben, die man mit Essig anrührt. Wahrscheinlich konnte man die Tabletten auf Vorrat herstellen und bei Bedarf mit Essig anrühren (vgl. A 12). Sicherlich wurden sie nicht eingenommen, sondern wie die anderen Kopfwehmittel aufgelegt oder aufgeschmiert.

4. Mit **ⲡⲙⲟⲩϩ ⲛⲧⲁⲡⲉ** (Ch 148), wörtlich „das Brennen des Kopfes“, ist gewiß etwas Besonderes gemeint. Es wird dagegen eine Salbe aus Grünspan, Kolophonium, Kalbsfett und Öl verordnet.

Über Psora bzw. Verletzungen am Kopf vgl. Q 3; T.

5. Die Geisteskrankheiten hat man meistens magisch behandelt, da man sie für Besessenheit hielt und meinte, dem *δαιμόνιον* eher mit magischen als mit medizinischen Mitteln beikommen zu können. Immerhin findet sich unter den bekanntgewordenen koptischen Rezepten auch ein Versuch, einen „Besessenen“ nach damaliger Art „medizinisch“ zu behandeln. Der Bedauernswerte soll drei Tage lang täglich dreimal getrocknete, zermahlene Geierleber mit einer nicht angegebenen Flüssigkeit trinken (BKU 12).

6. Drei nicht identifizierbare Arzneistoffe werden zerrieben mit Rebenholzkohle und vielleicht noch mit anderen Stoffen gemischt. Damit soll das Gesicht eingerieben werden (Ryl 8); zu welchem Zweck, ist leider nicht zu sehen, da der Anfang des Rezepttextes fehlt.

D. Augen

1. ⲃⲟⲩϩⲉ heißt nach CRUM, Dict 48a Augenlid und entspricht griechischem *βλέφαρον*. Mit dieser Bedeutung findet man aber bei den Rezepttexten nicht das Auslangen. Mit ⲃⲟⲩϩⲉ hat man sicherlich auch die Haare an den Lidern, also die Wimpern, bezeichnet; denn es gibt Rezepte, die diese ⲃⲟⲩϩⲉ zum Wachsen bringen sollen (Ch 101, 107): ⲣ̄ ⲃⲟⲩϩⲉ (Ch 102) und ⲣⲱⲧ ⲃⲟⲩϩⲉ (Ch 107) heißt deutlich „sich bewimpern". Daß es sich um Haare handelt, wird noch deutlicher in den Rezepten Ch 99, 100, 200. Dort heißt es, man soll die ⲃⲟⲩϩⲉ, damit sie nicht mehr wachsen, bei abnehmendem Mond ausreißen und dann das Gehirn eines „Wasserhundes" (= Otter ?) mit Spaltstein daraufgeben (Ch 99) bzw. die Stelle nach dem Ausreißen mit dem Blut von drei Zecken eines schwarzen Rindes bestreichen (Ch 100) oder der Patient soll nach dem Ausreißen der Wimpern dreimal warmes Geierblut trinken (Ch 200). WM 2, das ebenfalls ein Mittel angibt, um die ⲃⲟⲩϩⲉ nicht mehr wachsen zu lassen, ist im Ausdruck etwas knapper, kann aber leicht nach den Rezepten des Ch vervollständigt werden: Fledermausblut und das Blut eines anderen Tieres (soll an die Stelle der) bei abnehmendem Mond (ausgerissenen ⲃⲟⲩϩⲉ-Haare gestrichen werden). Dasselbe ist in Ch 98 und Ch 200 mit dem Ausdruck „Augen, die ⲃⲟⲩϩⲉ sind" gemeint. Auch da sollen die ⲃⲟⲩϩⲉ nach der Anwendung des Mittels nicht mehr wachsen. Ch 98 bedient sich einer (abgeworfenen) Schlangenhaut; zu Ch 200 s. o.

2. Es handelt sich also hier nicht um die normalen Augenwimpern, sondern um solche, die nach innen zu wachsen, weil das Lid infolge einer Narbenbildung verzogen ist, wie es z. B. nach einem Trachom der Fall ist. CHASSINAT nennt diese Erscheinung Trichiasis. Dasselbe bedeutet wahrscheinlich auch der sonst nicht bekannte griechische Ausdruck *ὑποβλέφαρα*, der in einem griechisch-koptischen Wörterverzeichnis vorkommt (Aegyptus 6 [1926] S. 185, Zl. 24) und dort mit ⲣⲁⲛⲃⲱϩⲉ erklärt ist, das entspricht normal-saidischem ϩⲉⲛⲃⲟⲩϩⲉ. In demselben Wörterverzeichnis wird kurz vorher (Zl. 22) *βλέφαρα* mit ⲛ̄ⲃⲱϩⲉ übersetzt.

3. Das Verbum ⲕⲱⲕ heißt „schälen, entrinden" u. dgl., so auch, besonders mit ⲁϩⲏⲩ, „(Kleider) ausziehen". Das Qualitativ ⲕⲏⲕ bezeichnet dann: sich in den durch diesen Vorgang herbeigeführten Zustand befinden, also geschält o. ä. sein. In den meisten Rezepten ist dabei von den Augen die Rede. Eine Folge der Krankheit läßt sich aus den Rezepttexten entnehmen. In Ch 102 heißt es ϣⲁϥⲧⲣⲉⲩⲕⲁϩⲕ ⲛ̄ⲥⲉⲣ̄ ⲃⲟⲩϩⲉ „es (das Mittel) läßt sie (die Augen) heilen und sich bewimpern". Ähnlich heißt es in Ch 107 von Augen, die ⲕⲏⲕ sind: „Wenn du willst, daß sie sich wieder bewimpern". Augen, die infolge einer Krankheit ⲕⲏⲕ sind, haben also vor allem die Wimpern verloren. Dazu stimmt auch die Bedeutung von ⲕⲁⲕϩⲣⲁϥ, das „bartlos", wörtlich „kahlgesichtig" heißt. So wird auch ⲕⲁⲕⲃⲁⲗ, wörtlich „kahläugig", wohl „wimperlos" bedeuten. Das im erstgenannten Beispiel (Ch 102) vorkommende ⲕⲁϩⲕ, eigentlich „glatt werden", wird sonst vom Verheilen von Wunden gebraucht und läßt darauf schließen, daß die Krankheit, die den Ausfall der Wimpern hervorruft, auch die Haut der Lider angreift. Nach CHASSINAT handelt es sich um Blepharitis, Lidrandentzündung.

Die einschlägigen Rezepte (Ch 4, 6, 12, 56, 102, 107, 143) geben Kollyrien und Pulver an, die meistens auch bei anderen Krankheiten gebraucht werden können. Arzneistoffe, die dabei öfter wiederkehren, sind: Grauspießglanz, Kupfer, Galmei, Hüttenrauch, Safran, Aloe, Gummi, Myrrhe, wozu noch verschiedene andere Stoffe kommen.

4. Ob es sich bei dem Rezept Ch 43 um ein Mittel gegen eine Augenkrankheit handelt, ist nicht ganz sicher. Es steht zwar zwischen zwei Rezepten für Augen-

krankheiten und beginnt selbst mit „desgleichen“, sagt aber selbst nur, daß das Pulver, das aus schwarzen, in Wein gekochten Myrobalanen gemacht ist, die nach dem Trocknen mit etwas Moschus verrieben werden, auf **ⲛⲉⲧⲕⲏⲕ ⲙⲛ̄ ⲧⲉⲯ[ⲱⲣ]ⲁ** „die kahlen und die Psora“ gegeben werden soll. Da auch andere Körperteile **ⲕⲏⲕ** sein können (vgl. Q 12, 13), könnten hier überhaupt alle von einer Krankheit, die **ⲕⲏⲕ** macht, befallenen Körperstellen gemeint sein.

5. Teilweiser Wimpernausfall wird in Ch 101 behandelt. Der Ausdruck dafür ist **ϩⲉⲛⲃⲟⲩϩⲉ ⲉⲩⲟ ⲛ̄ⲗⲉⲡⲥⲉ ⲗⲉⲡⲥⲉ. ⲗⲉⲡⲥⲉ** heißt „Bruchstück“, so daß das Ganze wörtlich: „Wimpern, die nur bruchstückweise vorhanden sind“[1] bedeutet. Wenn man will, daß sie wieder ordentlich wachsen, muß man folgendes Heilmittel anwenden: Euphorbium, Gänsefett, Myrrhe und Natron zu gleichen Teilen werden gebrannt und pulverisiert.

6. Augen, „deren Lider dick (d. h. geschwollen ?) sind“ (**ⲛⲉⲧⲉⲣⲉⲛⲉⲩⲥⲱⲡⲉ ⲟⲩⲟⲙⲧ** Ch 102), werden (wie die kahlen, tränenden und juckenden Augen) mit einem Pulver von Galmei und Chalkitis behandelt, das in besonderer Art präpariert ist.

7. Geschwollene Augen (**ⲃⲁⲗ ⲉⲧϣⲥⲃⲉ** oder **ⲉⲧϣⲉϥⲉ**) sind in zwei leider sehr fragmentarischen Rezepten erwähnt (Hall 1, 2). In beiden scheint auch noch ein weiteres Symptom angeführt zu sein: **ⲉⲩⲟ ⲛ[** bzw. **ⲉⲩⲟ ⲛϣⲟ[**. In keinem der beiden nur verstümmelt erhaltenen Texte ist die Angabe des Heilmittels erhalten. In Hall 2 lesen wir nur noch: **ⲡ]ⲉⲣⲓⲭⲉ ⲙⲙⲟⲟⲩ** „salbe sie“. Außerdem gibt es noch ein Rezept für ein Kollyrium, das unter anderem auch bei geschwollenen Augen angewendet wird (Ch 93). Es besteht aus: Opium, Myrrhe, Akakia, Akaziengummi, Akazienschoten, Weihrauch, Kupfer, Lykium, Asche von Sykomoren(?)-Holz, Speisesalz, Aloe, Safran, Realgar, Eiklar, Conyza-Saft oder Absud, Essig.

8. *τράχωμα*, das nach Chassinat (S. 266) mit *ξηροφθαλμία*, *σκληροφθαλμία* und جشا الاجفان gleichbedeutend ist, wird nur in einem einzigen Rezept erwähnt (Ch 138) und zwar als „langwieriges Trachom“ (**ⲟⲩⲧⲣⲁⲭⲱⲙⲁ ⲛ̄ⲧⲁⲥⲱⲕ**). Dagegen wird eine Salbe empfohlen, die auch bei anderen Krankheitszuständen hilft: Räucherammoniakum, eine bestimmte Art Alaun und Gummi werden mit Wasser angerührt.

Es scheint mir durchaus nicht sicher, daß es sich hier um die ägyptische Augenkrankheit handelt. Das Ch 138 angeführte Mittel wird auch bei Warzen, Schuppenflechte, Geschwülste und Hitzen (U 5) angewendet. Darunter ist keine einzige Augenkrankheit. *τράχωμα* hängt mit *τραχύς* „rauh“ zusammen und könnte ebensogut auch die Bezeichnung einer Hautkrankheit gewesen sein, welche die Haut rauh macht. Die ägyptische Augenkrankheit scheint den Kopten nicht unter dem Namen *τράχωμα* bekannt gewesen zu sein. Es wäre sonst seltsam, daß diese in Ägypten sicherlich auch in jener Zeit (9. Jh.) schon häufige Krankheit nicht öfter in den Rezepten genannt ist, zumal da sich Ch ganz ausführlich mit allen möglichen Augenkrankheiten befaßt. Es macht eher den Eindruck, als hätten die Kopten die einzelnen Phasen des Trachoms für verschiedene Krankheiten gehalten oder doch mit verschiedenen Benennungen bezeichnet wie **ⲟⲩⲃⲁⲗ ⲉϥⲟ ⲛⲃⲟⲩϩⲉ** (D 1, 2), **ⲟⲩⲃⲁⲗ ⲉϥⲕⲏⲕ** (D 3) und wahrscheinlich noch andere. Es kommen dafür die meisten in Ch behandelten Erkrankungserscheinungen der Augen in Betracht.

9. Der Ausdruck **ⲁⲁϥ ⲛ̄ϩⲟⲩⲟ**, wörtlich „Zuviel-Fleisch, Überfluß-Fleisch“ bedeutet wahrscheinlich Fleischwucherung, wildes Fleisch. Vgl. Q 30. Es wird Ch 52 unter den Augenkrankheiten angeführt. Das dagegen angewendete Mittel hilft auch bei „Stern“, „Wasser“ und allen Augenkrankheiten: Goldgalmei, Kupfer, Myrrhe, Safran, Opium, Rosen und weißes Gummi (Kollyrium).

[1] Diese Erscheinung läßt auf Blepharitis schließen.

10. Bei Augenentzündung (ⲛ̄ⲃⲁⲗ ⲉⲧⲱ ⲛ̄ⲕⲱϩⲧ, wörtlich: feurige Augen), d. h. wohl Bindehautkatarrh, wird ein „kühlendes Mittel“ (ⲁⲣⲡⲱⲣⲱⲧ vgl. A 11) verordnet, das aus Hämatit und Safran besteht (Ch 44, Pulver).

11. Bei Jucken (ϩⲱϩ) der Augen im allgemeinen (Ch 102, 199) oder der Augenwinkel (ⲕⲱⲣⲙ̄ für normales ⲕⲱⲗⲙ̄ = *κανθός*, Ch 190) werden folgende Heilmittel empfohlen: Ch 102 (auch gegen andere Augenkrankheiten): ein Pulver aus Galmei und Chalkitis, das besonders präpariert wird. — Ch 199: Galmei, Pfeffer und Wüstensalz (Pulver). — Ch 190 bei juckenden Augenwinkeln (auch gegen „Nebel“ und *Psora*): Galmei, Kupfer, Aloe, Opium, Narde, Akakia, Gummi (Kollyrium).

12. Das Tränen der Augen wird in den vier Rezepttexten, in denen es erwähnt wird, jedesmal anders ausgedrückt: Augen ⲛⲉⲧϣⲟⲩⲟ ⲣⲙⲉⲓ ⲉⲩⲭⲏϥ ⲉⲡⲉⲥⲏⲧ (Ch 6) „die scharfe Tränen herabfließen lassen“; Augen ⲛⲉⲧϯ ⲣⲙⲉⲓⲏ (Ch 102), „die Tränen geben“; Augen ⲉⲁⲣⲭⲏ ⲛⲛ ⲏⲣⲙⲟⲩ (oder ⲣⲏⲙⲟⲩ) ⲛϩⲙⲟⲩ (Ryl 7) „die salzige Tränen zu geben anfangen“; ein Auge ⲉⲃϯ ⲙⲟⲁⲁⲩ (WS 2), „das Wasser gibt“. Mit diesen verschiedenen Ausdrücken ist wohl stets das gleiche gemeint. Chassinat (S. 62) vermutet ophtalmie purulente oder blépharite glanduleuse.

Gegen diese Krankheit werden folgende Heilmittel empfohlen. Ch 6 (auch gegen kahle Augen): Stärke, Kampfer, Myrrhe, Grauspießglanz, Aloe (Pulver). — Ch 102 (auch gegen andere Augenkrankheiten): Galmei und Chalkitis in besonderer Art präpariert. — Ryl 7: Warmes Wiedehopfblut mit Kresse. — WS 2: Griechische Bohne und Zwiebelsaft.

13. Mit *ῥεῦμα* bezeichnete man wohl nicht das, was wir heute so nennen. Vgl. W. Es dürfte sich eher um eine Krankheit handeln, die einen Ausfluß erzeugt. Für Augenrheuma finden sich folgende Ausdrücke: [ϩ]ⲣⲉⲩⲙⲁ (Ch 221); die Augen ⲟ ⲛϩⲣⲉⲩⲙⲁ „sind rheumatisch“ (Ch 196, 220); die Augen ϩⲣⲉⲩⲙⲁⲧⲓⲍⲉ (*ῥευματίζειν*) „leiden an Rheuma“ (WM 11). Diese Krankheit ist schmerzhaft oder kann es doch sein, denn Ch 196 heißt es: ⲟⲩⲃⲁⲗ ⲉϥⲃⲁⲥⲁⲛⲓⲍⲉ ⲕⲁⲗⲟⲥ ⲉϥⲟ ⲛϩⲣⲉⲩⲙⲁ „ein Auge das heftig schmerzt, da es rheumatisch ist“.

Die dagegen angewendeten Heilmittel sind: Ch 196: Rose, Safran, Eidotter, Rosenöl. — Ch 220: Ein Kollyrium aus dem ausgepreßten Saft von Portulakstengeln mit Gummi. — Ch 221: Ein Kollyrium aus Galmei, Myrrhe, Safran, Opium, Gummi und Akakia. — WM 11: Die Asche einer noch frisch verbrannten Eidechse mit Essig und Weihrauch.

Zu Rheuma vgl. auch W.

14. Häufig wird eine Augenkrankheit als ⲙⲟⲟⲩ, wörtlich „Wasser“, bezeichnet und zwar entweder mit einem Artikel oder es heißt, die Augen ⲟ ⲙⲙⲟⲟⲩ, wörtlich „sind wässerig“. Aus den Rezepttexten ist über die Art der Krankheit gar nichts zu entnehmen. Tobias 2, 10 (Miss 6, 286) wird berichtet, daß die Exkremente von Sperlingen in die Augen kamen, worauf in ihnen ϩⲉⲛⲙⲟⲟⲩ, wörtlich „Wasser“ (pl.), entstanden. An dieser Stelle übersetzt ϩⲉⲛⲙⲟⲟⲩ das griechische *λευκώματα*. In einem Bericht von einer wunderbaren Heilung wird von einem Mann erzählt: ⲁⲛⲉϥⲃⲁⲗ ⲉⲣ ⲫⲗⲉⲅⲙⲁ ⲁⲩⲱ ⲁⲩⲣ ⲙⲁⲩ (d. i. saidisch ⲙⲟⲟⲩ) ⲁϥⲗⲟ ⲉϥⲛⲁⲩ ⲉ̀ⲃⲁⲗ „seine Augen entzündeten sich und wurden ‚Wasser‘, er hörte auf zu sehen“ (Miss 8, 255ff.). Im weiteren Verlauf der Krankheit: ⲁⲛⲉϥⲃⲁⲗ ⲉⲣ ϭⲱⲧϩ ϭⲱⲧϩ „wurden seine Augen ganz durchlöchert“[1]. Wenn auch diese Quellen medizinisch durchaus nicht ernst zu nehmen sind, so zeigen sie doch, was die Kopten für möglich hielten. Da die ⲙⲟⲟⲩ genannte Krankheit nach der Häufigkeit, mit der sie in den Rezepttexten vorkommt, zu urteilen, eine ziemlich alltägliche Erscheinung gewesen sein muß, kann man wohl annehmen, daß diese Vorstellungen nicht weit von der Wirklichkeit abwichen. Demnach wäre ⲙⲟⲟⲩ eine Augenkrankheit, die mit Entzündung

[1] Ein Augengeschwür, das zur Perforierung führt, wobei das Augenwasser ausfließt.

beginnt und zur Erblindung führen kann. CHASSINAT (S. 66ff.) erklärt ⲙⲟⲟⲩ für grauen Star (ὑπόχυσις, ὑπόχυμα) und lehnt die Bedeutung Hydrophtalmie ab.

Die gegen „Wasser“ empfohlenen Mittel können meistens auch bei anderen Augenkrankheiten angewendet werden. Ihre Zusammensetzung ist recht verschiedenartig. Folgende Arzneistoffe kommen mehrmals vor: Kupfer und seine Verbindungen, Bleiweiß, Hüttenrauch, Galmei, Grauspießglanz, Salz, Opium, Ammoniakum, Safran, Akakia, Gummi, Milch und Honig (Ch 7, 52, 53, 56, 87, 192, 193, 204). Besonders angeführt seien: Ch 42: Ziegengalle und Frauenmilch. Ch 89: Taubenkot und Honig. Ch 91: Kümmelsaft ins Auge geträufelt. Ch 205: Kalbsgalle und Honig.

15. Eine ähnliche Krankheitsbezeichnung ist **ⲙⲟⲩⲛϩⲟⲩⲛ**, wörtlich „Innenwasser“[1], das grammatisch wie **ⲙⲟⲟⲩ** gebraucht wird; also entweder **ⲡⲙⲟⲩⲛϩⲟⲩⲛ** (Ch 12) bzw. **ⲡⲙⲟⲩϩⲟⲩ[ⲛ** (Ch 56) oder **ⲉⲣⲉⲛⲉϥⲃⲁⲗ ⲟⲩ ⲛⲙⲟⲩⲛϩⲟⲩⲛ** (Ch 165, wobei ⲟⲩ ⲛ- für gewöhnliches ⲟ ⲙ- steht) „seine Augen sind innenwässerig“. CHASSINAT hält diesen Ausdruck für gleichbedeutend mit dem einfachen **ⲙⲟⲟⲩ**. Doch spricht dagegen, daß in Ch 56 **ⲙⲟⲟⲩ** und **ⲙⲟⲩϩⲟⲩ[ⲛ** nebeneinander als Krankheiten angeführt werden. **ⲙⲟⲩϩⲟⲩ[ⲛ** erklärt CHASSINAT in diesem Fall anders, es kam daher dieses Argument für ihn nicht in Frage. Zur Variante **ϩⲗⲟⲥⲧⲛ̄** vgl. D 17.

Ch 12 und 56 geben Mittel an, die auch bei anderen Augenkrankheiten Anwendung finden und die in solchen Fällen üblichen Arzneistoffe enthalten. Ein besonderes Mittel verordnet Ch 165: es besteht aus der Galle zweier unbekannter Tiere, Papyrusasche und Honig.

16. Eine Augenkrankheit wird häufig **ⲥⲓⲟⲩ**, „Stern“, genannt. CRUM, Dict 368b übersetzt es als Augenkrankheit mit spot, blot. Dazu kommt, daß **ⲥⲓⲟⲩ ⲥⲓⲟⲩ** das griechische ῥαντός, „gesprenkelt“, wiedergibt. Es handelt sich also wohl um Flecken in der Hornhaut, CHASSINAT (S. 67f.) übersetzt den Ausdruck mit taie (Leukom, Albugo) und ist der Meinung, daß es eine Übersetzung der arabischen Krankheitsbezeichnung كوكب, „Stern“ ist. Es sind wahrscheinlich Narben auf der Hornhaut gemeint[2].

Fast in allen Rezepten für Heilmittel gegen den „Stern“ ist auch „Wasser“ als Krankheit angegeben, gegen die das Mittel angewendet werden kann (Ch 7, 42, 52, [53], 56, 87, 89, 192). Dazu kommt noch, daß Ch 202, in dem nur „Stern“ als Krankheit angegeben ist, völlig identisch ist mit Ch 89, in dem aber „Wasser“ und „Stern“ angegeben sind. Für „Stern“ allein kommen nur Ch 207 und Ch 208 in Betracht. Ch 207: Milch, gekochter Gurkensaft und wasserloser Honig. — Ch 208: die mit Honig verriebene Asche der rechten Klaue eines Esels.

17. **ϩⲗⲟⲥⲧⲛ̄**, „Nebel“, wird häufig zur Bezeichnung einer Augenkrankheit gebraucht. Entweder heißt es, ein „Nebel“ ist im Auge oder das Auge, **ⲟ ⲛ̄ϩⲗⲟⲥⲧⲛ̄**, „ist nebelig“. **ⲣ̄ ϩⲗⲟⲥⲧⲛ̄** wird außerhalb der Rezepttexte als Übersetzung von ἀμβλύγειν und ἀμαυροῦν gebraucht: „stumpf werden (Auge), an Sehkraft einbüßen“, und zwar von alten Leuten gesagt. Ob es sich bei „Nebel“ um eine bestimmte Krankheit handelt oder einfach um die durch das Alter bedingte Einbuße an Sehkraft, läßt sich aus den Rezepttexten nicht ermitteln. CHASSINAT (S. 71f.) entscheidet sich für ἀμβλυωπία, Schwachsichtigkeit. Der Erfolg der Anwendung des Heilmittels, den die Rezepte in Aussicht stellen, ist: **ⲣ̄ ⲟⲩⲟⲉⲓⲛ ⲕⲁⲗⲱⲥ**, wörtlich „schön leuchten“, d. h. gut sehen (Ch 8) bzw. **ϥⲛⲁϭⲓⲟⲣϩ**, „er (der Patient) wird (wieder) sehen“ (Ch 188). CRUM, Dict 271b gibt aus einem unveröffentlichten

[1] Dieser Ausdruck läßt vielleicht auf Hydrophthalmie schließen.

[2] Andererseits läßt die Bezeichnung „Stern“ auch an grauen Star denken, der oft einen charakteristischen sternartigen Anblick bietet, wenn man das uns geläufige Bild eines Sternes zugrunde legt, das aber mit dem der Kopten nicht identisch zu sein braucht (GREISENEGGER).

Text eine Stelle an, in der ⲙⲟⲩⲛϩⲟⲩⲛ, „Innenwasser", als Variante für ϩⲗⲟⲥⲧⲛ̄ steht, was jedoch nicht viel zu bedeuten hat.

Manche Heilmittel gegen „Nebel" werden auch bei anderen Augenkrankheiten angewendet; so Ch 56, 190, 193, 204. Die meisten aber werden nur bei „Nebel" empfohlen: Ch 8, 113, 188, 194, 195, 205 CO (?). Zu den meisten Mitteln wird Honig genommen. Auffällig findet sich auch Galle, besonders Fischgalle, unter den Arzneistoffen (vgl. TOBIAS 6, 9; 11, 8. 13). Andere öfter wiederkehrende Stoffe sind: Opium, Aloe, Narde, Gummi, Ammoniakum, Pflanzensäfte, Kupfer. Es handelt sich meistens um organische Stoffe.

18. Es gibt eine Reihe von Rezepten für Mittel, durch welche die Sehkraft gestärkt werden soll. Als Wirkung dieser Mittel wird in der Regel angeführt, daß dann die Augen ⲣ̄ ⲟⲩⲟⲉⲓⲛ (ⲕⲁⲗⲱⲥ) „(schön) leuchten", d. h. wieder gut sehen. Diese Wendung macht den Eindruck, als hätte man die geschwächte Sehkraft auf Mangel an Licht zurückgeführt, das ins Auge eindringen oder aus dem Auge herauskommen kann. So heißt es von einem Kollyrium (Ch 51) ϣⲁⲥⲧⲣⲉⲡⲟⲩⲉⲓⲛ ϫⲱⲧⲉ ⲛϥⲣ ⲟⲩⲟⲉⲓⲛ ⲕⲁⲗⲱⲥ, „es macht, daß das Licht durchdringt und gut leuchtet". Das Heilmittel besteht in diesem Fall aus Osterluzei, Hornmohn, Aloe, Kupfervitriol und Safran. — Ch 54: Gold-Galmei, Grauspießglanz, Schulp, Weinbergschnecke, Bleiweiß, Königssalz, Pfeffer, langer Pfeffer, Gewürznelken, Wüstensalz. — Ch 203: Zedernharz und Opopanax.

19. Zwei Mittel geben ausdrücklich an, daß durch sie das Sehen in die Ferne gefördert wird. Ch 78: gebranntes Kupfer, Hammerschlag von Kupfer, Narde und Pfeffer werden gemahlen, sieben Tage lang mit Wein begossen und nach dem Trocknen pulverisiert. — Ch 88: Trockene Blätter einer *Kos* genannten Pflanze und Natron werden zerrieben und mit altem Wein gemischt.

20. Nach dem Ausdruck „gut leuchten" für „gut sehen" ist anzunehmen, daß ⲃⲁⲗ ⲛⲕⲁⲕⲉ, „finstere Augen", keine besondere Krankheit bezeichnen, sondern einfach schlecht sehende Augen. CHASSINAS (S. 90) ist allerdings der Meinung, daß es sich um schwarzen Star handelt. Auch da sollen die Augen nach der Behandlung mit den angegebenen Mitteln „gut leuchten".

Zwei bei „finsteren" Augen angewendete Heilmittel (Ch 12, 143) werden auch zur Behandlung anderer Augenkrankheiten gebraucht. Die beiden anderen (Ch 11, 85) werden nur bei „finsteren" Augen empfohlen. Sie enthalten Wüstensalz, Kupfer, Ingwer, Safran, Pfeffer und noch andere auch sonst zu Augenmitteln genommene Stoffe. Das Ch 85 angeführte Mittel besteht aus weißer Kostwurz, die mit Wasser verrieben wird.

21. Ch 201 ist ein Rezept für ein Heilmittel gegen Nachtblindheit. Wenn „ein Mensch abends nicht sieht" (ⲉⲓⲱⲣϩ), soll ihm öfter Porreesaft oder Absud mit „unverdorbenem" Urin (d. i. Kinderurin, vgl. 55) ins Auge geträufelt werden. Dann wird er wieder gut sehen.

22. Was ⲡⲃⲁⲗ ϩⲟϫϥ (für korrektes ⲡⲃⲁⲗ ⲉⲧϩⲟϫϥ?) heißt, läßt sich derzeit nicht ermitteln, da die Bedeutung des Beiwortes nicht bekannt ist. Es könnte möglicherweise mit ϩⲱⲱⲃ, ϩⲱⲱϥ, „welken, einschrumpfen, vergehen", zusammenhängen und das Ganze somit „Welkauge" oder „Schrumpfauge" bedeuten. Doch ist das äußerst unsicher. Das dagegen angewendete Mittel (Ch 20) wird auch gegen *Wamsir*, „Schuppenflechte" und öffnungslose Beulen gebraucht und besteht unter anderem (ein Teil ist weggebrochen) aus Bleiglätte (?), Salz, Wachs, Öl und Essig. Da das Mittel sonst gegen lauter Erkrankungen angewendet wird, die auf der Haut erscheinen, ist es möglich, daß der Ausdruck gar keine Augenkrankheit, sondern eine Hautkrankheit bezeichnet. Vgl. „Hühnerauge". Vgl. auch D 8.

23. Wenn die Überschrift von Ch 128: ⲟⲩⲡⲧⲏⲣⲓⲕⲟⲛ ⲉⲧⲃⲉ ⲛ̄ⲃⲁⲗ richtig ist, muß ⲡⲧⲏⲣⲓⲕⲟⲛ die Bezeichnung eines Heilmittels sein: „Ein P. für die Augen"

(vgl. A 10). Da aber keine ähnlich lautende griechische Heilmittelbezeichnung bekannt ist, schlug Chassinat (S. 257) vor, **ⲉⲧⲃⲉ** in **ⲉⲧϩⲛ̄** zu emendieren, wodurch aus dem ersten Wort eine Krankheitsbezeichnung wird: „Ein P., das in den Augen ist.“ Dabei könnte es sich um eine Verballhornung des griechischen *πτερύγιον* handeln, das „Flügelfell“ bedeutet (vgl. BD 119; Fn 1). Die dagegen angewendete Arznei besteht aus Galmei, Malabathrum, Wüstensalz und Kupfer.

24. Bei **ⲛⲃⲁⲗ ⲉⲧⲡⲟⲣϩ**, „verwundeten“ oder „verletzten Augen“, wird ein Kollyrium empfohlen, das auch bei finsteren und kahlen Augen angewendet wird und aus folgenden Arzneistoffen hergestellt wird: Galmei, Kupfer, Safran, Narde, Lykium, Myrrhe, Malabathrum, Grauspießglanz, Gummi (Ch 143).

25. Bei Augenschmerzen (ohne weitere Krankheitsbezeichnung) wird geraten, Frauenmilch und Eselsmilch in die Augen zu träufeln (Ch 95) oder sie mit einer Salbe einzuschmieren, die aus Opium und mit Wasser angerührten Akazienschoten besteht und auch bei Schläfenschmerzen angewendet werden kann (Ch 86). Bei allen schmerzenden Augenkrankheiten soll man mit Wasser verriebene Safranwurzel, Kupfer und Opium in die Augen träufeln (Ch 48). Zu Schmerzen bei „rheumatischen“ Augen vgl. D 13.

26. Was man mit **ϩⲉⲛⲃⲁⲗ ⲉⲩϣⲱϣⲧ ⲉⲃⲟⲗ**, wörtlich „behinderte Augen“, bezeichnet, ist nicht klar. Das Verbum **ϣⲱϣⲧ (ⲥⲱϣⲧ)** mit und ohne **ⲉⲃⲟⲗ** heißt „behindert sein“, besonders in der Fortbewegung, so daß man an eine Lähmungserscheinung denken könnte. Die Augen werden in diesem Fall mit einem aus Ofenasche bereiteten Kollyrium eingeschmiert (Ch 97).

27. In vielen Rezepten werden Mittel gegen Augenkrankheiten mitgeteilt, ohne daß eine bestimmte Krankheit angegeben wird. Vielfach heißt es auch, daß das Mittel bei allen Augenkrankheiten hilft. Solche Rezepte sind: Ch 41, 45, 46, 47, 49, 50, 57, 58, 59, 77, 79, 80, 81, 82, 83, 84, 90, 94, 96, 103, 104, 105, 109, 122, 191, 235, 236. Die dort angeführten Heilmittel enthalten vorwiegend folgende Arzneistoffe: Hüttenrauch, Galmei, Kupfer (mit Hammerschlag, Grünspan und Kupfervitriol), Grauspießglanz, Alaun, Safran und Safranmagma, Pfeffer, Ingwer, Myrobalanen, Teile und Produkte der Akazie einschließlich Akakia und vor allem Gummi, Narde, Opium, Myrrhe, Aloe, Lykium, Kampfer, Wein und Essig, Absud oder Saft von Pflanzen.

Auf Grund der vorkommenden Arzneistoffe könnte es sich in folgenden Rezepten um Augenheilmittel handeln: Ch 1, 92; KW 4 (oder Hautkrankheit?) 14, 15, 16, 20, 21.

In einigen Rezepten sind besondere Augenkrankheiten angeführt und außerdem hinzugefügt, daß das Mittel bei allen Augenkrankheiten angewendet werden kann (Ch 12, 52, 53, 87, 221).

E. Ohren

1. Ohrenschmerzen werden dadurch geheilt, daß man Kalbsgalle ins Ohr gießt (WM 14). Es heißt dort allerdings weiter, man soll die Kalbsgalle auch an die Zähne geben, doch dürfte zu ergänzen sein: falls die Zähne schmerzen. Das unmittelbar vorhergehende Rezept befaßt sich nämlich mit Zahnschmerzen, was dem Schreiber von WM 14 sicher noch in Erinnerung war. Sind die Ohrenschmerzen besonders heftig (**ⲡⲁⲣⲁ ⲡϣⲓ** „maßlos“), so wird ein Gemisch von Opium, Kalbsfett und Milch warm ins Ohr gegossen (Ch 114).

2. Mit *ῥεῦμα* verbundene Schwerhörigkeit (**ⲡⲙⲁϫⲉ ⲉⲧϩⲟⲣϣ ⲉⲥⲱⲧⲙ** Ch 108) wird dadurch geheilt, daß man dem Patienten in Olivenöl aufgeweichtes Euphorbium in die Nase gießt. Es ist hier wohl nur die durch einen heftigen Schnupfen herbeigeführte zeitweilige Beeinträchtigung des Hörvermögens gemeint (Tubenkatarrh).

3. Was man unter einem „kranken Ohr" zu verstehen hat, bleibt der Auslegung des Lesers überlassen. Man kann darunter alle nur möglichen Beschwerden verstehen. Ein Rezept (Ch 173) rät, Dosten und Hysop gut zu kochen. Wahrscheinlich soll der Absud ins Ohr gegossen werden. Ein anderes Rezept (Ch 206) empfiehlt, Räucherammoniakum mit Milch einer Frau zu verreiben, die kürzlich eines Knaben entbunden wurde. Wahrscheinlich ist auch dieses Mittel zum Eingießen bestimmt.

F. Mund

1. Im Koptischen gibt es drei Ausdrücke für „Zahn": ⲛⲁⲁϫⲉ (auch ⲛⲁϫϩⲉ), ⲟⲃϩⲉ und ϣⲟⲗ. Obwohl jeder dieser Ausdrücke für „Zahn" im allgemeinen gebraucht werden konnte, wurden doch zuweilen besondere Arten von Zähnen damit bezeichnet. So bedeutet ϣⲟⲗ im engeren Sinn „Mahlzahn" (vgl. Lemm, KKS Nr. 10, S. 6f. = laufende Seite 38f.). In Ch 184 werden ⲛⲁⲁϫⲉ und ϣⲟⲗ ausdrücklich unterschieden, während in Ch 151 beide Ausdrücke gleichbedeutend sind. In den Rezepten wird als allgemeine Bezeichnung für „Zahn" gewöhnlich ⲛⲁⲁϫⲉ gebraucht. ⲟⲃϩⲉ kommt nur WM 14 vor (Ch 224 von einem Wolfszahn). Das sonderbare ⲛⲟⲩϩⲉ von WM 26, für das gleich darauf ⲛⲁⲁϫⲉ steht, emendiert der Herausgeber in ⲟⲃϩⲉ, wozu zu bemerken ist, daß dieses Wort auch in der Form ⲛⲟⲃϩⲉ vorkommt; ⲃ kann mit ⲟⲩ (ⲩ) wechseln.

2. Um das Zahnen des Kleinkindes schmerzlos zu gestalten, soll man „Wachsschaum" auf die Schwellungen geben (WM 3). Was unter „Wachsschaum" zu verstehen ist, bleibt vorderhand noch unklar (vgl. 160).

3. Bei Zahnschmerzen soll man den Mund mit warmer Eselmilch spülen (WM 13) oder Kalbsgalle an die Zähne geben (WM 14, vgl. E 1). Unter „kranken Zähnen" hat man sich wohl auch schmerzende Zähne vorzustellen. Ch 130 empfiehlt Sory, Misy und Alaun zu gleichen Teilen in den Mund zu nehmen. Nach WM 26 soll man Taubenkraut kauen und den Saft eine Zeitlang auf den kranken Zahn einwirken lassen. Ch 178 gibt ein Pulver für Zähne und Zahnfleisch an, ohne daß eine Krankheit oder Beschwerden angeführt werden. Es besteht aus Rauschgelb, Hammerschlag, gediegenem Schwefel, verbranntem Papyrus, Blei und Salz. Es ist wohl nicht anzunehmen, daß es zur Pflege gesunder Zähne diente.

4. Ging es mit einem Zahn nicht mehr, so mußte er heraus. Daß er mittels einer Zange (ⲉϫⲱ) und einem eisernen Instrument (ⲡⲉⲛⲓⲡⲉ) herausgezogen wurde, ersehen wir aus Ch 151, 184. Darüber zu sprechen gäbe es eigentlich in einer Rezeptensammlung keinen Anlaß, wenn nicht diese Maßnahme für die alten Kopten noch viel unangenehmer gewesen wäre, als sie heutzutage ist. Man suchte sie daher zu vermeiden und den Zahn auf weniger aufregende Art zu entfernen. Das sollten bestimmte Medikamente ermöglichen, die den Zahn so locker machen, daß er ohne Instrument, einfach mit den bloßen Fingern herausgenommen werden kann. Nach Ch 151 soll weißer (?) Germer und Galle, nach Ch 184 Absud von Malabathrum, Akazienblättersaft, spanische Fliege, „Mauszitronenmilch" und wilde Raute an die Wurzel des Zahnes gelegt werden, den man nach einer Weile herausnehmen kann.

Chassinats unrichtige Übersetzung dieser beiden Rezepte verursachte die irrige Meinung, daß es sich bei den angegebenen Arzneien um schmerzstillende Mittel handelt, die beim Zahnziehen eine Art Lokalanästhesie bewirken sollten (vgl. W. H. Schoff in Journal of the American Oriental Society, Bd. 45, New Haven 1925, 81). Es ist durchaus möglich, daß diese Mittel auch die Schmerzempfindung mindern sollten. Doch war ihr eigentlicher Zweck der, den Zahn locker zu machen, so daß er ohne Instrumente herausgenommen werden konnte.

5. Auch das Zahnfleisch kann schmerzen. In diesem Fall wird „äthiopischer Zahn" (= Elfenbein ?) mit Realgar verrieben und aufgelegt (Ch 153). Von dem

Pulver des Ch 178 war schon F 3 die Rede. Das diesem folgende Rezept Ch 179 ist mit „desgleichen wegen ihrer (pl.) ⲣⲉⲩⲙⲟⲛ“ überschrieben, wobei es zweifelhaft bleibt, worauf sich „ihre“ bezieht und was mit ⲣⲉⲩⲙⲟⲛ gemeint ist. Da im Rezept vorher von Zahn und Zahnfleisch die Rede war, könnte sich das „ihre“ darauf beziehen; und ⲣⲉⲩⲙⲟⲛ erinnert entfernt an *ῥεῦμα*. Es wird gebrannte Zwiebelwurzel mit Wasser angewendet. Auch die drei folgenden Rezepte sind mit „desgleichen“ überschrieben. Es ist daher anzunehmen, daß sie dieselbe Krankheit behandeln. Ch 182 gibt zu den schon in anderen Mitteln gegen Zahnschmerzen vorkommenden Rauschgelb und Realgar noch ungelöschten Kalk.

6. Das Zahnfleisch kann auch von der *Wamome* genannten Krankheit befallen sein (vgl. R 1—8). Es handelt sich dabei wohl um Aphthen (R 7). In diesem Fall wird die Asche von Beifußzweigen mit Honig aufgelegt (Ch 159).

7. Ein „kranker Mund“ (Mundwinkelentzündung ?) wird mit Alaun und Dill behandelt (Ch 157). Wenn die Lesung *στοματικόν* in KW 8 zu Recht besteht, ist dort das Rezept für ein „Mundheilmittel“ gegeben (A 10). Von den Arzneistoffbezeichnungen sind nur mehr Schwertlilie und Honig zu erkennen.

G. Brüste

1. Von der einst umfangreichen und systematisch angelegten Rezeptsammlung BA ist gerade das Blatt erhalten, das lauter Rezepte für Heilmittel gegen verschiedene Beschwerden an den Brüsten enthält. Außerdem findet sich nur noch ein Rezept dieser Art, BKU 9, das mit BA 8 große Ähnlichkeit hat. Bei den Kopten scheint zum Teil die Meinung bestanden zu haben, daß die Mittel, die für die Brüste, also typisch weibliche Geschlechtsmerkmale, heilsam sind, auch auf die männlichen Geschlechtsmerkmale Penis und Hoden entsprechend wirken (BA 2, 3).

2. Bei schmerzenden Brüsten (ϩⲉⲛ(ⲉ)ⲕⲓⲃⲉ ⲉⲩϯ ⲕⲁⲥ oder ⲉⲩⲙⲟϫϩ) wird eine Salbe verordnet, bei der Blei eine große Rolle spielt. Außer Opium und einigen Säften wird Blei, Bleiweiß und Bleiglätte dazu genommen und die Salbe muß in einem bleiernen Gefäß aufbewahrt werden (BA 2). Auch Einreibungen mit Frauenmilch werden empfohlen (BA 3).

3. Entzündete Brüste (ⲫⲗⲉⲕⲙⲁⲧⲓⲥ = *φλεγματίας*) werden mit einer aus Portulak hergestellten Salbe behandelt (BA 8). Das Wort für Portulak ist emendiert, doch im Hinblick auf BKU 9 mit ziemlicher Wahrscheinlichkeit. Dort wird eine Salbe aus Portulak und Gänsefett empfohlen. Allerdings ist die Krankheitsbezeichnung weggebrochen, ebenso wie in BA 5, wo nur „Rosenöl“ erhalten ist und die Bemerkung, daß das Mittel auch bei Entzündung nützt.

4. Was man tun soll, damit die Brüste nicht groß werden, ist leider nicht mehr zu ersehen, da das betreffende Rezept (BA 11) nur bruchstückweise erhalten ist. Es ist nur mehr etwas von Purpur zu erkennen.

5. In einigen Rezepten ist die Angabe der Krankheitserscheinung weggebrochen. BA 4 gibt eine aus Stärke (?), Fett und Rosenöl bestehende Salbe an. Von BA 1 ist nur mehr das Wort für Mastix erkennbar, das ebenfalls auf eine Salbe oder ein Pflaster deutet. Von BKU 9 war schon G 3 die Rede.

6. In einigen Rezepten werden Mittel angegeben, durch die die Milchergiebigkeit gesteigert bzw. die Milchabsonderung herbeigeführt werden soll. In Wein gekochter Knoblauch soll im Bade getrunken werden (BA 6). Auch der Genuß von gekochten griechischen Bohnen samt dem Absud dient demselben Zweck (BA 7). Das Rezept scheint zu sagen, daß bei längerer Anwendung des Mittels statt der griechischen Bohnen auch Sesam genommen werden kann. Ein anderes Rezept (BA 9) nennt eine Arzneistoffbezeichnung, die mit „Samengedärme“ oder eventuell „Kürbisinne-

res" wiedergegeben werden könnte. Davon soll die Frau täglich einen Löffel voll mit Wein oder Bier trinken und sich die Brüste damit bestreichen. Auch wenn man mit Salz behandelte Gurkenblätter auf die Brüste legt, soll sich derselbe Erfolg einstellen (BA 10)[1].

H. Blutspucken

Blutauswurf, der in einigen Rezepten genannt ist, ohne daß auf seine Ursache eingegangen wird, kann auf Blutungen in allen oberen Luft- und Speisewegen zurückgehen. Die Erscheinung wird wörtlich durch „Blut aus dem Mund werfen" ausgedrückt, wobei jedesmal ein anderes Verbum steht: **ⲛⲟⲩϫ ⲉϩⲣⲁⲓ** (Ch 233 vgl. I, 3 vom Aufstoßen aus dem Magen) und **ⲥⲓⲧ ⲉϩⲣⲁⲓ** (Ch 237) heißt wörtlich „heraufwerfen", **ⲧⲁⲩⲟ ⲉⲃⲟⲗ** (BKU 16) „auswerfen". Die drei Mittel dagegen, für die koptische Rezepte bekannt sind, werden alle eingenommen. BKU 16: Ei mit Zedernharz; Ch 237: in Wein gekochter Tragant mit Honig; Ch 233 führt mehrere pflanzliche Stoffe an, denen ebenfalls Honig beigemischt wird.

I. Magen

1. Der Magen wird in den Rezepttexten *στόμαχος* genannt. Wenn der Magen „hüpft" (**ⲃⲱϭⲉ = ϥⲱϭⲉ**), liegt zweifellos Schlucken vor (Ch 68). Der Patient soll Narde und Mutterkümmel mit Duftwein trinken.

2. Ch 69 gibt eine Anweisung, was zu tun ist, wenn der Magen „von den Winden geplagt ist und seine **ⲗⲟ** bläst". Die Bedeutung von **ⲗⲟ** ist unbekannt. Seine Erklärung mit **ⲣⲟ** „Mund = Ausgang" begegnet Schwierigkeiten, weil **ⲣⲟ** männlich ist, **ⲗⲟ** aber deutlich als Feminin konstruiert ist. Es wäre auch möglich, **ⲉⲣⲉⲧⲉϥⲗⲟ** in **ⲉⲧⲣⲉϥⲗⲟ** zu emendieren, was dann hieße: „damit er aufhört zu blasen". Das würde in den Zusammenhang passen. Der Kranke muß eine Arznei zu sich nehmen, die aus Mutterkümmel, Pfeffer, Raute, Senf, arabischem Natron und Honig besteht.

3. Ch 70: Ein Magen, der **ⲛⲟⲩϫ ⲥⲁϣ ⲉϥⲕⲏⲙ ⲉϩⲣⲁⲓ ⲉⲓⲉ ⲉϥϣⲟⲃⲉ ⲙⲙⲓⲛ ⲙⲙⲟϥ** „schwarze Galle (?) auswirft oder in irgendeiner Weise aufgetrieben ist". **ⲛⲟⲩϫ ⲉϩⲣⲁⲓ** „heraufwerfen" wird auch für das Blutspucken gebraucht (G 7). Schwierigkeiten macht aber hier das, was ausgeworfen wird; denn **ⲥⲁϣ** heißt eigentlich „Hieb, Wunde", was hier keinen Sinn gibt. Es kommt, soviel ich sehe, niemals für „Galle" vor. Zu diesem Text liegen aber mehrere von CHASSINAT (S. 178f.) angeführte Paralleltexte in griechischer, lateinischer und arabischer Sprache vor, aus denen deutlich hervorgeht, daß hier „schwarze Galle" gemeint ist[2]; es muß also angenommen werden, daß hier **ⲥⲁϣ** ein lapsus calami für **ⲥⲓϣⲉ** ist. Der koptische Text ist auch sonst nicht ganz in Ordnung und auch da helfen die Parallelen zur Richtigstellung. In gekochtem Essig getränkte Schwämme oder in Wein gekochte Efeublätter werden dem Kranken aufgelegt, und er darf nur leichte Kost zu sich nehmen: Trinkei, Schweinsfüße, Hühnchen, Fasan und *Halikne*, dem in der lateinischen Parallele cronia (Maul, Schnauze) entspricht (CHASSINAT, S. 179).

4. Bei Magenschmerzen wird ein Gemisch von geröstetem Mutterkümmel, Petersilie und Ei empfohlen (Ch 71). Diese Stoffe lassen einen inneren Gebrauch vermuten, was aber im Rezept nicht gesagt wird, so daß es sich auch um einen Umschlag handeln könnte. Vgl. die Magenpflaster Ch 72, 73.

[1] Auch die Wirkung der heute angewendeten, vielfältigen Mittel (Laktagoga) ist als rein psychisch zu betrachten.

[2] In Wirklichkeit handelt es sich wohl um Erbrechen von Blut, das durch den Magensaft zersetzt schwärzliche Farbe angenommen hat (kaffeesudartig).

5. Bei welchen Beschwerden ein „Magenpflaster“ angewendet werden soll, wird nicht gesagt; es ist nur die Zusammensetzung dieser Pflaster angegeben. Ch 72: verschiedene Harze werden mit Wachs und Bleiweiß bis zum Festwerden gekocht. Ch 73: verschiedene pflanzliche Stoffe werden samt einigen Harzarten mit altem Wein bis zum Dickwerden gekocht.

J. Leber, Nieren, Milz

1. Ep 2 gibt ein Mittel an, das angewendet werden soll, wenn die Leber (**ϩⲏⲡⲁⲣ** = *ἧπαρ*) krank ist und **ⲡⲉϥⲃⲟⲗ ϫⲏϥ** wörtlich: „ihr Äußeres hitzt“ o. ä. (U 5), wobei der Patient „klopft“ (vgl. V), so daß er nicht schlafen kann. Dem Kranken werden Nüsse und geröstete Pfefferkörner mit ungemischtem Wein aufgelegt. Vielleicht ist das Rezept auch so zu verstehen, daß die Nüsse mit dem Wein eingenommen und die Pfefferkörner aufgelegt werden sollen (vgl. V 2).

2. Ein anderes Mittel, das einer kranken Leber hilft, aber auch bei Gelbsucht (**ϣⲓⲛⲓⲕⲧⲉⲣⲟⲥ**, das ist **ϣⲱⲛⲉ** + *ἴκτερος*) und erkrankten Nieren (**ϭⲗⲟⲟⲧⲉ**) sowie auch bei einigen Hautkrankheiten nützlich ist, gibt ZB 28 an: der Patient soll möglichst viel (Absud von) griechische(n) Bohnen mit Natron trinken. Die „Wasser-*Mos*“ werden dann wie blutfarbiges Wasser abgehen. „Staub-*Mos*“ ist Ch 110 die Bezeichnung von bestimmten Eingeweidewürmern (L 4). Mit „Wasser-*Mos*“ werden daher wohl die vielleicht wurmartig gedachten vermeintlichen Krankheitserreger bezeichnet, die durch das Mittel mit dem Urin aus dem Körper befördert werden. Ein zweites Mittel, das neben anderem auch die Gelbsucht (**ϣⲛⲉⲓⲕⲧⲉⲣⲟⲥ**) heilt, gibt ZB 42 an: Taubenkot wird mit Wein angerührt und der Kranke damit eingerieben.

3. Die Milz heißt koptisch **ⲛⲟⲉⲓϣ** (äg *nnšm*). In der griechischen Überschrift von WM 1 steht *σπλήν*. Bei Milzerkrankungen soll möglichst viel mit Honig verriebene Opopanax, Myrrhe und Kostwurzel (?) mit Wein eingenommen werden (Ch 65). Das Mittel hilft auch gegen andere Krankheiten. WM 1 behandelt eine kranke Milz mit einem aus Mehl, Fett, Salz und Essig bereitetem Pflaster. Die beiden übrigen Rezepte, die Mittel zur Behandlung einer kranken Milz anführen, sind nicht vollständig. KW 6, wo es sich möglicherweise um die Milz eines Wassersüchtigen (*ὑδρωπικός* ? ?) handelt, gibt ein Pflaster an, zu dem unter anderem Pech und Safran genommen wird. WM 29 behandelt den Milzkranken mit einem Mittel, das aus Pfeffer, (Wein aus ?) Askalon, Malabathrum, Olivenöl und anderem besteht. Ob es eingenommen oder aufgelegt werden soll, ist nicht zu ersehen.

K. Nabel?

„Ein kleines Kind, dessen **ϩⲉⲧⲣⲉ** herauskommt“ wird durch das in Ch 230 angegebene Mittel geheilt. **ϩⲉⲧⲣⲉ** kommt nur an dieser Stelle vor. Unter den koptischen Worten ähnelt ihm am meisten **ϩⲁⲧⲣⲉ**, das „Zwilling“ und „Hode“ bedeutet. Es ist aber männlich, während unser **ϩⲉⲧⲣⲉ** deutlich weiblich ist. Gegen die Bedeutung „Hode“ spricht außerdem der sachliche Zusammenhang und der Umstand, daß Hoden doch normalerweise in der Mehrzahl auftreten. Wir haben es hier mit einem durch ein feminines Wort bezeichneten, am Menschen nur in éinem Stück vorhandenen Organ zu tun. Ein halbwegs ähnliches Wort, das diesen Bedingungen entspricht, ist **ϩⲉⲗⲡⲉ** (so Ch 224; in klassischer Orthographie **ϩⲗⲡⲉ**), das feminin ist und „Nabel“ bedeutet. Setzt man dieses Wort ein, so erhält man auch einen vernünftigen Sinn. Es ergibt sich dann die Bedeutung „Nabelbruch“. Das vermutet auch Chassinat (S. 319); Crum (Dict 726b) schließt sich aber nicht an. Ich glaube allerdings nicht wie Chassinat, daß **ϩⲉⲧⲣⲉ** eine andere Bezeichnung für „Nabel“

ist, sondern halte es für das Ergebnis eines Schreibfehlers, solange es nicht durch einen weiteren Beleg gestützt ist. Das in Ch 230 empfohlene Mittel mutet allerdings etwas seltsam an, wenn es einen Nabelbruch heilen soll: das Kind soll oft mit Zwiebelabsud gewaschen werden.

L. Gedärme

1. Bauchschmerzen werden mit einer Salbe aus Raukesamen und Öl behandelt (Ch 168). Ch 167 verschreibt für dasselbe einen mit dem angegebenen Heilmittel getränkten Tampon, der wohl in den After eingeführt werden soll. Das Heilmittel besteht aus Öl, Fett und Styrax, die miteinander verkocht werden. Dasselbe Mittel in die Scheide eingeführt wirkt auch gegen Gebärmutterschmerzen (O 5).

2. Für Abführmittel (*καθαρισμός*, *καθαρτικόν*) gibt es mehrere Rezepte. Die wirksamen Bestandteile sind Purgierwinde und Aloe, denen noch andere Stoffe zugesetzt werden (Ch 74, 76). WM 25 läßt den an Verstopfung Leidenden ein Täubchen essen, das mit bestimmten Zutaten zubereitet wurde, worauf er etwas schalen Wein trinken soll. Wenn man „Mühe hat, die festen Ausscheidungen abzusetzen" (**ⲙⲟϫϩ ⲉⲉⲣ ⲙⲏ ⲟⲉⲓⲕ**), soll man den Bauch mit Kalbshirn (vielleicht Kalbsmark ?) einreiben, d. h. also massieren (WM 15). Vielleicht wirkt das komplizierte und bei verschiedenen inneren Krankheiten anwendbare Mittel Ryl 4 auch als Abführmittel, denn es heißt, „es wird auch den Mund deines Herzens reinigen" (**ϣⲁⲣⲕⲁⲑⲁⲣⲓⲍⲉ ⲙⲡⲣⲟ ⲙⲡⲉⲕϩⲏⲧ**). „Mund des Herzens" ist möglicherweise eine Bezeichnung für Leibesöffnung. Mir ist dieser Ausdruck sonst nicht bekannt.

3. Bei den Heilmitteln für den Mastdarm oder vielleicht richtiger Dickdarm (**ⲛⲟⲩ ⲛⲙⲁϩⲧ** oder **ⲙⲉⲥⲧⲟ**, wörtlich „Großdarm") handelt es sich gewiß auch um Abführmittel. „Duftlotos", *Aam*, Euphorbium und Myrrhe sollen zermahlen mit warmem Wasser im Bad eingenommen werden (Ch 225). Ch 75 gibt eine Anweisung, aus Myrrhe, Bibergeil, *Anikam*-Vitriol und Euphorbium Zäpfchen zu machen bzw. dieselben Arzneistoffe mit Honig gemischt einzugeben. Ch 224 mutet uns wie eine Zauberanweisung an, war aber von den Kopten gewiß medizinisch gedacht: ein Wolfszahn soll in einer Wolfshaut auf den Nabel gebunden werden. Es scheint überhaupt die Meinung bestanden zu haben, daß etwas, was vom Wolf kommt, auf den Mastdarm günstig wirkt: bei Mastdarmschmerzen soll gebrannte Wolflosung mit Pfeffer und Honig genommen werden (Ch 226).

4. Gegen Eingeweidewürmer (**ϩⲉⲗⲙⲓⲥ** = *ἑλμίς*) finden sich folgende Mittel. Ch 111: Salatsamen soll mit warmem Wasser getrunken werden, worauf der Patient die Würmer erbrechen wird. Ch 112: Kupfervitriol, Aloe und Zwiebelsaft ist vor dem Schlafengehen zu nehmen. Ch 166: Kamillen, Mastixharz und Raute werden mit Wein eingenommen. Ch 227: Der Absud von Rosinen und einem unbekannten Arzneistoff sollen getrunken werden. In Ch 110 ist **ϩⲉⲛⲙⲓⲥ** sicherlich in **ϩⲉⲛϩⲉⲗⲙⲓⲥ** zu verbessern. Von diesen Eingeweidewürmern wird dort gesagt, daß man sie **ⲧⲙⲟⲥ ⲛϣⲟⲉⲓϣ** (verbesserte Lesung nach CRUM, Dict 184b bei **ⲙⲟⲥ**), „die (sg.) Staub-*Mos*" nennt, wobei die Bedeutung von **ⲙⲟⲥ** unbekannt ist[1]. Das Rezept gibt drei Mittel zur Auswahl an: 1. Ein mit *Anigam*-Vitriol und Wein getränkter Tampon, der veranlaßt, daß die Würmer abgehen. 2. *Anigam*-Vitriol mit Weizenbrühe einnehmen und mit Galläpfel räuchern. 3. Portulak, Kuhmilch und Honig gekocht, durch drei Tage je einen Becher davon trinken.

5. Das Aufschwellen (**ϣⲉϥⲉ, ϣⲉⲃⲉ**) des Leibes (*σῶμα*) bezieht sich wohl auch auf den Bauch. Ch 14 empfiehlt eine aus vielen Bestandteilen zusammengesetzte Salbe. Die Allheilsalbe Ch 93 ist auch bei geschwollenem Leib gut. Hierher gehört

[1] Zu „Wasser-*Mos*" in ZB 28, vgl. I 2.

wohl auch „ein Mensch, der aufgeschwollen ist“ (WM 4). Der Patient soll bis zu seiner Genesung mit Öl eingerieben werden, dem „Goldsalz“ beigemischt ist.

6. In dem stark verstümmelt erhaltenen WS 1 handelt es sich um eine Erkrankung des Bauches, bei dessen Behandlung ein Zauberspruch eine Rolle spielt. Wenn der ganze Text WS 1 zu diesem Rezept gehört, wurde wohl auch ein mit Asphalt bereitetes Pflaster aufgelegt. Mit einem Patienten, dessen Gedärme in einer leider nicht mehr erkennbaren Weise nicht in Ordnung sind, befaßt sich WM 27. Der Herausgeber schlägt vor, ⲙⲟⲟ[ϣⲉ „gehen“ zu lesen, wobei er an Durchfall denkt. Das Rezept empfiehlt, den Inhalt eines Granatapfels mit Eidotter und Sauerteig gemischt zu backen. Der Schluß des Rezeptes fehlt.

7. Zwei Rezepte befassen sich mit Blutabgang durch den After. Sie drücken sich dabei verschieden aus. Ch 228 heißt es: ⲟⲩⲁ ⲉϥϣⲟⲩ ⲛⲥⲛⲟϥ ⲉϩⲣⲁⲓ ⲥⲁϩⲣⲁⲓ ⲙⲙⲟϥ, wörtlich: „einer, der Blut unter sich ausgießt“. Der Patient soll einen aus pflanzlichen Stoffen gekochten Brei in möglichst großen Mengen essen. Da im saidischen Dialekt ⲉϩⲣⲁⲓ sowohl die Richtung nach unten wie die nach oben bezeichnen kann, ist die Überschrift von Ep 1 an sich mehrdeutig. Sie lautet: ⲟⲩⲁ ⲉϥϣⲱⲛⲉ ⲉⲡⲉϥⲥⲁ ⲛϩⲟⲩⲛ ⲉϥⲛⲁⲛⲉϫ ⲥⲛⲟϥ ⲉϩⲣⲁⲓ, wörtlich: „einer, der in seinem Inneren krank ist, wobei er Blut hinunter (oder: hinauf) wirft“. Daß nicht Blutspucken, sondern Blutabgang durch den Darm gemeint ist, ersieht man aus dem Ausdruck ⲛⲉⲧϣⲱⲛⲉ ⲉⲛⲉϥⲙⲁϩⲧ, „der an seinen Eingeweiden krank ist“. Der Patient soll dreimal täglich mit einer Schwefelsalbe eingerieben werden. Der Rezepttext BM 2 ist nicht ganz klar. Jemand, ⲉⲗⲉⲡⲉϥⲕⲁⲣⲓ ϯ ⲥⲛⲁϥ, „dessen Bauch (?) blutet“ (wörtlich: Blut gibt, doch ist die Bedeutung „Bauch“ für ⲕⲁⲣⲓ keineswegs sicher), wird mit Rabenblut, das mit etwas anderem zusammen gekocht wird, behandelt. Ob der Patient es einnehmen soll oder damit eingeschmiert wird, ist nicht gesagt.

M. After

1. Die Behandlung von Hämorrhoiden (ⲗⲁⲡⲉⲥⲟⲩⲣ = الباسور) ist ausführlich in TM angegeben. Das eigentliche Heilmittel besteht aus weichem menschlichen Kot und einer bestimmten Sorte Alaun in gebranntem Zustand. Bevor man dieses Heilmittel anwendet, werden die Hämorrhoiden je nach ihrem Zustand noch mit Feigenmilch (d. i. Saft des Feigenbaumes) oder ungemischtem Wein bestrichen. Auch in besonderer, leider nicht recht verständlicher Weise behandelte Menschenmilch, zermahlene Kappernstrauchwurzeln und Lupinen werden zur Behandlung verwendet.

2. Auch zwei andere Rezepte geben Heilmittel an, durch die etwas vom oder aus dem After entfernt werden soll. In dem einen sind es „die Steine“ (ⲛ̄ⲱⲛⲉ), die aus dem After (*κάθισμα*) weggebracht werden sollen (Ch 65). Das wird dadurch erreicht, daß man dem Patienten ein Gemisch von Opopanax, Myrrhe, Kostwurz und Honig mit Wein eingibt. Dasselbe Mittel nützt noch bei anderen Krankheiten. Das andere Rezept ist teilweise recht rätselhaft (Ch 55). Der krankhafte Zustand wird mit dem als Beiwort zu *κάθισμα* (After) gebrauchten ⲗⲉⲙⲗⲱⲙ bezeichnet. Welchen Zustand dieses Qualitativ bezeichnet, ist leider unbekannt. Auch die übrigen Textstellen, in denen das Wort vorkommt, lassen keinen Schluß darüber zu. Das, was durch das mittels eines Bausches (ⲥⲟⲗ, vgl. A 6) aufgelegte Heilmittel aus oder vom After beseitigt werden soll, heißt ⲁⲗϩⲁⲙ und ⲁⲣⲁⲡⲣⲓⲧⲉ, beides in der Mehrzahl. Diese beiden Ausdrücke haben das Aussehen arabischer Wörter mit dem bestimmten Artikel (ⲁⲣ = ⲁⲗ). ⲁⲗϩⲁⲙ bringt CHASSINAT (S. 166) mit الخام „fauliges, stinkendes Fleisch“ zusammen und ist der Meinung, daß eine krebsartige Erkrankung gemeint ist. Die Möglichkeit einer Deutung aus dem Koptischen hat schein-

bar weder CHASSINAT noch CRUM (im Dict) ins Auge gefaßt und tatsächlich ist die Wahrscheinlichkeit, daß ein koptischer Ausdruck vorliegt, äußerst gering. Immerhin möchte ich nicht unerwähnt lassen, daß das Wort zur Not auch koptisch gedeutet werden kann und als Zusammensetzung von ⲁⲗ (Kiesel, Kern, Hagelkorn) und ϩⲁⲙ (Handwerker, Zimmermann), „Zimmermannskiesel" bedeutet haben könnte, was möglicherweise eine volkstümliche Bezeichnung von Hämorrhoiden oder etwas Ähnlichem gewesen sein könnte. Doch sei ausdrücklich betont, daß dies eine bloße Spekulation ist, die ich derzeit durch keinerlei Tatsachen stützen kann. Für ⲁⲣⲁⲡⲣⲓⲧⲉ versucht CHASSINAT keine Deutung. Das Wort sieht aus, wie wenn es ein (mir nicht bekanntes) arabisches Wort wie etwa * الابريدة o. ä. wiedergäbe, das an بردة „Hagelkorn" erinnert und damit zusammenhängen könnte. Das in diesem Fall zum Auflegen empfohlene Mittel besteht aus Ammoniakum, Sarkokolla und gebranntem Natron mit ziemlich viel „*Schahm* ⊚", dessen Bedeutung nicht bekannt ist.

3. In den koptischen Rezepttexten kommt noch ein anderer Ausdruck für After vor: ⲙⲁ ⲛⲣ ⲛⲟϭ ⲙⲙⲏ, wörtlich: „Ort des Groß-Ausscheidung-Machens"[1] (Ch 212). Mit ⲙⲁ ⲛⲉϩⲙⲟⲟⲥ, wörtlich: „Sitzort"[1] (WM 12) ist wohl eher das Gesäß gemeint. Zu Abszeß am After vgl. Q 28.

N. Blase

1. Gegen „Urinsand" (ϣⲱ ⲛⲙⲏ) sind zwei koptische Rezepte bekannt. Nach Ch 65 ist Opopanax, Myrrhe, Kostwurz und Honig in möglichst großen Mengen mit Wein zu trinken. WM 5 empfiehlt, die Samen mehrerer Pflanzen mit Honig zu mischen und mit Wein oder Bier einzunehmen. Dabei muß der Patient bestimmte Bewegungen ausführen, ein heißes Bad nehmen und zwischendurch immer einen bestimmten Teil des Heiltrankes zu sich nehmen. Ein kräftiger Zauberspruch vervollständigt die Prozedur, die an drei Tagen hintereinander zu wiederholen ist.

2. Bei blutigem Urin wird der Patient mit einer bestimmten Sorte Alaun und Tragant behandelt (Ch 34). Der Rezepttext ist nicht vollständig. Blutfarbiger Harn: vgl. J 2.

3. Hier möge ein Brief, den der Priester Gennadios an Pesynthios, den bekannten Bischof von Koptos (Anfang des 7. Jh.) schrieb, Platz finden. Da die Heilpflanze, um die es sich dabei handelt, nicht genannt ist, kann er nicht unter die Rezepte aufgenommen werden. Der Brief lautet (Revue égyptologique 9, Paris 1900, S. 160 Nr. 24): „Seit ich den ersten Brief geschrieben habe, erinnerte ich mich daran, daß Ihr im ersten Brief geschrieben habt, daß Ihr an Eurem Urin (wörtlich kleinem Stuhl) leidet. Ich habe hier eine Pflanze aufgetrieben, von der mir ein Oberarzt sagte: du sollst sie kochen und ihren Absud mit ein wenig Honig trinken; es wird dir helfen. Ich sende Euch etwas davon, damit Ihr es versucht. Wenn es hilft, werden wir mehr davon auftreiben." Vermutlich handelt es sich bei den Beschwerden um einen Blasenkatarrh oder ähnliches.

O. Geschlechtsorgane

1. Penis wird durch ⲡⲥⲱⲙⲁ ⲛϩⲟⲟⲩⲧ, „das männliche Glied" (σῶμα) bezeichnet Auch ⲃⲁϩ, obwohl es im Plural steht (BA 3), scheint Penis zu bedeuten. Als Beschwerden werden nur „krank sein" und „schmerzen" genannt. Ch 39 gibt ein „Eintagskollyrium" (A 2) aus Galmei, Safranmagma, Kupfer, Opium, Gummi und

[1] ⲙⲁ ⲛⲣ ⲙⲏ und ⲙⲁ ⲛϩⲙⲟⲟⲥ werden auch für „Abort" gebraucht.

Bleiweiß an. Mit der BA 2 angegebenen Bleisalbe kann auch der Penis eingeschmiert werden. BA 3: Einreibung mit Frauenmilch.

2. Der einfache Ausdruck ⲡⲥⲱⲙⲁ ⲙⲡⲣⲱⲙⲉ, wörtlich „der Körper des Menschen" oder „des Mannes" scheint mir auch ohne das Beiwort ⲛϩⲟⲟⲩⲧ „männlich" den Penis bezeichnen zu können. In einem Fall (Ch 26) handelt es sich um ein Abszeß (Q 28), im anderen Fall (ZB 27) um eine Warze (Q 34).

3. Die Hoden heißen koptisch ϫⲟⲉⲓⲧ, eigentlich „Olive". Der Krankheitszustand wird meist einfach durch „krank sein" bezeichnet, je einmal auch durch ϣⲉϥⲉ „geschwollen sein" und ⲙⲟϫϩ „leidend sein". Ch 169 spricht von einem Patienten, dessen Hoden krank sind ⲕⲁⲧⲁ ⲱϩ was „jeden Monat" (ⲟⲟϩ Mond) heißen könnte (Crum, Dict 536b). Eine periodisch auftretende Hodenerkrankung ist aber nicht bekannt. Zerriebene Lorbeerblätter sollen abgesiehen und (ihr Saft ?) mit Honig gemischt werden. Der Kranke soll das Mittel mit warmem Wasser trinken. Diesem Rezept reihen sich noch drei weitere an, die alle innerlich angewendete Arzneien empfehlen. Ch 170: Weidentriebe und frische Raute mit Wein. Ch 171: Steinklee, Rose, „Brautkranz" mit Wein. Ch 172 (wenn die Hoden krank oder geschwollen sind): frisches Ei, Askalonwein, Olivenöl und arabisches Natron. Ein äußerlich angewendetes Mittel empfiehlt nur BA 3: Einreibung mit Frauenmilch.

4. Ein Ausdruck für die Genitalien im allgemeinen ist ⲕⲟⲩⲛⲧ= (eigentlich „Schoß"). In dem Ausdruck ⲟⲩⲕⲟⲩⲛⲧϥ ⲛⲟⲩⲣⲱⲙⲉ ⲉϥϣⲱⲛⲉ (Ch 140) heißt das in Rede stehende Wort wohl Hode; denn, wie der unbestimmte Artikel zu sagen scheint, kommt das mit ⲕⲟⲩⲛⲧϥ bezeichnete Organ nicht bloß éinmal am Menschen vor. Das Ganze ist daher sinngemäß mit „eine kranke Hode eines Mannes" wiederzugeben. Sie wird mit einem Gemisch von Honig und griechischen Bohnen behandelt. Vgl. Wunden Ch 219 und Warzen Q 33.

5. Neben dem koptischen ⲟⲟⲧⲉ oder ⲟⲧⲉ wird als Ausdruck für Gebärmutter auch *μήτρα* gebraucht. Diese Ausdrücke scheinen gleichbedeutend verwendet zu werden. In den meisten Fällen wird als Beschwerde einfach „schmerzen" oder „leiden" angeführt. Im Papyrus Chassinat wird die Krankheit stets mit Heilmittel behandelt, die mittels eines Tampons (ⲕⲗ̄ⲙⲉ, A 7) eingeführt werden. Die Heilmittel haben folgende Zusammensetzung. Ch 24: Rosenöl, welke Rosen, Gänsefett und Honig. Ch 123: *Triatos* und Akakia, drei Tage lang in Öl gelegt. Ch 124: Wenn die Schmerzen auch in Händen und Füßen auftreten (P 2), wird mit wohlriechenden Ölen gemischtes Opium eingeführt. Ch 167 (auch bei Bauchschmerzen): Styrax mit Fett und einem bestimmten Öl gemischt. WM 6 rät Räucherung mit einem bestimmten Öl und Haaren einer alten Frau. Das Mittel muß auf Sykomorenholzglut verbrannt werden. Wenn es nichts nützt, soll der Patientin Saumilch mit Wein zu trinken gegeben werden.

6. In Ch 125 handelt es sich nicht um Schmerzen, sondern um eine Gebärmutter, ⲉⲥⲟⲣϫ, wörtlich „die fest ist". ⲟⲣϫ kann auch „verschlossen" (von Türen und Fenstern gesagt) heißen[1]. Der Patientin wird geraten, sich über die Dämpfe von gekochtem Mutterkümmel zu setzen.

7. Ein Rezept für ein Mittel zur Förderung der Menstruation, das auch bei verschiedenen Krankheiten angewendet wird, gibt Ch 65: Opopanax, Myrrhe, Kostwurz sollen mit Honig verrieben und mit Wein getrunken werden. Das Mittel ϣⲁⲥⲛ̄ ⲧⲁ ⲛⲉϩⲓⲟⲙⲉ ϩⲛ̄ ⲟⲩⲙⲟⲧⲛⲉⲥ, wörtlich: „bringt die (Regel) der Frauen in Wohlbefinden".

8. Der Blutfluß bei Frauen, der so häufig in den koptischen Berichten von wunderbaren Heilungen vorkommt und gegen den uns auch so mancher koptischer Zauber-

[1] Es wird hier wohl irgendein Krampfzustand so bezeichnet oder es handelt sich um das Ausbleiben der Regelblutung.

spruch erhalten ist, wird unter den veröffentlichten koptischen Rezepten nur éinmal medizinisch behandelt. Der Ausdruck für die Krankheit ist **ⲟⲩⲥϩⲓⲙⲉ ⲉⲣⲉⲡⲉⲥⲛⲟϥ ϩⲁⲣⲟⲥ** (BKU 5) wörtlich: „eine Frau, unter der das Blut ist“. Leider ist das Rezept nur fragmentarisch erhalten. Man kann daraus bloß ersehen, daß es sich um eine Räucherung handelt.

P. Glieder

1. Wenn wir nach der Bedeutung von **ⲡⲁⲧ** suchen, erweist sich wiederum der Mangel einer scharfen Begriffsumgrenzung in den alten Sprachen als äußerst störend. Nach CRUM, Dict 273b heißt **ⲡⲁⲧ** in erster Linie „Knie“, aber auch: Fuß, Bein, Unterschenkel und Oberschenkel. Ähnlich geht es uns ja mit dem deutschen Wort Fuß, das in der Umgangssprache verschiedener Gegenden verschiedene Bedeutungen hat. **ⲡⲁⲧ** kommt in den veröffentlichten Rezepten nur bei Ch vor, so daß man vielleicht annehmen darf, daß der Kompilator von Ch stets den gleichen Körperteil damit bezeichnete. Zweimal kommt es in Parallele mit **ϭⲓϫ** „Hand“ vor: Ch 214 **ϩⲉⲛϭⲓϫ ⲙⲛ ϩⲉⲛⲡⲁⲧ** und Ch 214 **ⲛⲉϥϭⲓϫ ⲉⲓ ⲛⲉϥⲡⲁⲧ**. Auch Ch 13 wird daher CHASSINATs Ergänzung **ⲛⲉϥϭⲓϫ]** **ⲙⲛ ⲛⲉϥⲡⲁⲧ** richtig sein. Daraus ergibt sich die Bedeutung „Fuß“, wozu auch Ch 208 stimmt: **ⲡⲓⲉⲓϥ ⲛⲧⲡⲁⲧ ⲛⲟⲩⲛⲁⲙ ⲛⲉⲉⲓⲱ** „die Klaue des rechten Eselsfußes“. Daraus darf man vielleicht schließen, daß **ⲡⲁⲧ** auch in der weiteren Belegstelle Ch 93 „Fuß“ heißt, obwohl es dort an sich auch eine andere Bedeutung haben könnte.

2. Bei Schmerzen in Händen und Füßen wird der Patient mit Galbanum und anderen Stoffen behandelt (Ch 13, unvollständig erhalten). Die in Ch 124 erwähnten Schmerzen in Händen und Füßen sind wohl nicht als ein Symptom für sich, sondern nur in Verbindung mit Schmerzen in der Gebärmutter zu verstehen, denn das Heilmittel: Opium mit wohlriechenden Ölen, wird mittels eines Tampons eingeführt (O 5).

3. Ch 93 gibt ein Mittel an, das unter anderem auch bei verschiedenen Erkrankungen und Schädigungen der Glieder angewendet wird. Doch ist die Bedeutung der dort gebrauchten Ausdrücke nicht durchwegs bekannt. **ⲡϯ ⲕⲕⲁⲥ ⲛⲙⲙⲉⲣⲟⲥ** ist „das Schmerzen der Schenkel“ (*μηρός*); **ⲡⲁⲛⲛⲓⲕⲣⲏⲥ** ist nach CHASSINAT (S. 205) die mit dem koptischen Artikel verbundene Wiedergabe von النقرس, das verschiedene Gliedererkrankungen bezeichnet wie: Gicht, Arthritis, mit Schwellungen verbundene Gliederschmerzen u. dgl. Ganz rätselhaft aber bleibt der letzte Ausdruck: **ⲛⲕⲱⲗ ⲛⲡⲁⲧ ⲉⲩⲥⲱⲟⲩϩ ⲉϩⲟⲩⲛ**, da die Bedeutung von **ⲕⲱⲗ** unbekannt ist. Derselbe Ausdruck, was CRUM, Dict 102a, als unsicher hinstellt, findet sich in einer Zauberanweisung (BM 525), deren uns hier interessierende Stellen etwa folgendermaßen wiedergegeben werden können: „Wenn Krieg ausbricht und wir mit einem Schwert, einer Lanze oder sonst einer Waffe getroffen werden, **ϫⲉⲕⲁⲁⲥ ⲛⲛⲕⲱⲗ ⲛⲥⲛⲟⲩϥ ⲛⲛⲉϩⲓⲥⲉ ⲛⲕⲕⲁⲥ ϣⲱⲡⲉ ϩⲛ ⲙⲁ ⲛⲓⲙ** „damit nicht blutige *Kol* Pein verursachen und kein Schmerz entsteht an irgendeiner Stelle“, über die die vorher angeführten Namen gesprochen werden. Es handelt sich hier also wahrscheinlich um eine Verletzung, die sich beim Kampf zu ergeben pflegt. Auch in Ch 93 geht dem angeführten Ausdruck **ⲛⲡⲗⲏⲅⲏ**, „die Wunden“ (*πληγή*) unmittelbar voraus. Es handelt sich da um „Fuß-**ⲕⲱⲗ**“. Das hilft aber ebensowenig weiter wie das folgende Beiwort **ⲉⲩⲥⲱⲟⲩϩ ⲉϩⲟⲩⲛ**, wörtlich: „die sich versammeln, wenn sie sich versammeln“ o. ä. Soll das vielleicht heißen: „Wenn sie gehäuft auftreten“? Aber auch das würde zur Bestimmung des Begriffes von **ⲕⲱⲗ** nicht wesentlich beitragen, so daß das Rätsel vorderhand noch ungelöst bleiben muß[1]. Aus vielerlei Stoffen

[1] CHASSINAT (S. 205) übersetzt die Stelle mit: „les articulations des genoux réunies“ und deutet es als „ankylose“ oder „arthrite“. Ich kann mich jedoch dieser Erklärung nicht anschließen.

wie Opium, Harz, mehrere Produkte der Akazie, Holzasche, Salz, Aloe, Safran usw. werden Tabletten gemacht, die (bei Bedarf) mit Essig angerührt werden (vgl. A 12).

4. Ch 65 spricht unter anderem von Personen, **ⲛⲉⲛⲧⲁⲛⲉⲩⲙⲉⲣⲟⲥ ϣⲗⲉⲕ ⲙⲛ ⲡⲉⲩⲥⲱⲙⲁ**, „deren Glieder (*μέλος*) und Leib (*σῶμα*) sich krümmten". **ϣⲗⲕ** heißt „gebückt sein", von alten Leuten gesagt, „sich biegen" von Gliedern im Gegensatz zu strecken, (die Nase) „rümpfen"; **ⲛⲉⲧϣⲗⲕ** entspricht in der Scala Paris 44 fol. 79 (S. 160 in Muniers Ausgabe) Zeile 55 bzw. 53 einem الحدب „die Buckligen"; das von **ϣⲗⲕ** abgeleitete **ⲟⲗⲕⲥ** heißt „Winkel". Es dürfte also klar sein, was in Ch 65 gemeint ist. Gegen diese Erkrankung soll Opopanax, Myrrhe und Kostwurz mit Honig in möglichst großen Mengen mit Wein genommen werden.

5. Wenn **ⲡⲁⲧ** „Fuß" bedeutet, wird **ⲟⲩⲉⲣⲏⲧⲉ** die Bezeichnung für „Bein" sein. Bei dem Ausdruck **ⲛⲉⲟⲩⲉⲣⲏⲧⲉ ⲉⲧϩⲱⲕⲉ** (ZB 4), „die Beine, die jucken", womit eine Hautkrankheit bezeichnet wird (Q 19), denkt man in erster Linie an die Waden. **ⲟⲩⲉⲣⲏⲧⲉ** wird in zerstörtem Zusammenhang WS 1 erwähnt.

6. In **ⲡⲟⲧⲁⲕⲣ** mit dem folgenden merkwürdigen Zeichen (Ch 118) möchte man die Wiedergabe von *ποδάγρα*, „Fußgicht", sehen[1]. Diese Gleichsetzung kann jedoch mit Rücksicht auf das damit genannte Fieber (U 4) und die grammatische Fügung (A 4 Schluß) nicht als sicher gelten. Es wird ein Pflaster aus Bleiglätte, Salz, Fichtenharz, Asphalt und Öl verordnet. Das läßt auf eine rheumatische Erkrankung schließen. Zur Erklärung von **ⲟⲩⲁⲙⲟⲙⲉ** durch *ποδάγρα* vgl. R 2.

7. Für eine entzündete Hüfte (**ⲡⲉⲥϫⲓⲟⲛ** [= *ἰσχίον*] **ⲉⲙⲫⲉⲗⲉⲕⲙⲁ**) gibt BKU 6 eine magische Behandlung an. Das darauffolgende Rezept BKU 7 behandelt „die gleiche Sache" anscheinend medizinisch. Doch sind von diesem Rezept die Arzneistoffbezeichnungen weggebrochen. Es ist nur zu ersehen, daß die Arznei vom Patienten getrunken werden soll. Die Hüfte wird auch in WM 19 behandelt. Die Kur ist dabei halb magisch, halb medizinisch. Aloe, Rettichöl und alter Essig werden miteinander verkocht. Stellenweise ist der Text unverständlich. **ⲛⲧⲁⲗⲟ̣ⲟ̣ⲥ ⲉϫⲱⲟⲩ** wird wahrscheinlich in **ⲛⲅⲧⲁⲗⲟⲥ ⲉϫⲱ** (für **ⲉϫⲛ**) **ⲟⲩⲕⲱϩⲧ** zu emendieren sein: „setze es über Feuer", denn gleich darauf heißt es, man soll das Gemisch mit einem Palmzweig umrühren, bis es zergeht. Mit dieser Salbe werden unter Einhaltung bestimmter magischer Vorschriften die Hüften eingeschmiert.

Q. Hautkrankheiten

Daß wir so viele Rezepte für Mittel gegen Hautkrankheiten besitzen, hat seinen rein äußeren Grund darin, daß von der augenscheinlich systematisch zusammengestellten Rezeptsammlung ZB gerade die zwei Blätter mit den Rezepten für Hautkrankheiten erhalten sind.

1. Unter *ψώρα* scheint man verschiedene Hautkrankheiten verstanden zu haben, die einander ähnlich waren. In einem koptischen Text[2] heißt es: **ⲟⲩⲛ ⲟⲩϣⲟⲉⲓϣ ⲛⲁⲉⲓ ⲉϫⲛ ⲧⲏⲩⲧⲛ ⲉⲃⲟⲗ ϩⲛ ⲧⲡ[ⲉ ⲙ]ⲛ ⲡⲕⲁϩ ⲛϥ[ϭ]ⲱⲗϫ ⲉⲛⲉⲧⲛⲥⲱⲙⲁ ⲛϥⲁⲁⲩ ⲙⲯⲱⲣⲁ** „Vom Himmel und von der Erde wird Staub auf euch kommen, wird sich an eure Leiber legen und sie *psora*krank machen." Hier wird also der Staub als Erreger von *Psora* bezeichnet[3].

[1] Vgl. **ⲡⲟⲧⲁⲕⲣⲁ** W. H. Worrell, A Coptic wizard's hoard; The American Journal of Semitic languages and literatures, Bd. 46 (1930) 247, Z. 8.

[2] Wessely, Studien zur Paläographie und Papyruskunde, Bd. 9 S 51: a 27ff.: vgl. LMis Nr. 79, laufende Seite 222. Die Lesung ist hier nach dem Original verbessert.

[3] Psora bezeichnet in den koptischen Rezepten jedenfalls nicht das, was die heutige Medizin darunter versteht.

2. Rezepte für Heilmittel gegen *Psora* ohne nähere Bestimmung sind: Ch 43, 162, 190, 219; ZB 11, 12, 17, 18, 19, 20, 21, 22, 24, 27, 43, 45. Am häufigsten kommen unter den dazu verwendeten Arzneistoffen verschiedene Öle und Fette vor. Auch Schwefel, Bleiweiß, Bleiglätte, Natron, Wachs, Raute und Galmei werden öfter genannt. Aber auch viele andere Stoffe, meist pflanzlicher Herkunft, finden sich als Bestandteile solcher Mittel. Mehrere derartige Medikamente müssen mit Wein angerührt werden. In einigen Rezepten ist auch ein Bad vorgeschrieben. Ch 219 und ZB 27 sind fast wörtlich identisch. Sie raten, den Kranken nach einem Bad mit Raute, Bleiweiß und Myrtenöl einzuschmieren. ZB 27 gibt noch Bleiglätte dazu. ZB 18 fällt aus dem Rahmen: es empfiehlt Hundeexkremente in einem Fleckchen an die kranke Stelle zu binden.

Von den angeführten Rezepten dürften sich Ch 43 und Ch 190 auf die Augen beziehen, da alle anderen in diesen Rezepten angeführten Krankheiten Augenübel sind. Nach CHASSINATs Meinung (S. 148 und S. 295) liegt Psorophthalmie vor.

3. *Psora* kann an verschiedenen Körperteilen auftreten. Besonders wird der Kopf (ⲁⲡⲉ) genannt[1]. Rezepte für diesen Fall sind: Ch 60 (Gartenkresse, Senf, Essig), Ch 61 (Akazienblüten, Eiklar), Ch 62 (Weihrauch, Misy, Eiklar). Wenn der Kopf eines kleinen Kindes von *Psora* befallen ist, wendet man Sykomorenmilch (d. i. Milchsaft des Sykomorenbaumes) und „äthiopisches Heilmittel" an (Ch 38). Ist der Kopf und der Leib des kleinen Kindes wund und *psora*krank, so legt man die Asche von Weidenblättern und Rosenöl auf. Die so behandelten Stellen werden „abtrocknen" (Ch 231). In den beiden letzten Fällen handelt es sich sicherlich um die Schmutzflechte (impetigo).

4. Juckende (ⲉⲥϩⲱϩ) *Psora* (Ch 127) stellt wohl eigentlich keine besondere Art dar. Zum Einreiben nimmt man gebrannten, mit Essig verriebenen Schwarzkümmel. Nach dem Trocknen wird die Einreibung abgewaschen. Hierher gehört auch „die heftig juckende" *Psora* (ⲉⲧϩⲱⲕⲉ ⲉⲙⲁⲧⲉ). Der Patient wird in diesem Fall öfter mit gekochtem Essig übergossen (ZB 13).

5. Die „wilde" (ⲁⲕⲣⲓⲟⲛ = ἄγριον) *Psora* (ZB 16) scheint zwar ihrer Bezeichnung nach eine besondere Art zu sein (vgl. Q 11), wird aber mit denselben Arzneistoffen behandelt, wie die gewöhnliche *Psora*: Mutterkümmel, Bleiglätte, ungelöschter Schwefel.

6. Unter „Wasserspora" oder „wässeriger Psora": ⲯⲱⲣⲁ ⲙⲙⲟⲟⲩ (ZB 14) oder ⲯ(ⲉ)ⲣⲙⲟⲟⲩ hat man sich wohl ein nässendes Ekzem vorzustellen. Die dagegen angewendeten Heilmittel weichen allerdings nicht oder doch nicht erheblich von denen ab, die in den bisher besprochenen Rezepten genannt sind. Diesbezügliche Rezepte sind: ZB 14, 30, 31, 32, 33.

7. Das koptische ⲙⲉϫⲡⲱⲛⲉ ähnelt der altägyptischen Krankheitsbezeichnung *mšpn·t*. Der Lautwandel *š* > ϫ ist allerdings ungewöhnlich, doch kommt außerhalb der Rezepttexte ⲙⲉϣⲡⲱⲛⲉ vor. *mšpn·t* ist eine Bildung mit *m*-Präfix von der Wurzel *špn*. Es gab auch eine Krankheitsbezeichnung *špn* und so heißt auch eine Pflanze, deren Samen als Arzneistoff verwendet wurden, unter anderem als Beruhigungsmittel für schreiende Kinder. Das Wörterbuch meint daher, es könnte sich um Mohn handeln. Krankheitsbezeichnung und Pflanzenname müssen keineswegs unbedingt etwas miteinander zu tun haben; es können zwei ganz verschiedene Wörter sein. Ein Zusammenhang könnte aber vielleicht in dér Weise bestehen, daß etwa die von der Krankheit hervorgerufene Erscheinung irgendwie an die Pflanze (vgl. „Flechte") oder ihre Früchte erinnert.

8. CRUM übersetzt Dict 213b ⲙⲉϫⲡⲱⲛⲉ mit ulcer, eruption und bemerkt, daß es griechischem λειχήν und arabischem قوب entspricht. Beide bezeichnen die Flechte

[1] Wohl die Schmutzflechte (Impetigo).

als Hautkrankheit (das griechische Wort auch, und zwar in erster Linie, die Pflanze). Auffallend ist, daß der Ausdruck ⲙⲉϫⲡⲱⲛⲉ in den Rezepttexten nur in Ch vorkommt und sich auch nicht in ZB findet, wo doch die Hautkrankheiten ausgiebig behandelt sind.

9. Gegen die einfach ⲙⲉϫⲡⲱⲛⲉ (ohne Beiwort) genannte Krankheit werden Arzneistoffe angewendet, die wir auch bei der Bekämpfung anderer Hautkrankheiten antreffen, wie: Schwefel, Gummi, Essig, Grünspan, Wein, Sandelholz. Die diesbezüglichen Rezepte sind: Ch 155, 198, 216, 219. Ch 219 ist identisch mit ZB 27, wo ⲙⲉϫⲡⲱⲛⲉ allerdings nicht angeführt ist.

10. ⲙⲉϫⲡⲱⲛⲉ ⲉⲥⲱ ⲛⲥⲁϣ heißt wörtlich: „Flechte, die wund ist" (vgl. Q 22). Chassinat gibt den Ausdruck mit eczéma impétigineux wieder (S. 275). Die für diesen Fall empfohlene Salbe besteht aus frischer Raute, Bleiglanz, Essig und Öl (Ch 163), also lauter Arzneistoffe, die uns auch sonst in Mitteln gegen Hautkrankheiten begegnen.

11. ⲙⲉϫⲡⲱⲛⲉ ⲛϩⲟⲟⲩⲧ, wörtlich „männliche", d. i. wilde Flechte, entspricht nach Chassinat (S. 275) dem griechischen λειχὴν ἄγριος, lichen agrius, der wilden Flechte (vgl. Q 5). Ch 217: Mangoldwurzel, Schafkot und scharfer Essig. Ch 218: Fisch-*Alkere*, Essig und Öl.

12. Was ⲕⲏⲕ bei den Augen bedeutet, wurde D 3 besprochen: das Lid hat die Wimpern verloren und ist auch sonst angegriffen. Es können aber auch Schienbeine (ⲥⲏⲃⲉ, ⲥⲏϥⲉ) ⲕⲏⲕ sein. Aus den beiden Rezepttexten, in denen dieser Zustand erwähnt wird, läßt sich nichts Näheres darüber entnehmen. Daß es sich bloß oder vorwiegend um den Verlust der Behaarung handelt, ist wenig wahrscheinlich. Der Gebrauch dieses Wortes in Verbindung mit Ausdrücken für „Aussatz" (ⲥⲱⲃϩ und ⲥⲉϩⲧ, lepra) wie: ⲕⲱⲕ ⲉⲡⲥⲱⲃϩ, ⲕⲏⲕ ⲉⲡⲥⲱⲃϩ, ⲕⲱⲕ ⲛⲥⲉϩⲧ, ⲕⲏⲕ ⲛⲥⲉϩⲧ, ⲕⲁⲕⲥⲉϩⲧ u. ä. weist darauf hin, daß es sich um eine Krankheit handelt, welche die Haut zerstört, also den befallenen Körperteil tatsächlich „schält".

13. Ch enthält zwei fast identische Rezepte für Pulver, die bei „geschälten Schienbeinen" Anwendung finden. Ch 185: Weihrauch, Mennige, Bleiweiß, Galmei. In Ch 186 sind dieselben Stoffe genannt, nur tritt Bleiglätte an Stelle von Mennige. Ob Ch 43 bloß kahle Augen oder alle „geschälten" Körperteile meint, ist zweifelhaft; vgl. D 3.

14. Für „jucken" kommen in den koptischen Rezepttexten zwei Ausdrücke vor: ϩⲱϩ findet sich, mit der einzigen Ausnahme von ZB 27, das mit Ch 219 identisch ist, nur in Ch; der andere Ausdruck: ϩⲱⲕⲉ hingegen ausnahmslos nur in ZB. Da kein Anhaltspunkt für eine Bedeutungsverschiedenheit vorliegt, wird man diese beiden Ausdrücke in den Rezepttexten als gleichbedeutend ansehen dürfen. Gewiß werden juckende Ausschläge oder andere Jucken hervorrufende Hautkrankheiten damit bezeichnet.

15. ϩⲱⲕⲉ wird verschieden gebraucht. Es ist ein Verbum, dessen Subjekt entweder der erkrankte Körperteil (meistens so), der Kranke selbst (ZB 3, 29) oder die Krankheit ist (ZB 13). Einmal wird es substantivisch im Plural als Krankheitsbezeichnung gebraucht (ZB 28). Ausdrücke wie: ⲟⲩⲣⲱⲙⲉ ⲉϥϩⲱⲕⲉ ⲕⲁⲗⲱⲥ ⲛϫⲓⲛ ⲧⲉϥⲁⲡⲉ ϣⲁ ⲛⲉϥⲟⲩⲉⲣⲏⲧⲉ (ZB 29) „ein Mensch, der von seinem Kopf bis zu seinen Beinen von heftigem Jucken befallen ist" oder ⲡⲉⲧϩⲱⲕⲉ ϩⲙ ⲡⲉϥⲥⲱⲙⲁ ⲧⲏⲣϥ (ZB 3) „wer an seinem ganzen Leib von Jucken befallen ist" bedeuten dasselbe wie ⲟⲩⲣⲱⲙⲉ ⲉⲣⲉⲡⲉϥⲥⲱⲙⲁ ϩⲱⲕⲉ (ZB 25, 26), „ein Mensch, dessen Leib juckt", ⲛⲉⲧⲉⲣⲉⲡⲉⲩⲥⲱⲙⲁ ϩⲱⲕⲉ (ZB 41), „die, deren Leib juckt".

16. Zu den gegen „Jucken" empfohlenen äußerlich anzuwendenden Mitteln (ZB 3, 9, 10, 25, 26, 29, 34, 35) wird vielfach Natron genommen; auch Essig und Öl finden wir bei mehreren. Andere schon aus ähnlichen Rezepten bekannte Stoffe, wie Schwefel, Bleiglätte, Wein, finden sich gelegentlich. Sonst werden allerlei

pflanzliche Stoffe zu den Heilmitteln genommen. Manchmal ist die Kur mit einem Bad verbunden. Eines dieser Mittel bewirkt, daß die Haut abgeht (ZB 26).

17. Eine auch bei anderen Krankheiten anzuwendende Arznei zum Einnehmen gibt ZB 28 an: (Absud von) griechischen Bohnen mit Natron. Die Krankheitsstoffe gehen in Gestalt von „Wasser-*Mos*“ mit dem Urin ab (J 2).

18. Die Juckkrankheit kann auch mit ⲕⲁⲧⲕⲉ-sein verbunden oder darauf zurückzuführen sein (ZB 41, 42). Crum, (Dict 102a) stellt dieses sonst nicht belegte Wort zweifelnd zu *B* ⲕⲁⲕⲧⲓ „Laus“, doch ist es natürlich fraglich, ob diese beiden Wörter wirklich etwas miteinander zu tun haben. Unser Wort könnte auch etwas ganz anderes sein, etwa ein besonderes Symptom der Krankheit. Der Patient soll mit einem Gemisch von Urin, Natron und Essig eingeschmiert und nach dem Bad mit Olivenöl und Wein eingerieben werden (ZB 41), oder er wird mit Taubenmist und Wein behandelt (ZB 42).

19. Die Juckkrankheit kann verschiedene Körperteile befallen. Besonders scheinen die Beine davon betroffen zu werden, denn ZB enthält dafür fünf Rezepte: ZB 4, 5, 6, 7, 8. Hauptsächlich sind es wieder verschiedene pflanzliche Stoffe, die dabei zur Anwendung kommen. Eine besondere Rolle spielen dabei die gurkenartigen Gewächse.

20. Auch die Finger können von ϩⲱⲕⲉ befallen sein. In diesem Fall wird ebenfalls das Innere einer Gurke oder eines Kürbis als Heilmittel empfohlen, das man mit Kalbsgalle, Natron und Honig mischt (ZB 44). Was man unter ⲛⲉⲧⲏⲏⲃⲉ ⲛϣⲁⲩⲛⲟⲩϫ ⲉⲃⲟⲗ (ZB 27), wörtlich: „die auswerfenden, austreibenden Finger“ zu verstehen hat, bleibt unserer Phantasie überlassen. Auch der parallele Ausdruck ⲛⲥⲁϣ ⲛⲕⲟⲩⲛⲧⲟⲩ ⲁⲩⲱ ⲛⲧⲏⲃⲉ in der anderen Redaktion desselben Rezeptes (Ch 219) ist an sich nicht klar: „die Wunden an den Genitalien und Fingern“ oder: „und die Finger“ (?) und hilft daher nicht weiter. Ziemlich wahrscheinlich ist bloß, daß es sich um eine Hautkrankheit handelt oder eine Erkrankung, die sich an den Fingern, etwa durch das Auftreten von Geschwüren oder dgl. bemerkbar macht.

21. Ähnlich wie ϩⲱⲕⲉ wird auch ϩⲱϩ als Krankheitsbezeichnung (im Singular und im Plural) und als Verbum gebraucht, sowohl mit dem Patienten wie auch mit dem befallenen Körperteil als Subjekt. Es wird geraten, den Kranken mit Essighefe und Natron einzureiben. Hierauf soll er mit Wein, Olivenöl und Eidotter gesalbt und schließlich ins Bad gebracht werden (Ch 161).

22. ϩⲱϩ ⲛⲥⲁϣ, wörtlich „wundes Jucken“, bezeichnet entweder eine juckende Hautkrankheit, bei der die befallenen Stellen wund sind (vgl. Q 10), oder „Jucken“, das in Verbindung mit einer schon vorhandenen Wunde auftritt. Es wird folgendes Pflaster empfohlen (Ch 232): Silberschlacke, Öl und Essig werden unter Umrühren gekocht.

Juckende Augen: D 11.

23. In den Q 9 behandelten, fast gleichlautenden Rezepten Ch 219 und ZB 27 ist als Krankheit auch ⲛϩⲱϩ ⲉϫⲛ ⲛⲉⲩⲕⲉϩⲧⲉ (Ch 219) „die Juck(bläschen) auf ihren (pl., d. i. der Kranken) Lenden“ bzw. ⲛⲉⲧϩⲱϩ ϩⲓϫⲉⲛ ⲛⲉⲩⲕⲉϩⲧⲉ (ZB 27) „die an ihren Lenden von Jucken befallen sind“ angegeben. Hiermit ist vielleicht die Gürtelflechte, Herpes zoster, gemeint, die auch ⲁⲛⲍⲱⲛⲉ (Ch 158, 164) genannt wird. Dieses Wort ist die Form, in der das griechische $\zeta\acute{\omega}\nu\eta$ „Gürtel“ gewöhnlich im Koptischen auftritt (vgl. Lemm, KKS Nr. 48, S. 349ff.). Die beiden zuletzt genannten Rezepte empfehlen Einreibungen mit „Salben“, zu denen nebst anderem auch Exkremente verschiedener Tiere genommen werden.

24. ⲥⲱⲃϩ, „Aussatz“, wird nur einmal genannt, und zwar in dem Ausdruck ϣⲱⲛⲉ ⲛⲓⲙ ⲛⲥⲱⲃⲁϩ, „alle Aussatzkrankheiten“, womit wohl der Aussatz (Lepra) selbst und alle aussatzähnlichen Krankheiten bzw. verschiedene Formen des Aussatzes

gemeint sind. Der Patient soll griechische Bohnen mit Natron zu sich nehmen (ZB 28).

25. In Ch kommt einige Male ⲛⲉϣⲱ als Krankheitsbezeichnung vor, wobei ⲛ der bestimmte Artikel im Plural ist. Das Wort heißt wörtlich „Kleie“ und ist sicherlich eine wörtliche Übersetzung des griechischen *πίτυρον*, das neben „Kleie“ auch die an Kleie erinnernden Hautschuppen bedeutet, die sich infolge einer Schuppenflechte absondern. Gegen diese Krankheit werden in drei Rezepten (Ch 20, 116, 138) Salben oder Pflaster angegeben, zu denen Bleiglätte, Salz, Alaun, Öl und anderes genommen werden.

Chassinat (S. 109f.) hält die ⲛⲉϣⲱ genannte Krankheit auf Grund eines Vergleiches mit der altägyptischen Krankheitsbezeichnung *nšw* für Pemphigus oder ähnliches. Crum führt im Dict 550a das Wort als ϣⲱ (or prob ⲉϣⲱ) an und gibt als Bedeutung nur „a disease“ an. Ich bin aber überzeugt, daß es zu bohairischem ⲉϣⲟ „Kleie“ gehört, das saidisch sonst nicht belegt ist.

26. Eine Krankheitsbezeichnung kommt in den Formen ⲡⲁϣⲉ, ⲡⲁ(ⲉ)ⲓϣⲉ, ⲡⲉϣⲉ, ⲡⲓϣⲉ, ⲙⲓϩⲉ vor. In einer Scala entspricht ihm حب, حبة (Crum Dict 278b), das nach Bsciai, Novum auctuarium, ÄZ 25 (1887), 62, „venerea lues, lues gallica“ bedeutet. Die arabischen Wörter bedeuten sonst „Kern, Korn, Körnchen, Beere, Hautbläschen, kleines Geschwür.“ Es handelt sich also um eine Krankheit, die Hautbläschen erzeugt. Sie können „brennen (hitzen) und schmerzen“ (Ch 215); man kann sie im Gesicht (WM 9) und auf der Hand (ST 297) haben; es gibt eine Art, die Schorf bildet (WM 8). In einem Rezept wird diese Krankheit ⲡⲉⲓϣⲱⲛⲉ ⲡⲁⲓ ⲛϣⲁϥϥⲓ ⲙⲡⲣⲱⲙⲉ ϩⲙ ⲡⲉϥⲅⲉⲣⲟⲥ genannt (ZB 2). Da man ⲅⲉⲣⲟⲥ für *γῆρας*, nahm, übersetzte man: „Diese Krankheit, die den Menschen in seinem Alter hinwegrafft (oder: befällt.)“ ⲅⲉⲣⲟⲥ ist aber bestimmt nicht *γῆρας*, sondern *καιρός* wodurch die Stelle für die Deutung der Krankheitsbezeichnung bedeutungslos wird. Chassinat (S. 306f.) verwirft mit Recht die Ansicht, daß es sich hier um Syphilis handelt, wenn auch eines seiner Argumente, nämlich daß die Krankheit den Menschen im Alter befällt, hinfällig ist.

27. Die gegen die Hautbläschen angewendeten Medikamente enthalten hauptsächlich allerlei pflanzliche Stoffe, aber auch anderes wie Asche von Schafhorn, Eiklar, Urin, Natron kommen vor (Ch 215; WM 8, 9; ZB 23). Hall 4 gibt vielleicht ein Rezept für ein Pflaster gegen ⲡⲓϩⲉ. Der Text ist aber so zerstört, daß sich kaum etwas daraus entnehmen läßt. Fichtenharz, Mastix, Asphalt sind noch erkennbar. Aus einem kurzen Brief (ST 297) ersieht man, daß Rauschgelb (ⲁⲣⲥⲉⲛⲓⲕⲱⲛ) als Heilmittel gegen diese Krankheit dient. Vgl. ϩⲟⲥⲙ ⲛⲁⲣⲥⲉⲛⲓⲕⲟⲛ (WM 8), das vielleicht ϩⲟⲥⲙ ⲙⲛ ⲁⲣⲥⲉⲛⲓⲕⲟⲛ, „Natron und Rauschgelb“, zu lesen ist. ZB 2 ist eine magische Anrufung, der vielleicht die Weisung folgt, dem Patienten Wein zu verabreichen.

28. Das seltene, in medizinischen Texten übrigens nicht belegte Wort ⲕⲉⲗⲕⲟⲩⲗⲉ bedeutet Blattern oder etwas Ähnliches. In einer Skala wird es mit جدرى gleichgesetzt, das Blattern oder Pocken bedeutet. In einem literarischen Text (Z 633, Nr. 290, S. 143) kommt folgender Satz vor: „Nicht wenn éine von den Blattern (ⲕⲉⲗⲕⲟⲩⲗⲉ) sich zeigt, sondern wenn sie alle herauskommen, gibt er (= der Arzt) das Pulver oder das Heilmittel (*φάρμακον*) darauf.“ Leider ist dieser Satz ohne seinen Zusammenhang mitgeteilt. ⲕⲉⲗⲕⲟⲩⲗⲉ scheint gleichbedeutend zu sein mit bohairischem ⲕⲉⲗⲕⲁ, das auch nur in nicht-medizinischen literarischen Texten belegt ist. Es hat gewöhnlich eine Form von ϫⲱϥ „brennen“ als Beiwort bei sich und bezeichnet so vielleicht die echten Blattern. MG 25, 394, Z. 10f., heißt es: „(Gott) brachte eine Krankheit über ihn, nämlich brennende Blattern (ϩⲁⲛⲕⲉⲗⲕⲁ ⲛϫⲱϥ), die ihm große Schmerzen verursachten, so daß er dadurch an beiden

Augen erblindete.“ Von einem rationalen Heilverfahren ist dort nicht die Rede. Daß diese Krankheit zur Erblindung führen kann, geht nach Crum, Dict 103a, auch aus einem unveröffentlichten Text hervor.

29. Die Krankheitsbezeichnung **ⲙⲏϩⲉ** ist nur in Ch belegt. Was für eine Krankheit damit gemeint ist, läßt sich aus den in den Rezepten in Aussicht gestellten Heilerfolgen ersehen. In drei Fällen (Ch 26, 28, 152) heißt es, die **ⲙⲏϩⲉ** wird infolge der Anwendung des angegebenen Mittels **ⲉⲓ ⲉϩⲣⲁⲓ**, wörtlich „heraufkommen“. Ähnlich drückt sich Ch 29 aus, wenn es sagt, die **ⲙⲏϩⲉ** wird **ⲃⲱⲱϭⲉ ⲉϩⲣⲁⲓ**, wörtlich „heraufspringen“. Ch 25 sagt, das Mittel dient **ⲉⲡⲟⲣⲉⲝ** (für **ⲉⲡⲟⲣⲕⲥ**) „um sie (die **ⲙⲏϩⲉ**) auszureißen“. Das Ch 142 angeführte Mittel **ϣⲁϥⲕⲁⲑⲁⲣⲓⲍⲉ ⲙⲙⲟⲟⲩ ⲛϥⲙⲁϩⲟⲩ**, „reinigt und füllt sie (pl.)“. Aus all dem geht hervor, daß die **ⲙⲏϩⲉ** etwas ist, was „aufgeht“, „aufspringt“, durch das angewandte Mittel „ausgerissen“ und „gereinigt“ wird und dann ein Loch hinterläßt, das sich durch den weiteren Heilungsprozeß wieder schließt, „füllt“. Chassinat sieht wohl mit Recht darin den Abszeß oder etwas Abszeßähnliches. Dazu stimmt auch, daß es an allen Körperstellen auftreten kann. Meistens ist die Körperstelle nicht genannt. Besondere Mittel werden jedoch angeführt für den Fall, daß der Abszeß am Auge oder am Penis (Ch 26) oder am After (Ch 212) auftritt. Ein Abszeß am After ist ein heikler Fall. Wohl wegen der besonderen Empfindlichkeit dieser Stelle wird das Heilmittel mit einer Ibisfeder aufgetragen (vgl. Ch 120; WM 8, 9) und dem behandelnden Arzt wird geraten, sein Honorar schon vor der Behandlung einzukassieren.

30. Rezepte für Mittel zur Behandlung von Abszessen sind Ch 25, 26, 27, 28, 29, 142, 150, 152, 175, 176, 212. Der häufigste darin genannte Arzneistoff ist der Grünspan. Kupfer scheint man überhaupt in diesem Fall für besonders wirksam gehalten zu haben, denn außer Grünspan kommt noch Kupfer selbst (auch als Hammerschlag und Kupferstagma) und Kupfervitriol vor. Neben Kupfervitriol sind noch andere Vitriolarten oder vitriolähnliche Stoffe vertreten: Chalkitis, Misy und Anikam. Wiederholt werden auch spanische Fliege, Essig, Alaun, Galmei, Gummi (Tragant) und Rosenöl angeführt. An Metallverbindungen kommen noch vor: Diphryges, Bleiweiß und Zinnober, an dessen Stelle man Tinte nehmen kann; an pflanzlichen Stoffen: Osterluzei, Zwiebelblätter, Euphorbium und wilde Malven. Den mengenmäßigen Hauptanteil von Ch 176 bildet Kleinkinderurin, von dem 34 Unzen genommen werden, während von den anderen Arzneistoffen nur je 1 Unze dazukommt. Die Rezepte Ch 28 und Ch 150 einerseits, Ch 29 und Ch 176 andererseits haben miteinander große Ähnlichkeit. Ch 28 und Ch 150 haben Grünspan, Chalkitis und spanische Fliege gemeinsam; Ch 150 ersetzt Gummi und Essig von Ch 28 durch Rosenöl. Ch 29 und Ch 176 haben Grünspan, Chalkitis und Galmei gemeinsam; das Anikam des Ch 29 wird in Ch 176 durch Misy, Essig, Tragant und Urin ersetzt.

31. In der Überschrift von Ch 216: **ⲟⲩⲡⲁϩⲣⲉ ⲉⲧⲥⲩⲣⲝ ⲉⲧⲥⲁⲃⲟⲗ** ist **ⲥⲏⲣⲁⲝ** wahrscheinlich die Wiedergabe von *σάρξ*, so daß „ein Mittel gegen das außen befindliche Fleisch“ zu übersetzen ist; vgl. das ebenfalls *σάρξ* umschreibende **ⲥⲩⲣⲝ** von Ch 135. Unter „außen befindlichem Fleisch“ verstand man wohl außerhalb der Haut befindliches, wucherndes, wildes Fleisch, das gleiche oder doch etwas Ähnliches wie das in Ch 52 **ⲗⲁⲁϥ ⲛϩⲟⲩⲟ** Genannte (D 9.) In Ch 216 ist diese Erscheinung offenbar nicht auf die Augen beschränkt; die Körperstelle, an der die Krankheit auftritt, ist hier nicht genannt, während **ⲗⲁⲁϥ ⲛϩⲟⲩⲟ** in Ch 52 als Augenkrankheit aufgezählt ist. Das in Ch 216 angegebene Mittel, das auch bei anderen Gelegenheiten angewendet wird, besteht aus Grünspan, Spaltstein, Essig und „Dattelhonig“ (Datteldicksaft).

Chassinat hält **ⲥⲩⲣⲝ** für die Wiedergabe von *σύριγξ* und erklärt den Ausdruck daher als „einäugige Fistel“ (S. 307). Vgl. T 3.

32. ⲁⲥⲭⲁⲣⲁ gibt ἐσχάϱα, „Schorf“, o. ä. wieder. Diese Erscheinung soll mit pulverisierten, mit Honig angerührten Galläpfeln behandelt werden (Ch 222).

33. Der schon mehrfach erwähnte, in zwei Redaktionen vorliegende Rezepttext Ch 219 = ZB 27 nennt unter anderen Hautkrankheiten auch ⲛⲗⲱⲧⲉ (Ch 219), dem in der Parallele ZB 27 ⲛⲛⲉⲕⲟⲗⲟⲧⲏ entspricht. Welcher der beiden Texte die richtige Lesung hat, ist nicht zu ermitteln, da diese Ausdrücke sonst nicht vorkommen. Chassinat (S. 314) möchte den letzteren Ausdruck mit χολώδης, „gallig“, oder χωλότης, „Lahmheit“, zusammenbringen, doch scheint mir das schlecht in den Zusammenhang zu passen. Es gibt ein koptisches Verbum ⲗⲱⲧⲉ mit der Bedeutung „hart, schwielig sein“, das als Substantiv „Schwiele“ bedeuten könnte. Andererseits erinnert ⲕⲟⲗⲟⲧⲏ auch an καλλωσόν, „Schwarte“, oder es könnte (nach Crum, Dict 145b) vielleicht auch ⲛⲛⲉⲕⲉ-ⲗⲱⲧⲉ, „auch die *Lote* (pl.)“, zu lesen sein. Dann wären beide Rezepttexte in Ordnung. Man kommt also auf verschiedenen Wegen zu der Vermutung, daß dieser Ausdruck bzw. diese Ausdrücke „Schwielen, Hautverhärtungen“ bezeichnen.

34. Für „Warze“ gibt es zwei Ausdrücke: das koptische ⲉⲓϥⲧ und das griechische ϩⲩⲗⲏ, ϩⲏⲗⲉ = ἧλος. Beide Wörter heißen ursprünglich „Nagel“. Die Ausdrücke werden im Singular und im Plural als Krankheitsbezeichnungen gebraucht. Einmal ist ϩⲏⲗⲉ auf den Patienten bezogen: ⲟⲩⲁ ⲉϥⲟ ⲛϩⲏⲗⲉ ϩⲛ ⲡⲉϥⲥⲱⲙⲁ (Ch 219) „einer, der an seinem Penis (?) warzig ist“.

35. Mittel gegen Warzen geben die Rezepte Ch 138, 141, 161, 219; ZB 27, 36, 38, 39, 40. Sie enthalten verschiedene Öle und Fette, Natron, Bleiverbindungen (Bleiweiß, Bleiglätte), Hefe (von Wein und Essig), Räucherammoniakum. Daneben kommen allerlei pflanzliche Stoffe vor (z. B. Lupinen, Linsen, Gerste, Gummi) und solche mineralischer Herkunft wie Schwefel, Rauschgelb, Alaun.

R. Die *Wam*-Krankheiten

1. Im Koptischen gibt es einige Krankheitsbezeichnungen, die mit ⲟⲩⲁⲙ-, dem Pertizip von ⲟⲩⲱⲙ, „essen, fressen“, gebildet sind. Von Zusammensetzungen mit ⲟⲩⲁⲙ- überhaupt gibt es eine ganze Reihe; sie bezeichnen ein Wesen, das dás, was durch den zweiten Teil der Zusammensetzung ausgedrückt wird, als Nahrung zu sich nimmt, wie: ⲟⲩⲁⲙⲥⲁⲣⲝ „Fleischfresser“, ⲟⲩⲁⲙⲣⲱⲙⲉ „Menschenfresser“, ⲟⲩⲁⲙⲭⲟⲣⲧⲟⲥ „grasfressend“, ⲟⲩⲁⲙϩⲣⲏⲣⲉ „Blütenfresser“ heißt ein bestimmter Käfer. Das Gefressene kann auch flüssig sein, z. B. ⲟⲩⲁⲙⲥⲛⲟϥ, „blutfressend“, ⲟⲩⲁⲙⲉⲣⲱⲧⲉ „milchsaugend, Säugling“ (γαλαθηνός) usw. Solche Ausdrücke können auch in übertragener Bedeutung gebraucht werden.

2. So kommt auch ein ⲟⲩⲁⲙⲟⲙⲉ f. vor, wörtlich „Lehmfresser“, als Bezeichnung für ein im Schlamm wühlendes Tier (ÄZ 13 [1875] 111); vgl. اكال الطين „Tonfresser“ als Name eines in der Erde lebenden Wurmes (Crum, Dict 255a) und ⲟⲩⲁⲙⲕⲁϩ f. „Erdfresser“. In übertragener Bedeutung wird ⲟⲩⲁⲙⲟⲙⲉ als Krankheitsbezeichnung gebraucht und ist als solche gleichbedeutend mit bohairischem ⲟⲩⲁⲙⲉϯ, dessen wörtliche Bedeutung unbekannt ist, da der zweite Bestandteil ⲉϯ sonst nicht vorkommt. In der Scala Paris 44, fol. 59 Recto (Muniers Ausgabe S. 160) steht Zeile 56 ⲁⲡⲟⲧⲁⲕⲣⲓⲁ نقرس اكلة und darunter (Zeile 57) ⲟⲩⲁⲙⲟⲙⲉ مثله, worauf Crums Bemerkung Dict 18a s. v. ⲁⲥⲓⲕ) „ποδάγρα, which P 44, 79 = ⲟⲩⲁⲙⲟⲙⲉ“ zurückgeht. Ich glaube, die Stelle der Scala ist sinngemäß so zu verstehen, daß zu ⲁⲡⲟⲧⲁⲕⲣⲓⲁ nur das نقرس („Gicht“ gehört. Das danebenstehende اكلة „Krebs“ aber zum ⲟⲩⲁⲙⲟⲙⲉ der nächsten Zeile, dem in der arabischen Kolumne مثله „ditto“ gegenübersteht. Dieses مثله bezieht sich nur auf اكلة und muß stehen, weil das eigentlich dazugehörige اكلة um

eine Zeile zu hoch steht. Ich glaube also nicht, daß der Verfasser der Scala ⲟⲩⲁⲙⲟⲩⲙⲉ für gleichbedeutend mit ⲁⲡⲟⲧⲁⲕⲣⲓⲁ (ποδάγρα) und نقرس hielt. In derselben Scala wird fol. 17 Verso (S. 32, Z. 10) ⲟⲩⲁⲙⲟⲩⲙⲉ mit الاكلة الارضية („eitriger Krebs" o. ä.) übersetzt. So hat auch CRUM später gedacht, da er Dict 255a „in [P] 44, 79 confused" schrieb. Vgl. CHASSINAT S. 106, Fußnote 2[1].

3. In der Literatur finden sich einige Stellen, die eine Vorstellung geben von dem, was sich die Kopten unter ⲟⲩⲁⲙⲟⲩⲙⲉ bzw. dessen bohairischer Entsprechung ⲟⲩⲁⲙⲉϯ dachten. MG 25, 246, 3. Z. v. u.ff. lesen wir folgende Schilderung: „Es kam ein Priester, dessen ganzer Kopf abgeschält (ⲕⲏⲕ ⲉⲃⲟⲗ) und zerfressen (ⲟⲓ ⲛϩⲟⲗⲓ, wörtlich „mottig") war von der Krankheit, die man ⲟⲩⲁⲙⲉϯ nennt, die sein ganzes Gesicht zerfressen (ⲟⲩⲉⲙ) hatte; es war geschält (ⲕⲏⲕ ⲉⲃⲟⲗ), so daß du kein Fleisch daran sahst, sondern bloß Knochen." Die wunderbare Heilung bewirkte, daß seinem Kopf wieder Haut und Haare wuchsen. Eine andere Beschreibung lesen wir MG 25, 277, 2. Z.ff. mit der saidischen Parallele BIF 13, 98[2]: „Die Haut seines Leibes schwoll auf wie ein Lederschlauch (ἀσκός). Zehn Tage später wurde sein ganzer Leib wund, seine Knochen entblößten sich und er schrie Tag und Nacht wegen der ⲟⲩⲁⲙⲉϯ (bzw. ⲟⲩⲁⲙⲟⲩⲙⲉ), die an ihm fraß." In einem weiteren Heilungsbericht (BMar 209, 2ff.) heißt es: „Er kratzte die Wunden der kranken Leber aus und gab ihre (der Wunden) ⲟⲩⲁⲙⲟⲩⲙⲉ (pl.) (= Eiter) auf einen Lappen[3]."

4. ⲣ ⲟⲩⲁⲙⲟⲩⲙⲉ heißt: von *Wamome* befallen werden. BMar 43, 15ff. wird jemandem prophezeit: beim Aussteigen aus dem Schiff wird er ausgleiten (?), die ⲙⲟⲛⲟⲃⲟⲗⲓⲥ wird in sein Bein kommen (ⲃⲱⲕ ⲉϩⲣⲁⲓ ϩⲛ), es wird *wamomig* werden (ⲛⲥⲣ ⲟⲩⲁⲙⲟⲩⲙⲉ ⲉⲣⲟⲥ) und er wird sterben. ZOEGA 351, 8f. wird von einem frommen Asketen erzählt: aus seinen Gedärmen ging Blut ab infolge der Kasteiungen seines Leibes und seine Beine wurden ihm *wamomig*. Bei Schenute (AMÉLINEAU 2, 224, 3 v. u.) lesen wir: „und er läßt sie (die Wunden), bis sie *wamomig* werden, bis *Wamome* dazu kommt". Dieselbe Bedeutung hat das bohairische ⲉⲣ ⲟⲩⲁⲙⲉϯ (CRUM, Dict 479a, CHASSINAT S. 107). Im II. Timotheusbrief 2, 17 wird diese Redensart vom „Fressen" des Brandes gebraucht und entspricht griechischem νομὴν ἔχειν „eine Weide finden": ⲡⲉⲩϣⲁϫⲉ ⲛⲁⲣ ⲟⲩⲁⲙⲟⲩⲙⲉ ⲛⲑⲉ ⲛⲟⲩⲅⲁⲅⲅⲣⲁⲓⲛⲁ „ihre Worte werden fressen wie Brand". Die bohairische Version hat ⲡⲟⲩⲥⲁϫⲓ[4] ϣⲁϥϫⲉⲙ ⲙⲁ ⲛⲛⲟⲙⲏ ⲙⲫⲣⲏϯ ⲛⲟⲩⲁⲙⲉϯ ⲉⲥⲟⲩⲱⲙ. Hier entspricht ⲟⲩⲁⲙⲉϯ dem griechischen γάγγραινα, „Brand".

5. Aus den angeführten Stellen ist zu entnehmen, daß ⲟⲩⲁⲙⲟⲩⲙⲉ und das gleichbedeutende bohairische ⲟⲩⲁⲙⲉϯ „Brand" bedeuten, daß man aber auch andere „fressende" Krankheiten so bezeichnete. Vor allem konnten Wunden, wenn sie ohne Pflege blieben, von *Wamome* (bzw. *Wameti*) befallen werden, was in erster Linie an eitrig oder brandig werden erinnert. ⲟⲩⲁⲙⲟⲩⲙⲉ und ⲟⲩⲁⲙⲉϯ bezeichnen offenbar den Eiter und den „Brand", wozu die wörtliche Bedeutung „Lehmfresser" paßt, die besagt, daß die Krankheit die Gewebe zerstört, wobei die davon ergriffenen Teile an Lehm, Ton oder Schlamm erinnern.

6. Ch 144 empfiehlt bei *Wamome* ein Gemisch von Rauschgelb, Realgar, Chalkitis, *Ahestu* (ungelöschtem Kalk?) und Honig aufzulegen.

7. Als besonderer Körperteil, der von *Wamome* befallen werden kann, ist das Zahnfleisch genannt (Ch 159). CHASSINAT (S. 109) meint, es handelt sich dabei wahrscheinlich um Skorbut, vielleicht auch Noma; der Ausdruck wird hier aber wahrscheinlich die Aphthen (Mundschwamm) bedeuten (F 6). Es wird in diesem Fall mit Honig gemischte Asche von Beifußzweigen aufgelegt.

[1] Dort ist 17 v° (statt r°) zu lesen.

[2] So ist auch CRUM Dict 479a (statt MIF) zu lesen. Richtig 255a.

[3] Bohairische Parallele, Rec 6 (1885) 172, Zl. 2 v. u. ff.

[4] In Horners Ausgabe ist ⲛⲟⲩ- wohl Druckfehler für ⲡⲟⲩ-.

8. ⲙⲟⲩⲉ ist wahrscheinlich nur eine andere Wortform von ⲟⲩⲁⲙⲟⲩⲉ und mit diesem gleichbedeutend (so CRUM und CHASSINAT). Demnach wird ⲛⲙⲟⲩⲉ ⲉⲑⲟⲟⲩ (Ch 121) „die bösartigen Geschwüre" o. ä. bedeuten. Dagegen wird ein Pulver empfohlen, das aus Weihrauch, Papyrusasche und der Asche einer nicht identifizierbaren Pflanze bereitet wird.

9. Weit weniger häufig als ⲟⲩⲁⲙⲟⲩⲉ ist der Ausdruck ⲟⲩⲁⲙϣⲁ(ⲁ)ⲣ fem., der wörtlich „Hautfresser" bedeutet. Daß durch diese Krankheit tatsächlich die Haut angegriffen wird und daß die Krankheit auch die Tiere befallen kann, zeigt eine Sammlung von Anweisungen über die Behandlung von Tierhäuten, die zu Schreibpergament verarbeitet werden sollen (PSBA 27 [1905] 166ff.). Es werden da mehrere Fälle angeführt, darunter auch, wenn die Haut *wamschar* ist[1]. Dann soll sie mit hartem Bimsstein gut abgeschabt, abgerieben werden. Man sieht daraus, daß die Haut durch die *Wamschar* ziemlich tief verändert wird, wahrscheinlich durch Narbenbildung. Andererseits ist an der kranken Stelle die Haut stark genug, um eine kräftige Bearbeitung mit hartem Bimsstein auszuhalten.

10. Daß die *Wamschar* eine nässende Stelle auf der Haut bildet, geht aus Ch 127 hervor, das eigentlich ein Mittel gegen *Psora* gibt, das aber auch gegen *Wamschar*[2] angewendet werden kann. Es heißt dort, daß durch die Anwendung des Mittels (verbrannter Schwarzkümmel mit Essig) die *Wamschar* abtrocknen wird. Weitere Mittel gegen diese Krankheit bieten Ch 35 und Ch 36, die Mennige mit Bleiglätte bzw. mit Wachs und Öl raten. Beide Rezepte sind unvollständig.

11. Für die Begriffsbestimmung von ⲟⲩⲁⲙⲥⲓⲣ fem. gibt es bis jetzt keine Anhaltspunkte. ⲥⲓⲣ ist mit den Bedeutungen: Rahm, Butter, Sauerteig, Haar, Streifen und als Krankheitsbezeichnung (Ch 22) bekannt. Soll es in ⲟⲩⲁⲙⲥⲓⲣ eine von diesen Bedeutungen haben, so kommt am ehesten „Haar" in Betracht. Leider geben die Rezepte keinen Anhaltspunkt zur Stützung dieser Vermutung, da sie keinerlei Hinweis enthalten, wie sich die Krankheit oder ihre Heilung äußert. Daß *Wamsir* zweimal in ZB genannt ist, weist darauf hin, daß es sich um eine Hautkrankheit handelt. Möglicherweise ist damit eine Verhärtung der Haut verbunden, denn ZB 36 heißt es: „erweiche sie damit". Das bezieht sich vielleicht aber nur auf die Warzen, die mit demselben Mittel behandelt werden.

12. Gegen *Wamsir* werden folgende Mittel empfohlen. Ch 20 (unvollständig): Bleiglätte, Salz, Wachs, Öl, Essig. Ch 177: eine bestimmte Alaunart, Pfeffer, Rauschgelb, Papyrusasche, Honig. ZB 36 (ⲟⲩⲟⲙⲥⲓⲣ pl.): Räucherammoniakum, entkernte Rosinen, Öl. ZB 37 verschreibt einen Umschlag aus: gebrannter Gerste, *Kysamia*, Milch und gekochte Linsen. Der Umschlag soll auf den Bauch des Patienten gelegt werden. Es besteht ferner eine entfernte Möglichkeit, daß in KW 11 das Rezept für ein Pulver gegen (?) *Wamsir* (??) gegeben wird, doch passen die noch erkennbaren Buchstabenreste nicht zu dieser Lesung; vgl. A 3 Schluß. Dieses Rezept ist sehr mangelhaft erhalten. Es ist nur erkennbar, daß ein Heilmittel in das Blatt einer bestimmten Pflanze gewickelt werden soll und daß Wein und Öl eine Rolle spielen.

S. Geschwülste

1. Das „Anschwellen (ϣⲁϥⲉ) des Leibes", das sich vermutlich auf den Bauch bezieht, wurde L 5 behandelt. Unter „allerlei Anschwellungen" (ϣⲁϥⲉ ⲛⲓⲙ) dürfte man jedoch Geschwülste aller Art verstanden haben. Aus drei Rezeptsammlungen ist uns je ein Rezept für diesen Fall erhalten. Die dort angegebenen Heilmittel haben

[1] PSBA 27 (1905) 168, p. ⲉ Zl. 6ff. CRUM, Dict 532b steht 128 statt 168.

[2] Es ist ⲟⲩⲁⲙϣⲁⲣ zu lesen an Stelle des ⲟⲩⲁⲙⲥⲓⲣ, das der gedruckte Text bietet.

keine Ähnlichkeit miteinander. BKU 3 empfiehlt Einreibungen mit einer aus Portulak und Schweinefett bestehenden Salbe. Nach WM 24 soll der Patient mit Sykomorenmilchsaft eingerieben werden. ZB 1 verschreibt eine Salbe aus einem bestimmten Salz, Wachs, Fichtenharz, Bleiweiß, Bleiglätte und Olivenöl, wozu man auch noch Kupfervitriol nehmen kann, wenn es zur Hand ist. Das unvollständig erhaltene Rezept BM 1 stellt ferner in Aussicht, daß „die Anschwellung, die darauf ist" (ⲡⲓϣⲓⲃⲓ ⲑⲉⲉϫⲱⲃ) verschwinden wird, wenn der Patient frühmorgens im nüchternen Magen Rabenblut mit Essig trinkt. Infolge einer Lücke ist nicht zu ersehen, worauf die Geschwulst ist.

2. Ch scheint sich in diesem Fall anders auszudrücken, obwohl ϣⲁϥⲉ (und auch andere Formen dieses Wortes) wiederholt vorkommt. Ch verwendet ⲟⲩⲟⲩ für „Beule" und meint wohl dasselbe, wie die anderen Rezeptsammlungen mit ϣⲁϥⲉ u. dgl. In den beiden Rezepten Ch 135 und Ch 138 werden pflasterartige Heilmittel angegeben, die auch bei anderen Beschwerden angewendet werden können. Beide enthalten Alaun.

T. Verletzungen

1. *πληγή* ist ein häufiger Ausdruck für „Wunde". In den koptischen Rezepten kommt es außer in Ch allerdings nur einmal vor (WM 21). Wo der zu erwartende Erfolg des Heilmittels angegeben ist, heißt es meistens, daß die Wunden „trocknen" (ϣⲟⲟⲩⲉ Ch 18, 37, 135), „sich glätten werden" (ⲕⲉϩⲕⲱϩ= Ch 15) oder „glatt werden" (ⲕⲁϩⲕ Ch 189; ⲕⲁϩⲕϩ WM 21). Manchmal wird einfach gesagt, sie werden heilen (ⲗⲟ Ch 189) oder das Heilmittel wird sie heilen (ⲑⲉⲣⲁⲡⲉⲩⲉ Ch 187). In einem Rezept heißt es, das Heilmittel füllt die Wunde auf (ⲙⲟϩⲥ ⲉϩⲣⲁⲓ Ch 129).

2. Wo von Wunden ohne weiteren Zusatz die Rede ist, wird ein aus harzartigen Stoffen und Fett bereitetes Pflaster verwendet (Ch 15, 18 unvollständig). Das auch bei Wunden angewendete Universalmittel Ch 93 enthält neben Weihrauch und Myrrhe auch noch eine ganze Reihe anderer Stoffe, vorwiegend pflanzlicher Herkunft.

3. Wunden können auch „schmerzen" (ⲙⲟⲕϩ Ch 131; *πάθος* Ch 232) oder verunreinigt sein (ϫⲟϩⲙ Ch 216, 232). Sie können auch „alt" sein (ⲁⲥ Ch 37, 129, 189) und lange nicht heilen (ⲱⲥⲕ wörtlich „zögern", Ch 187; WM 21). In allen diesen Fällen werden verschiedene, meist pflaster- oder salbenartige Arzneien angewendet. Die dazu verwendeten Stoffe sind sehr verschiedenartig, vorwiegend mineralisch, aber auch pflanzlicher Herkunft. Oft werden sie mit Öl, Fett oder auch Wachs vermengt, um salbbar zu werden. Hierher gehört auch Ch 119, 132, 139, 146, 147, 149.

4. Wie man sich eine Wunde vorstellen soll, die ⲥⲓⲗⲉϥⲉ geworden ist (Ch 135), ist derzeit noch unsicher. Das rätselhafte Wort kommt auch als ⲥⲓⲣⲉϥⲉ (pl.) im selben Rezept vor, und ⲟⲩⲥⲓⲣⲉϥⲉ ⲛⲧⲁⲥⲱⲥⲕ „eine langwierige *Sirefe*" bildet Ch 136 den Gegenstand der Behandlung. Sonst ist das Wort nicht belegt. Chassinat (S. 263) vermutet arabischen Ursprung, bringt es mit سرف „nagen, fressen" zusammen und übersetzt es dementsprechend mit ulcère rongeant. Crum hingegen stellt es Dict 357 zu ⲥⲣⲁϥ „Wunde" und sagt: „same or *scab*". Ch 135 gibt die Anweisung, das angegebene Mittel ϯ ϩⲓϫⲛ ⲧⲥⲏⲣⲁⲝ „auf das Fleisch (*σάρξ*) zu geben[1]". Wenn das ernst zu nehmen ist, müßte man annehmen, daß offenes Fleisch vorhanden ist, was zu Crums *scab* nicht recht paßt. Ausdrucksmäßig erinnert ⲣ ⲥⲓⲗⲉϥⲉ an ⲣ ⲟⲩⲁⲙⲟⲙⲉ (R 4, 5). Solange keine weiteren Stellen bekannt sind, halte ich den Versuch, die Bedeutung von ⲥⲓⲗⲉϥⲉ, ⲥⲓⲣⲉϥⲉ näher zu bestimmen, für aussichts-

[1] Chassinat wird in seiner Argumentation dadurch etwas irregeführt, daß er ⲥⲏⲣⲁⲝ für *σῆραγξ* nimmt. Vgl. Q 30.

los. In Ch 135 wird geraten, verschiedene pflanzliche Stoffe und Alaun mit Honig zu einem Pflaster zu verkochen. Ch 136 vermischt vitriolartige Stoffe und Kupfer mit Essig.

5. Ein anderer Ausdruck für „Wunde“ ist (ⲥⲁϣ, das ebenso wie *πληγή* mit einem Verbum, das „schlagen“ bedeutet, zusammenhängt (ⲥⲱϣ: *πλήσσειν*). An einigen Stellen übersetzt es *πληγή* und andere Ausdrücke für „Wunde“ (Crum, Dict 374a). Zur Bezeichnung der Heilung werden dieselben Ausdrücke „abtrocknen“ (ϣⲟⲟⲩⲉ Ch 66) und „sich glätten“ (ⲕⲉϩⲕⲱϩ= Ch 66) verwendet, wie bei *πληγή* (T 1). Auch der Wortlaut von WM 23: „für alles fließende Blut und alle ⲥⲁϣ“ legt es nahe, an blutende Wunden zu denken. Die Bedeutung von ⲥⲁϣ ist jedoch nicht auf „Wunde“ beschränkbar. Abgesehen davon, daß es Jesaias 53, 5 *μώλωψ*, „Strieme, Beule“, übersetzt, gibt es in den Rezepttexten und auch anderwärtig Stellen, die eine andere Bedeutung erfordern. BMis 555, 2 v. u. ff. spricht Hiob von seinen Leiden: „Der *Sasch*, der auf mir auftritt (ⲛⲏⲩ ⲉⲃⲟⲗ, hervorkommt) in der Gestalt eines Weizenkorns, nimmt innerhalb von drei Tagen die Form eines Eselhufes (?) an.“ Das Ch 197 angegebene Mittel soll bewirken, daß sich ein *Sasch* entweder „zerteilt (ϫⲱⲱϥⲉ ⲉⲃⲟⲗ) oder öffnet (ⲟⲩⲱⲛ)“. Ch 20 heilt ⲥⲁϣ ⲛⲓⲙ ⲉⲙⲛ ⲣⲱϥ ⲛϩⲏⲧⲟⲩ, „alle *Sasch*, an denen keine Öffnung ist“. ⲥⲁϣ ist also etwas, was in den typischen Fällen von einem Schlag herrührt (ⲥⲱϣ „schlagen“) und entweder geschlossen oder offen sein kann. Das paßt am besten zu „Striemen“ oder „Beulen“, wie sie etwa durch einen Hieb mit einem nicht scharfen Gegenstand entstehen. Das *Sasch* nicht immer auf einen Schlag oder dgl. zurückzuführen ist, zeigt die oben angeführte Stelle, in der Hiob schildert, wie die auf seinem Leib auftretenden Beulen rasch an Umfang zunehmen. Auch in WM 12, wo es heißt ϩⲛⲥⲁϣ ⲉⲩⲁϣⲱⲡⲉ ϩⲓ ⲡⲙⲁ ⲛⲉϩⲙⲟⲟⲥ, „*Sasch*, die am ‚Sitzplatz‘ (d. i. wohl Gesäß) entstehen“, liegt es nahe, an örtliche Anschwellungen zu denken, die nicht durch Hiebe entstanden sind, denn sonst würde man sich doch wohl anders ausdrücken.

Zu ⲥⲁϣ vgl. auch Q 3, 10, 22.

6. In der Mehrzahl der Fälle werden *Sasch* mit heilenden Pflastern oder Salben behandelt, bei deren Herstellung meist Wachs, Fett oder Öl mit verschiedenen anderen Stoffen gemischt werden (Ch 20, 197, 219 = ZB 27; WM 12). In einigen Rezepten wird auch ein Pulver empfohlen. Entweder gemahlene und gesiebte Chalkitis (MW 23) oder Stärke, Mennige und Weihrauch (Ch 66).

7. Eine Verletzung bedeutet auch die Wendung]ⲏ ⲁⲩⲛⲕⲁ ⲧⲁⲕⲥϥ (WM 20) „oder es hat ihn etwas gestochen“, wobei nicht an den Stich eines Tieres zu denken ist, sonst wäre nicht ⲛⲕⲁ „Ding“ das Subjekt. Es ist ein Umschlag oder ein Pflaster aufzulegen. Woraus es bestehen soll, ist aus dem verstümmelten Rezept nicht mehr zu ersehen. Bisse (ⲣⲱϩ) von Hunden und Menschen werden wie langwierige Wunden (*πληγή*) behandelt (Ch 187). und zwar mit einem „weißen Pflaster“, das als „sehr gut“ bezeichnet wird und aus gebranntem Blei, Wachs, Öl, Fichtenharz und süßem Wein bereitet wird. Beim Biß und Stich von giftigen Tieren, besonders Schlangen und Skorpionen, hatten die Kopten offenbar mehr Vertrauen zum Zauberer als zum Arzt, der diesen Fällen wohl ziemlich machtlos gegenüberstand. Während uns eine ganze Anzahl magischer Mittel gegen giftige Tierbisse erhalten ist, kennen wir nur ein einziges Rezeptbruchstück, das eine Anweisung zu einer medizinischen Behandlung eines Skorpionstiches zu enthalten scheint. Von den Arzneistoffen sind Skorpionskraut und *Parahi*-Salz zu erkennen (Hall 7). Es ist allerdings nicht ganz ausgeschlossen, daß das rätselhafte ϫⲉⲣϩⲟϥ von Ch 120 hierher gehört, wenn es nämlich mit ϩⲟϥ „Schlange“ etwas zu tun hat und vielleicht „Schlangenbiß“ o. ä. bedeuten sollte. Die für diesen Fall verschriebene Salbe besteht aus Galmei, Olivenöl und Eidotter und soll mit einer Ibisfeder aufgetragen werden, wie das bei besonders schmerzempfindlichen Stellen getan zu werden pflegt (Q 28).

8. Das Bluten der Wunden muß unter Umständen durch ärztliche Hilfe zum Stillstand gebracht werden. Es gibt eine ganze Reihe Rezepte für blutstillende Mittel (Ch 3, 9, 10, 40, 137, 174, 183; WM 23). Sie enthalten meist klebende Stoffe: Gummi und harzartige Stoffe, aber auch Pfeffer, Bleiweiß und Bleiglätte sowie Chalkitis werden dazu genommen. In WM 23 wird Chalkitis allein in pulverisiertem Zustand aufgestreut.

9. Auch schon verheilte Wunden bedürfen gegebenenfalls einer ärztlichen Behandlung, wenn entstellende Narben (ⲁⲩⲗⲏ = οὐλή) beseitigt werden sollen. Will man eine solche Narbe zum Verschwinden bringen, so salbt man sie mit einem Gemisch von Schweinefett und Wäschererde (Ch 133). Ist infolge einer Narbe eine sonst behaarte Stelle haarlos geworden, so behandelt man die Narbe mit gebranntem Ziegenhorn und Olivenöl, damit sie sich behaart (Ch 23). Will man, daß eine dunkel gefärbte (ⲕⲏⲙ „schwarz sein") Narbe die normale Körperfarbe annimmt, so wird sie mit einer Zwiebel einer bestimmten Art, die mit Wein zerrieben ist, behandelt (Ch 154).

10. Schließlich müssen hier noch die ins Fleisch gestoßenen Dornen erwähnt werden. Um sie wieder herauszubringen, hat man gegebenenfalls ärztliche Hilfe in Anspruch genommen. Es sind zwei Rezepte vorhanden, die sich mit diesem Fall beschäftigen. Ch 214 rät, das Nest eines „Schwalbensperlings" und noch etwas mit Essig zu verreiben und an die Stellen zu geben, wo die Dornen sitzen. Nach WM 22 soll man *Bone* mit Honig an die betreffende Stelle legen. Beide Rezepte versprechen, daß die Dornen dann herausgehen.

U. Innere Krankheiten

Die meisten inneren Krankheiten wurden schon in anderen Kapiteln behandelt. Für diesen Abschnitt verbleiben daher nur die bisher noch nicht besprochenen Fälle.

1. ϣⲉⲛⲉϣⲁⲩ heißt wörtlich „Schweinekrankheit" (ϣⲱⲛⲉ, vgl. ϣⲉⲛⲓⲕⲧⲉⲣⲟⲥ J 2, und ⲉϣⲁⲩ, pl. von ⲉϣⲱ „Sau") und bezeichnet wahrscheinlich die Skrofeln (vgl. χοιράδες). Es wird ein Pulver aus Rizinus, Tragant, Königssalz und Wegwarte verordnet, das aufgelegt werden soll (Ch 223).

2. Für „Fieber" gibt es mehrere Ausdrücke. Bei fiebrigen Erkrankungen wandte man sich aber lieber an den Zauberer als an den Arzt. Daher kommt es, daß in den medizinischen Rezepten nur ganz wenige Ausdrücke für Fieber vorkommen. Der gewöhnliche Ausdruck ist ϩⲙⲟⲙ, ein substantiviertes Verbum mit der Bedeutung „warm, heiß werden". In WS 2 ist es von zwei in diesem Zusammenhang nicht recht verständlichen Beiwörtern begleitet: ⲡ]ⲉϩⲙⲟⲙ ⲉⲧϣⲁⲃⲉ ⲛⲑⲉⲣⲓⲕⲟⲛ. ϣⲁⲃⲉ „geschwollen sein" gibt hier keinen Sinn. Es wäre nur möglich, daß es für ϣⲟⲃⲉ (Qualitativ von ϣⲓⲃⲉ) steht und „böse, arg" bedeutet. ⲑⲉⲣⲓⲕⲟⲛ mag vielleicht mit θέρος „Sommer" zusammenhängen und für θέρειον „sommerlich" gemeint sein (vgl. U 3). Wenn beide Vermutungen stimmten, würde das Ganze „das böse, sommerliche Fieber" bedeuten. Das aufzulegende Heilmittel enthält unter anderem Wein und Öl; das übrige ist weggebrochen.

3. Mit ϩⲙⲟⲙ urverwandt ist ⲁⲗϩⲱⲙⲙⲉ fem., das das arabische الحمّى wiedergibt (Ryl 5). Das angegebene Mittel ist „Sommer und Winter" gut (vgl. Sommerfieber? U 2). Die Arznei, von der man $^2/_3$ morgens und $^1/_3$ abends einnehmen muß, besteht aus zwei unbekannten Arzneistoffen, zermahlenen Samen der Gartenkresse, Porreeabsud und Milch.

4. ⲁⲥⲓⲕ, das Ch 118 zusammen mit ποδάγρα genannt wird, scheint ebenfalls ein Ausdruck für „Fieber" oder eine bestimmte Art von Fieber zu sein (Crum,

Dict 18a). Das Rezept empfiehlt ein aus Bleiglätte, Salz, Fichtenharz, Asphalt und Öl bereitetes Pflaster.

5. ϫⲟⲩϥ „Hitzen“ bezeichnet nicht die den ganzen Körper ergreifende Hitze, das Fieber, sondern anscheinend nur ein lokales Hitzen infolge einer Entzündung oder dgl. So bei den Brüsten (BA 5, G 3). Vgl. Ep 2 (J 1), wo das Qualitativ dieses Verbums gebraucht ist (ϫⲏϥ). In dem schon mehrfach erwähnten Ch 138 steht es unmittelbar nach „Geschwülste“ (ϭⲟⲟⲩ, S 2), was ebenfalls auf eine lokale Beschränkung des Hitzens hindeutet.

6. Wenn jemandem ein Becher Gift (*φαρμακεία*) gegeben worden ist, wird ihm vernünftigerweise ein Brechmittel gegeben, und zwar einfach Schwalbenkot mit Bier (Ch 229). Das war jedenfalls leicht zur Hand.

7. Es gibt auch zwei Rezepte, die innere Krankheiten im allgemeinen ohne weitere Präzisierung zum Gegenstand haben. Ch 234 (ⲟⲩⲁ ⲉϥϣⲱⲛⲉ ⲉⲡⲉϥⲥⲁ ⲛϩⲟⲩⲛ ϩⲛ ϭⲓⲛϣⲱⲛⲉ ⲛⲓⲙ, „einer, der an seinem Inneren in irgendeinem Kranksein leidet“) rät, den Patienten folgende Arznei mit warmem Wasser nehmen zu lassen: Myrrhe, arabisches (Natron?), Akakia, Kostwurz, wilde Raute mit Honig gemischt. Ryl 4 fällt schon äußerlich aus dem Rahmen der übrigen koptischen Rezepte. Es setzt seinen Ehrgeiz darein, aus möglichst vielen Arzneistoffen möglichst kompliziert zusammengesetzt zu sein. Ihre Zahl wird besonders angegeben, es sind 19. Auch bei der Anwendung müssen bestimmte Vorschriften eingehalten werden. Durch diese Wichtigtuerei soll das Ansehen des Heilmittels gehoben werden. Es spricht für die koptische Heilkunde, daß dieses Rezept das einzige bisher in koptischer Sprache bekanntgewordene dieser Art ist. Zu Beginn und am Schluß des langen Textes wird gesagt, in welchen Fällen das Heilmittel genommen werden soll. Es „reinigt den Mund des Herzens“ (L 2), ist für den Kopf gut, wohl auch für die Augen, möglicherweise auch für das Herz, es geht dem *Papusir* energisch zu Leibe (Z 4) und ist bei allen inneren Beschwerden (ϩⲛ ϩⲱⲃ [ⲛⲓⲙ] ⲉⲧⲥⲁ ϩⲟⲩⲛ [ⲉ]ⲡⲣⲱⲙⲉ) nützlich. Das Mittel wird als „sehr gute Knoblaucharznei“ bezeichnet. Man hielt also wohl den Knoblauch für den wirksamsten und wichtigsten Bestandteil. Das Mittel muß morgens im nüchternen Magen durch einige Zeit hindurch genommen werden. Der Patient darf in dieser Zeit weder Fisch noch Gemüse essen und muß geschlechtlich enthaltsam sein.

V. Klopfen

1. ⲕⲱⲗϩ (ⲕⲱⲗⲗϩ) heißt als Verbum „schlagen, klopfen“, auch als akustisches Zeichen: (den Gong) schlagen, (an die Türe) klopfen; als Substantiv: „das Schlagen, Klopfen“. Sowohl das Verbum wie das Substantiv kommen als Krankheitsbezeichnung vor. Crum übersetzt es Dict 106b mit „throb, ache (?)“. Aus den Rezepttexten ist für die Bedeutung nichts zu gewinnen. Doch gibt es einige Literaturstellen, die eine Vorstellung geben, welche Krankheitserscheinung man so bezeichnete.

An einer Stelle, in der der Zustand eines Sünders unmittelbar vor seinem Tod geschildert wird, heißt es ⲛⲧⲉⲡⲉⲕⲥⲱⲙⲁ ⲧⲏⲣϥ ϭⲱⲗϩ (W. H. Worrell, Freer Collection, New York 1923, S. 273, 8ff.), was der Bearbeiter mit: „and thy whole body be agitated“ übersetzt, wozu er bemerkt: „ϭⲱⲗϩ is of uncertain meaning in this connection“. Crum führt im Dict (106b) einige Stellen aus unveröffentlichten Texten an, die für die Bedeutung wichtig sind: Einer, der immerfort klopft; der Kopf eines Kranken klopft ihm, so daß er ein Polster verlangt; das Klopfen von

Herz und Leber soll zum Aufhören gebracht werden (107a). Nach diesen Stellen kann man nicht an Husten denken, wie es auf Grund der Wortbedeutung naheläge. Es ist wohl kaum anders zu verstehen, als daß der bei Fieber u. dgl. heftig fühlbare Pulsschlag damit gemeint ist, der von dem Kranken, besonders wenn er abgemagert ist, höchst unangenehm empfunden wird. Dasselbe Klopfen stellt sich auch bei großer Aufregung ein (vgl. das erste Beispiel, der Sünder vor dem Tod).

2. Vier Rezepte geben Arzneien an, die bei Klopfen eingenommen werden sollen. BKU 4: irgendwelche Körner mit Honig. Ryl 2: Bdellium, Tragant, Gummi, Rettich- oder Nußöl und einige andere Stoffe. KW 2: weißer Pfeffer, Gummi, Nuß, Pistazien, Kuschtschoten, „Rosenapfel", Honig (unvollständig). Ryl 3 ist fragmentarisch und vielfach unverständlich. Nur Milch ist ganz sicher, die zum Teil erwärmt wird. Offenbar soll das Heilmittel in drei Teile geteilt und durch drei Tage je ein Teil genommen werden, worauf der Patient erbricht (?). Ein äußerlich anzuwendendes Mittel gibt Ep 2. Dort ist aber das Klopfen wohl nur eine Nebenerscheinung. Die eigentliche Krankheit sitzt in der Leber, wobei der Kranke allerdings „klopft", so daß er nicht schlafen kann. Im Hinblick auf KW 2, das empfiehlt, unter anderem Nüsse gegen Klopfen zu essen, sind die Angaben von Ep 2 vielleicht auch so zu verstehen, daß nur die gerösteten Pfefferkörner aufgelegt, die Nüsse im Wein aber eingenommen werden sollen, wenn dieses auch nicht ausdrücklich gesagt ist (vgl. J 1).

W. Rheuma

Mit *ῥεῦμα* ist in den koptischen Rezepten gewiß nicht das gemeint, was man heute unter Rheuma versteht, sondern eine Krankheit, die eine Absonderung, einen Ausfluß oder Auswurf verursacht. In Ch 108 ist ganz deutlich Schnupfen damit gemeint. Das dafür verordnete Mittel (Euphorbium und Olivenöl) ist in die Nase zu geben, wodurch nicht nur der Schnupfen, sondern auch die damit verbundene Beeinträchtigung des Hörvermögens (Tubenkatarrh) behoben wird (E 2). Schnupfen könnte auch in Ch 106 gemeint sein. Es gibt ein zusammenziehendes Kollyrium in Pulverform an, das gegen alle akuten und chronischen *ῥεύματα* gute Dienste leistet. Es besteht aus Safran, Galmei, Kupfer, Opium, Tragant, Myrrhe, Akakia und Gummi. Es ist fast identisch mit dem zusammenziehenden Kollyrium Ch 221, das bei „Rheuma und allen Augenkrankheiten" nützt (D 13). Nur fehlt dort Kupfer und Tragant. Vgl. auch Y 3.

Augenrheuma D 13; Zahnfleischrheuma (?) F 5.

X. Schlafmittel

Die zwei erhaltenen Rezepte für Schlafmittel sind leider beide nur als Bruchstücke auf uns gekommen. BKU 2 verordnet dem Kranken, der nicht schlafen kann, das Mittel, bei dem irgendwelche Blätter eine Rolle spielen, mit Honig zu verabreichen. Auch bei dem in KW 3 angegebenen Schlafmittel kommt das Blatt einer bestimmten Pflanze vor. Von den Arzneistoffbezeichnungen ist nur das nicht identifizierte *Azaboaz* erhalten. In Ep 2 „klopft" der Leberkranke so stark, daß er nicht schlafen kann. Die geratene Behandlung scheint aber nicht die Schlaflosigkeit, sondern deren Ursache beeinflussen zu wollen (J 1, V 2).

Y. Allgemeines

1. Es gibt verhältnismäßig viele Rezepte, die nicht angeben, bei welchen Krankheiten oder Beschwerden die angeführten Mittel anzuwenden sind. Es ist nicht anzunehmen, daß sie überhaupt bei allen Krankheiten für nützlich gehalten wurden. Entweder fehlt die Krankheitsangabe nur aus Versehen oder es ist anzunehmen, daß der Arzt ohne weiteres erkennt, in welchen Fällen das Mittel anzuwenden ist. In einigen Rezepten ist neben besonderen Fällen auch angeführt, daß das Mittel bei allen Krankheiten hilft. Das ist sicherlich nicht in einer ganz allgemeinen Bedeutung zu verstehen, sondern mit der unausgesprochenen, aber für den Leser selbstverständlichen Beschränkung auf Krankheiten von der gleichen Art wie die namentlich angeführten (vgl. Ch 15, 41, 93, 138).

2. Wenn es sich um Schmerzen handelt, ist in den Rezepten normalerweise das Organ oder die Stelle bzw. die Krankheit oder die Verletzung angegeben, von der der Schmerz ausgeht. Nur in wenigen Fällen werden Schmerzen im allgemeinen genannt. So Ch 115, das ein Pflaster gegen alle Schmerzen angibt. Es besteht aus Fichtenharz, Grünspan, Kalbsmark, Schweinefett und Essig, die miteinander verkocht werden. Ein weit einfacheres Mittel verrät Ch 213 der leidenden Menschheit: Wenn man irgendwo Schmerzen hat, streicht man etwas Spatzenkot auf ein Bäuschchen und legt es auf die schmerzende Körperstelle.

3. Krankheiten und Beschwerden an kleinen Kindern werden einige Male erwähnt (vgl. F 2, K, Q 3). Es ist allerdings nicht immer leicht festzustellen, was einem Kinde fehlt, wo das Unbehagen seine Ursache hat, das das Kind zum Weinen bringt. Will man ein weinendes Kind zur Ruhe bringen, so salbt man seinen Kopf mit Kalbshirn oder Kalbsmark (WM 16). Ein „zusammenziehendes Kollyrium für kleine Kinder" gibt Ch 145 an. Es besteht aus gebranntem Kupfer, Bleiweiß, Opium und Gummi und soll mit Wein oder Milch zur Anwendung kommen. Bei welcher Gelegenheit, gegen welche Krankheit diese Salbe angewendet wird, ist nicht gesagt. Dem Arzt war gewiß bekannt, wozu ein zusammenziehendes Kollyrium für Kinder gut ist. Es gibt noch zwei andere Rezepte für zusammenziehende Kollyrien, die einander sehr ähnlich sind und beide gegen Rheuma angewendet werden (Ch 106, 221; vgl. D 13, W). So wird auch unser Kollyrium, dessen Bestandteile bis auf das Bleiweiß auch in den anderen zusammenziehenden Kollyrien vorkommen, dementsprechende Anwendung gefunden haben.

Z. Unbekanntes

Zum Schluß sollen noch diejenigen unidentifizierten Krankheitsbezeichnungen besprochen werden, über die bisher keine Vermutung ausgesprochen wurde.

1. Wenn jemand ⲁⲛⲏ ist, sollen seine Schultern oder sein Nacken mit Kalbsgalle eingerieben werden (WM 10). Es handelt sich wohl um die Bekämpfung von Schmerzen in der Schulter- oder Nackengegend.

2. ⲁⲩⲧⲱⲙⲁ ist ein griechischer Krankheitsname in entstellter Form (Ch 156). Einen Anhaltspunkt über die Art der Krankheit bietet der in Aussicht gestellte Heilerfolg: das *Automa* soll sich „zerstreuen, zerteilen" (ϫⲱⲱⲣⲉ ⲉⲃⲟⲗ). Dieser Ausdruck findet sich einmal auf eine Beule (ⲥⲁϣ, Ch 197, T 6), ein anderes Mal auf eine Hämorrhoide angewendet (TM, M 1). Wir werden demnach bei *Automa* an eine Geschwulst oder etwas Derartiges denken müssen.

. CHASSINAT bringt das Wort mit ἐντομή „Einschnitt" in Verbindung und übersetzt coupure (S. 275).

3. Was sich unter dem Wort ⲉⲛⲧⲉⲧⲏⲣ oder ⲉⲛⲉⲧⲏⲣ masc., wie es das zweite Mal heißt (WM 28), verbirgt, ist schwer zu sagen. Es ist nicht einmal ganz sicher, ob es eine Krankheitsbezeichnung ist. Von dem Heilmittel ist als Bestandteil nur ganz fein gemahlener Kot mit Sicherheit zu erkennen.

4. In Ryl 4 ist unter den Wirkungen, die das angegebene Heilmittel ausübt, auch angeführt, ⲛϥⲱϫⲛ ⲙⲡⲁⲡⲟⲩⲥⲓⲣ, „es zerstört den *Papusir*". ⲱϫⲛ heißt einfach: „austilgen, zerstören, vernichten, auslöschen". Diese allgemeine Bedeutung gestattet nicht, sich vom *Papusir* eine Vorstellung zu machen. Das Wort könnte „das (der, die) von Pusir" heißen. ⲡⲟⲩⲥⲓⲣⲉ ist ein Ortsname, heute ابو صير, Abu-Sir. Das könnte den Sinn haben: „die für P. charakteristische oder aus P. gekommene Krankheit", wie wir etwa von Stuttgarter Seuche sprechen. Es ist kaum anzunehmen, daß ⲡⲁⲡⲟⲩⲥⲓⲣ etwas mit ⲁⲗⲡⲉⲥⲱⲩⲣ, „Hämorrhoide" (M 1), zu tun hat. Das in Ryl 4 angegebene Mittel wird unter Beobachtung bestimmter Verhaltungsmaßregeln durch einige Zeit hindurch eingenommen (vgl. U 7).

5. ⲥⲓⲣ in Ch 22 könnte rein äußerlich genommen auch die Bezeichnung des Heilmittels sein; doch ist das aus sachlichen Gründen unwahrscheinlich. Es ist wohl die Krankheitsbezeichnung. Die aus Leinsamen, Feigen, Gummi und Honig bestehende Arznei soll der Patient essen und darauf Feigenabsud trinken. Als Krankheitsbezeichnung ist ⲥⲓⲣ nur an dieser einen Stelle belegt. Über die Bedeutungen, die das Wort sonst haben kann, vgl. R 11.

Chassinat (S. 112f.) kommt auf Grund einer unrichtigen Übersetzung einer Beschreibung des Onyx aus Epiphanius, De Gemmis (vgl. jetzt H. de Vis, Epiphanius De Gemmis [Studies and Documents II, London 1934] S. 308, Zl. 3) zur Meinung, daß ⲥⲓⲣ mélanodermie bedeuten könnte. Die Stelle bei Epiphanius heißt aber in Wirklichkeit: „Es sind auch kleine Streifen (ⲥⲓⲣ, oder: Bänder, als Zeichnung) in ihm (dem Onyx)." Chassinat vergleicht ⲥⲓⲣ auch mit der altägyptischen Krankheitsbezeichnung *sr* des Papyrus Ebers (92, 21), die B. Ebbell (The Papyrus Ebers, Kopenhagen 1937, S. 108) mit „orchitis (?)" (Hodenentzündung) übersetzt. Die früheren Bearbeiter des Papyrus Ebers hielten *sr* für eine Hautkrankheit. Der Patient muß dort eine Arznei zu sich nehmen, die aus den Früchten einer bestimmten Pflanze und etwas Unbekanntem besteht.

6. Die Krankheitsbezeichnung ⲥⲕⲉ[·]ⲩⲏ fem. steht in der Überschrift von WM 18. Es folgt ⲛ und wieder eine Lücke, durch die etwa drei Buchstaben verlorengegangen sind, so daß das folgende]ⲁ̣ⲉⲁⲓⲛ ⲛⲕⲁⲱⲏ nicht mit Sicherheit zu deuten ist. Vielleicht steckt ⲥⲡⲉⲗⲉⲁⲓⲛ „Umschlag" drinnen (A 5). Das Heilmittel besteht aus Olivenöl, Essig, Silberschlacke (?) und Bleiweiß, die über Feuer zusammengerührt werden.

7. ϩⲁϫ masc., der mit dem Ryl 1 angegebenen Heilmittel behandelt wird, kommt auch einmal in der Literatur vor. In P. de Lagarde, Aegyptiaca (Göttingen 1883) 27, Z. 1 v. u. wird der Zustand Josefs, des Nährvaters, unmittelbar vor seinem Tod geschildert: „Er stöhnte andauernd wie eine Gebärende, weil der *Hatsch* ihm zusetzte wie ein heftiger Sturm und ein mächtiges Feuer." Diese Stelle fehlt sowohl in der bohairischen wie in der arabischen Bearbeitung. Sie ist nicht geeignet, eine auch nur annähernde Vorstellung von der Krankheit zu geben. Vielleicht ist es ein heftiges Fieber. Der Vergleich mit Sturm und Feuer soll wohl nur die besondere Heftigkeit der Krankheit ausmalen. In Ryl 1 sieht der *Hatsch* wesentlich harmloser aus. Das Rezept stellt dem Patienten Genesung in Aussicht, wenn er durch drei Tage hindurch zerriebenen Mutterkümmel und Raute mit Wein trinkt.

DIE ARZNEISTOFFE

1. Akakia

ⲁⲕⲁⲕⲓⲁ(ⲥ) = ἀκακία (griechisch auch ἄκανθα) ist der aus den Schoten und zuweilen auch aus den Blättern der echten Akazie (*Acacia vera* Willd.) gepreßte und eingedickte Saft (BD 118, BP 613), der arabisch قرظ genannt wird (S II 291 = L 1758). Es sind uns zwei koptische Rezepte erhalten, die angeben, wie man (gute) Akakia herstellt (BKU 14, 15). Leider sind beide so fragmentarisch, daß aus ihnen nicht viel zu entnehmen ist. In beiden wird die Masse, zu der Wasser dazugegeben und von der Saft abgesiehen wurde, zuletzt in die Sonne gestellt. Im zweiten Rezept wird die Masse vorher im Backofen erhitzt.

Äußerlich: Bestandteil von Arzneien gegen *Wasser* und *Stern* (Ch 7, 192); Augenkrankheiten im allgemeinen (Ch 41, 122, 221); Rheuma (Ch 41, 106); geschwollene Augen, Aufschwellen des Leibes, verschiedene Gliedererkrankungen und Wunden (Ch 93); *Nebel*, juckende Augenwinkel und *Psora* (Ch 190); Gebärmutterschmerzen (Ch 123, wird mit Hilfe eines Tampons eingeführt). Ohne Angabe der Krankheit (Ch 191, 210).

Innerlich gegen alle inneren Krankheiten (Ch 234).

2. Akazie

ϣⲟⲛⲧⲉ (äag *šnḏ·t*, vgl. LFl 142) bezeichnet wohl mehrere in Ägypten vorkommende Akazienarten, besonders *Acacia nilotica* und *Acacia vera*. Während das griechische ἀκακία sowohl den Baum als auch den daraus gewonnenen eingedickten Saft (vgl. Akakia) bezeichnet, ist mit **ϣⲟⲛⲧⲉ** stets nur die Pflanze selbst gemeint. In den koptischen Rezepten ist auch immer angegeben, welcher Teil der Pflanze genommen werden soll. Außer dem Gummi (vgl. Gummi) sind es die Schoten (**ϫⲓⲉⲓⲣⲉ**) (vgl. قبطى حرنب S I 355 = L 766), die Blüten (**ϩⲣⲏⲣⲉ**) und die Blätter (**ϭⲱⲃⲉ**). Das Arabische hat den ägyptischen Namen des Baumes in der Gestalt سنط und صنط übernommen; sonst wird er auch شوكة قبطيّة „koptischer Dorn“ oder شوكة مصريّة „ägyptischer Dorn“ genannt (S II 114 = L 1361, 1362).

Akazienblüten werden mit Eiklar bei *Psora* am Kopf aufgelegt (Ch 61).

Der Saft oder Absud von Akazienblättern wird mit anderem an einen Zahn gegeben, den man ohne Zange ausziehen will (Ch 184).

Akazienschoten dienen als äußerlich angewendetes Mittel vor allem gegen Augenkrankheiten: im allgemeinen (Ch 50), Augenschmerzen (Ch 86), geschwollene Augen (Ch 93); aber auch gegen andere Erkrankungen: Schläfenschmerzen (Ch 86), verschiedene Gliedererkrankungen, Aufschwellen des Leibes und Wunden (Ch 93).

Innerlich kommen Akazienschoten bei Blutspucken zur Anwendung (Ch 233).

3. Alaun

a) Für Alaun gibt es in den koptischen Rezepten zwei Ausdrücke: das griechische ⲥⲧⲉⲡⲧⲉⲣⲓⲁ(ⲥ) (u. ä.) = *στυπτηρία* (BD 532, BP 720) und das koptische ⲟⲃⲛ (ⲟⲃⲉⲛ ⲟⲃⲛⲉ) (aäg *jbnw*). Ob mit diesen Ausdrücken zwei verschiedene Arten von Alaun bezeichnet wurden, was bei den mancherlei in Gebrauch stehenden Arten nicht von der Hand zu weisen ist, läßt sich nicht ersehen. Auffallend ist, daß ⲥⲧⲉⲡⲧⲉⲣⲓⲁ (u. ä.) stets ohne Beiwort gebraucht wird, während ⲟⲃⲛ̄ (u. ä.) nur ein einziges Mal ohne Beiwort steht (Ch 7), sonst aber immer durch ein Beiwort näher bezeichnet wird. Über die Identifizierung der verschiedenen, durch Beiwörter bezeichneten Alaunarten mit den in den griechischen und arabischen Schriften angeführten Arten (vgl. شبّ S II 83 = L 1279) lassen sich kaum Vermutungen aufstellen.

b) Zu ⲟⲃⲉⲛ ⲛⲗⲁⲥ bemerkt Crum, Dict 254a: „cf *στυπτηρία* & ⲗⲁⲥ *στύππιον*". Der Ausdruck wäre demnach nicht mit „Zungenalaun", sondern mit „Flachsalaun", „flachsiger Alaun" zu übersetzen. Er wird gegen *Trachom*, Warzen, Schuppenflechte, Geschwülste, Hitzen und alle Krankheiten angewendet (Ch 138).

c) Das Wort ⲥⲓⲣ in dem Ausdruck ⲟⲃⲉⲛ ⲛⲥⲓⲣ ⲉϥⲣⲟϫ stellt Crum, Dict 353a, zu ⲥⲓⲣ „Rahm, Butter" und übersetzt: „greasy alum (cf شب زفر)", also „gebrannter, fettiger Alaun". Ohne die Möglichkeit einer solchen Deutung bestreiten zu wollen, verweise ich auf ein anderes ⲥⲓⲣ, das die Bedeutung „Haar, Streifen" hat (Dict 353b). Ein „haariger" oder „streifiger" Alaun würde an die Angabe bei Dioskurides erinnern (BD 532): „Als beste (Art) erweist sich die spaltbare und von dieser wieder die, ... die aus einzelnen vorspringenden Streifen, grauen Haaren vergleichbar, besteht." Diese Alaunart wird in einem koptischen Rezept (TM) zur Bereitung einer Hämorrhoidensalbe empfohlen.

d) ⲟⲃⲛⲉ ⲛⲥⲓϣⲡ übersetzt Crum, Dict 254a, mit „flaked alum" und setzt hinzu: „cf *σχιστός* مشقق". Vgl. auch Dict 378a unten s. v. ⲥⲓⲱϥ. Das wäre also ein „flockiger Alaun". Er wird bei blutigem Harn mit Tragant verordnet. Der Schluß des Rezeptes fehlt; wahrscheinlich ist die Arznei einzunehmen (Ch 34).

e) ⲟⲃⲛ ⲛ̄ⲥⲏϥⲉ verzeichnet Crum unter ⲥⲓϥⲉ „Zedernharz" (Dict 379a) und faßt die Möglichkeit ins Auge (Dict 254a), daß dieses Beiwort dem *σχιστός* bzw. مشقق gleichkommt. Der „harzige Alaun" wird gegen *Wamsir* angewendet (Ch 177).

f) Das beiwortlose ⲟⲃⲛⲉ ist Bestandteil eines gegen *Wasser* und *Stern* angewendeten Heilmittels (Ch 7).

g) Der als ⲥⲧⲉⲡⲧⲉⲣⲓⲁ (u. ä.) bezeichnete Alaun wird zu Heilmitteln gegen verschiedene Krankheiten verwendet: bei Abszessen (Ch 26, 27); zu einem Pflaster gegen die Schuppenflechte (Ch 116), bei eitrigen (?) Wunden (Ch 135), zu Augenmitteln, die bei allen Augenkrankheiten Anwendung finden (Ch 80, 94), bei kranken Zähnen (Ch 130) und krankem Mund (Ch 157). In zerstörtem Zusammenhang findet es sich in KW 4. Vielleicht ist auch in KW 17 ⲥⲧⲉⲡⲧ]ⲏⲣⲓⲁⲥ zu ergänzen.

4. Aloe

Der eingedickte Saft von *Aloë ferox* Mill. und *Aloë vulgaris* Lam. (BP 616) bzw. *Aloë perfoliata seu vera* L. (BD 276) heißt im Koptischen meist ⲁⲗⲗⲱⲏ(ⲥ) = *ἀλόη* seltener nach dem arabischen ⲥⲁⲡⲣ (ⲥⲁⲡⲏⲣ, ⲁⲥⲥⲁⲡⲣⲉ[1]) = صبر (S II 120 = L 1388). Wenn Z 8 der Saft (*χυλός*) der Meerzwiebel (*σκίλλα*) als Aloe erklärt wird, ist das natürlich ein grober Irrtum.

[1] Chassinat deutet diesen Ausdruck in seiner Neubearbeitung als الصفراء, die *safrā'* genannte Pflanze.

Äußerlich als Bestandteil von Salben und Pulvern bei *kahlen* Augen (Ch 6, 56); scharf tränenden Augen (Ch 6); „Nebel“ (Ch 56, 190); *Wasser, Stern, Innenwasser* (Ch 56); geschwollenen Augen (Ch 93); zur Stärkung der Sehkraft (Ch 51); gegen Augenkrankheiten überhaupt (Ch 12, 41, 80, 190); Hüftschmerzen (WM 19); Schläfenschmerzen (Ch 64); Aufschwellen des Leibes, Wunden und Gliedererkrankungen (Ch 93); *Psora* (Ch 190); Ausschlag (ZB 8, 10), wenn da nicht vielleicht der Saft der Meerzwiebel gemeint ist. Die Krankheit ist nicht genannt in Ch 211 und MK 2. Es ist auch in KW 18 in zerstörtem Zusammenhang angeführt.

Innerlich zum Abführen (Ch 76) und gegen Eingeweidewürmer (Ch 112).

5. Ammoniakum

Dafür finden sich in den koptischen Rezepten drei Ausdrücke: zwei dem Arabischen entnommene, und zwar ⲟⲩⲁϣⲁⲕ = وشق (L 2291 bis), das auch in der Form أشق vorkommt (S I 48 = L 83), und ϫⲁⲣϩ = كلخ (S II 388 = L 1961), sowie ein griechischer: ⲁⲙⲙⲱⲛⲓⲁⲕⲟⲩ = Genitiv von ἀμμωνιακόν (BD 322). Nach BD 323 wird das Gummiharz von *Ferula tingitana* L. so bezeichnet. Allerdings führt auch das unter dem Sand (ἄμμος) gefundene Steinsalz denselben Namen (BD 323 Fn und BP 171 Fn). In den koptischen Texten werden diese beiden verschiedenen Bedeutungen auch auseinandergehalten. Das Gummiharz (nach BP 618 von Dorema Ammoniacum Don.) heißt ⲁⲙⲙⲱⲛⲓⲁⲕⲟⲩ ⲑⲩⲙⲓⲁⲙⲁⲧⲟⲥ, d. i. Genitiv von ἀμμωνιακὸν θυμίαμα, Räucherammoniakum, während das Salz ⲁⲗⲟⲥ ⲁⲙⲙⲱⲛⲓⲁⲕⲟⲩ genannt wird. Nur einmal (Ch 104) bleibt ⲁⲙⲙⲱⲛⲓⲁⲕⲟⲩ ohne nähere Bezeichnung. Es ist damit wohl das Gummiharz gemeint, obwohl in das Rezept ebensogut das Salz paßte.

Ammoniakum findet sich nur äußerlich angewendet. Als ⲟⲩⲁϣⲁⲕ dient es zur Bereitung einer Salbe, mit der der After bei einer bestimmten Erkrankung behandelt wird (Ch 55). ϫⲁⲣϩ genannt, wird es bei Augenerkrankungen angewendet, und zwar bei „Wasser“, „Stern“, „Innenwasser“, „Nebel“ und „kahlen“ Augen (Ch 56). Zu einem Augenpulver wird es auch unter der Bezeichnung ⲁⲙⲙⲱⲛⲓⲁⲕⲟⲩ genommen (Ch 104). Das Räucherammoniakum dient ebenfalls für ein Augenmittel bei „Nebel“, „Wasser“ (Ch 204) und Trachom (Ch 138). Es wird aber auch gegen Warzen gebraucht (Ch 138, ZB 36), gegen Schuppenflechte, Geschwulst, Hitze und überhaupt alle Krankheiten (Ch 138), gegen *Wamsir* (ZB 36) und mit Frauenmilch zusammen wird es einem kranken Ohr aufgelegt (Ch 206).

6. Anthemis

ⲁⲕⲁⲣⲕⲁⲣϩⲁⲣ gibt das arabische عاقر قرحا (S II 179 = L 1507) wieder. Es ist *Anthemis Pyrethrum* L., die Bertramwurz, das πύρεθρον der Griechen (BD 311, BP 706).

In Ryl 4 bildet es einen Bestandteil einer gegen innere Krankheiten eingenommenen Arznei.

6bis Asche

a) Asche (ⲕⲣⲙ̄ⲥ u. ä.) wird in den Rezepten des Ch öfter als Arzneistoff genannt. Es ist stets hinzugefügt, wovon die Asche sein soll. Auch die „Asche von neben einem . . . -Ofen“ (Ch 97) ist eine ganz bestimmte Asche, wie sie eben für die genannte Ofenart charakteristisch ist. Leider wissen wir nicht, welche besondere Ofenart man ϩⲣⲱ ⲛⲁϣ nannte. Jedes dieser beiden Wörter bezeichnet je einen bestimmten

Ofen, doch läßt sich die besondere Art derzeit nicht bestimmen. In den anderen Fällen ist in Form eines attributiven Beiwortes angegeben, wovon die Asche ist. So findet sich die Asche bestimmter Hölzer: von altem Sandelholz (133; Ch 155) und einem *Kuhe*-Holz, das unbekannt ist, wenn es sich nicht um eine Verschreibung für *Nuhe* = Sykomore handelt (153; Ch 93); ferner von hieratischem Papyrus (109; Ch 165) und Weidenblättern (164; Ch 231).

b) Viel häufiger, als das Wort **кpⲙc** „Asche" vorkommt, wird in den Rezepttexten angegeben, daß ein Arzneistoff verbrannt (**ρωκϩ, ρωϫ**) werden soll. Meistens sind es Stoffe pflanzlichen Ursprungs, die verbrannt oder gebrannt werden: „*Anasch* der Sonne" (175b; Ch 121), Beifuß (10; Ch 159), Gerste (45; ZB 37), Hefe (57; ZB 29 von Essig, ZB 39 von Wein), Holz: *Weiden*-Holz (MK 2), Papyrus (109; Ch 121, 177, 178), Schwarzkümmel (141; Ch 127), Zwiebelwurzel (174a; Ch 179). Animalischer Herkunft sind: Haare einer Frau (52; Ch 174), Haut eines Esels (56; ZB 23), Horn (61) von: Hirsch (Ch 2), Schaf (WM 9; ZB 23; vgl. Saq 2 und Abschnitt 175a 5) und Ziege (Ch 23), Klaue eines Esels (63; Ch 208); Kot eines Wolfes (76; Ch 226). Unter Umständen wird auch ein ganzes Tier verbrannt und zwar eine noch frische Eidechse (29; WM 11). Einmal wird auch vorgeschrieben, daß das Ganze aus drei Arzneistoffen (Euphorbium, Gänsefett und Natron) zusammengemischte Heilmittel vor dem Zermahlen verbrannt wird (Ch 101). Auch mineralische Stoffe werden gebrannt verwendet, vor allem das Kupfer (79; Ch 78, 83, 103, 134, 145; KW 19; WM 21), aber auch andere wie: Alaun (3c; TM), Blei (16; Ch 187), Galmei (42; Ch 104, 105), Natron (102; Ch 55).

c) Die Krankheiten, gegen die ein mit Asche bereitetes Heilmittel angewendet wird, sind meistens Hautkrankheiten (Ch 23, 121, 127, 155, 177; ZB 23, 29, 37, 39) und Augenkrankheiten (Ch 93, 97, 101, 165, 208; WM 11). Doch enthalten auch einige Mittel gegen Zahnerkrankungen (Ch 159, 178, 179) und zur Wundbehandlung (Ch 93, 174) derartige Stoffe. Bei Kupfer und Galmei vertritt in der Regel **κεκαⲩⲙενοⲩ** (κεκαυμένος) „gebrannt" das koptische **ρωκϩ** (**ρωϫ**) (Ch 83, 103, 134, 145; KW 19; WM 21; bzw. Ch 104, 105). Bei der in Ch bevorzugten Schreibung **ϩκαⲩⲙενοⲩ** ist das **ϩ** nichts anderes als die Sigle für καί „und", die *ke* gesprochen wurde und daher auch als Silbenzeichen für **κε** gebraucht wurde.

d) Wie aus dem bisher Gesagten hervorgeht, kann es sich bei dem Produkt der mit **ρωκϩ** bezeichneten Tätigkeit nicht immer um Asche handeln. Das erwähnte Verbum kann also nicht immer „verbrennen" heißen, sondern heißt überhaupt, etwas ohne Zutat großer Hitze aussetzen, wodurch unter anderem auch Kohle entstehen kann. Kohle wird in den koptischen Rezepttexten entweder mit dem einheimischen Wort **ϫββεc** (Ch 174; **ϫβc** geschrieben WM 6, 7) bezeichnet oder mit **καρβωνε** (Ryl 8) = κάρβων = carbo. Als unmittelbar angewendeter Arzneistoff wird Kohle nur in zwei Rezepten angeführt: Ch 174 ergibt Kohle, mit verbranntem Frauenhaar verrieben, ein blutstillendes Pulver; und Ryl 8 wird Rebenholzkohle (168c) zur Bereitung einer Salbe verwendet, mit der man sich das Gesicht einschmiert. Sonst wird Kohle, in diesen Fällen natürlich glühende Kohle, beim Räuchern erwähnt (WM 6, 7). In einem Fall muß es Sykomorenholzkohlenglut sein (153), auf der das gegen Gebärmutterschmerzen angewendete Räuchermittel verbrannt wird (WM 6).

7. Asphalt

Der Asphalt wird koptisch **αcφαλτοn** genannt, d. i. ἄσφαλτον, ἄσφαλτος (BD 95, BP 625). Er wird als Bestandteil von Pflastern verwendet: Ch 118 gegen Podagra (?) und Fieber; in Hall 4 und WS 1 ist der Zusammenhang zerstört. WS 1 ist eigentlich eine Zaubervorschrift im Falle einer Krankheit, deren Benennung weggebrochen ist; dabei soll Asphalt und anderes aufgelegt werden.

8. Baumflechte

ⲧⲁⲱⲣ ⲛⲃⲣⲓⲟⲛ, das mit anderem zur Bereitung eines Kollyriums dient, dessen nähere Bestimmung nicht angegeben ist (Ch 210), bezeichnet wohl den Absud (ὕδωρ = **ⲙⲟⲟⲩ**) von *βρύον* (BD 49, BP 631), einer Baumflechte, wahrscheinlich *Usnea florida* Ach., wenn nicht *βρύον θαλάσσιον* (BD 423, BP 631), Seetang, Meerlattich, gemeint ist.

9. Bdellium

ⲁⲓⲗⲟⲟϩⲉ ist das Gummiharz von *Commiphora* (*Balsamea*) *africana* Engl., das *βδέλλιον* der Griechen (BD 82, BP 628 = بدليون S I 125 = L 254) und das مقل der Araber (S II 524 = L 2157).

Als **ⲁⲓⲗⲟⲟⲩⲉ ϥϣⲟⲟⲩⲉ** „trockenes Bdellium" wird es einer Arznei beigemischt, die gegen „Klopfen" eingenommen wird (Ryl 2).

10. Beifuß

Im Koptischen bedient man sich der griechischen Bezeichnung: **ⲁⲣⲧⲉⲙⲓⲥⲓⲁⲥ** (**ⲁⲣⲧⲓⲙⲉⲥⲓⲥ**) = *ἀρτεμισία* (ارطاما سيا) *Artemisia* (mehrere Arten, besonders *campestris* und *arborescens*). Im Arabischen kommen die Namen برنجاسف, بلنجاسف, شويلا, حبق الراعي u. ä. vor (S I 125 = L 255).

Bei Zahnfleischgeschwüren werden sieben verbrannte Beifußzweige mit Honig gemischt aufgelegt (Ch 159); Beifuß wird ferner zu einem Pflaster genommen, dessen nähere Bestimmung nicht angegeben ist (Ch 126).

11. Bergblau (?)

ⲁⲣⲙⲉⲛⲓⲟⲩ d. i. *ἀρμένιον* (BD 522, BP 623) ist ein Kupferkarbonat, vielleicht Bergblau (Azurit). Bei Ibn al-Baithâr wird das *ἀρμένιον* (ارمانيا) mit (ازورد), لازورد Lapislazuli, verwechselt (S II 410 = L 2000).

Das *ἀρμένιον* kommt als Bestandteil eines Pulvers vor, das bewirken soll, daß sich kahle Augen wieder bewimpern (Ch 107).

12. Bete

ϫⲛⲏ bezeichnet wahrscheinlich eine *Beta*-Art. Nach Crum, Dict 774a, übersetzt es *σευτλίον*; das ist wohl das arabische صو طلة (S II 141 = L 1424) und das griechische *τεῦτλον* (BD 219, BP 724). Es ist vielleicht auch mit arabischem سلك (S II 41) bzw. سلق (L 1206) identisch. Nach Berendes sind die zwei bei Dioskurides angeführten Arten *Beta vulgaris* L., die rote Bete, und *Beta Sicla* L., der weiße Mangold.

Die Wurzel dieser Pflanze wird mit Schafkot und Essig verrieben gegen wilde Flechte angewendet (Ch 217).

13. Bibergeil

ⲕⲁⲥⲧⲱⲣ. Früher hielt man das Bibergeil für die Hoden des Bibers (*Castor Fiber* F.). Es heißt daher griechisch *κάστορος ὄρχις* (BD 160, BP 659). Außerdem führt es die Bezeichnungen *καστόριον*, castoreum, قسطوريون (L 1792, قسطورة

S II 301); weitere arabische Bezeichnungen S I 373 = L 805, S I 262 = L 516, S II 244 = L 1657.

Es wird mit anderem zusammen als Suppositorium „für den Mastdarm" — d. h. wohl als Abführmittel — verwendet (Ch 75). Will man die Arznei innerlich anwenden, mischt man sie mit Honig.

14. Bier

ϩⲛⲕⲉ (aäg *ḥḳ·t*) entspricht griechischem *ζύθος* (BD 201, BP 646). Im arabischen bezeichnen فقّاع (S II 259 = L 1689) und مِزر (S II 512 = L 2125) bierartige Getränke.

Als Arzneibestandteil wird es nur in einem innerlich anzuwendenden Heilmittel gegen Urinsand genannt (WM 5). In anderen Fällen dient es nur dazu, die eigentliche Arznei in den Magen des Kranken zu befördern (Ch 229, BA 9).

15. Bimsstein

ⲕⲓⲥⲓⲣⲉⲟⲥ ist der Genetiv des griechischen *κίσσηρις* (BD 534, BP 663), dem im Arabischen قيشور entspricht (S II 332 = L 1865). Der Bimsstein heißt im arabischen auch قينك (فينج) (S II 273 = L 1721) und (خفّاف) شقّاف حجر (S I 293 = L 635).

Mit Bimsstein und anderem wird der von Körperjucken Befallene im Bade bestreut (ZB 25).

16. Blei

ⲧⲁϩⲧ oder **ⲧⲁⲑ** (aäg *ḏḥtj*) ist das koptische Wort für Blei. Einmal (Ch 178) wird es auch **ⲙⲱⲗⲏⲃⲟⲩ** d. i. *μόλυβδος* genannt (BD 514, BP 688); arabisch رصاص (S I 493 = L 1042). Einmal ist Blei ohne Beiwort gebraucht (BA 2); sonst ist gebranntes Blei (**ⲧⲁⲑ ⲉⲧⲣⲱϫ** bzw. **ⲉϥⲣⲱϫ**) vorgeschrieben, dem das griechische *μόλυβδος κεκαυμένος* und das arabische رصاص محروق (Crum, Dict 462a) entspricht. Den Vorgang des Brennens beschreibt Dioskurides. Je nach dem Verfahren entsteht dabei entweder Schwefelblei (Pb S) oder Bleioxydul (Pb_2 O) bzw. bei weiterem Erhitzen Bleioxyd (Pb O).

Blei (ohne nähere Bezeichnung) wird zu einer Salbe verwendet, die bei schmerzenden Brüsten und Erkrankung des Penis zur Anwendung kommt (BA 2) und zu einem Pulver bei Zahn- und Zahnfleischerkrankung (Ch 178). Heilmittel mit gebranntem Blei werden bei „kahlen" Augen (Ch 4) sowie bei schlecht heilenden Wunden und Bissen von Hunden und Menschen (Ch 187) empfohlen.

17. Bleiglätte

ⲗⲓⲑⲁⲣⲅⲩⲣⲟⲛ (ⲗⲓⲑⲁⲣⲕⲩⲣⲟⲛ, ⲗⲓⲑⲁⲗⲕⲩⲣⲟⲛ, ⲣⲓⲑⲁⲗⲕⲩⲣⲟⲛ u. dgl.) = *λιθάργυρος* (BD 517, BP 677), arabisch مرتك, مرداسنج (S II 504 = L 2114). Bleiglätte ist das bei der Silbergewinnung als Nebenprodukt entstehende Bleioxyd.

In den koptischen Rezepten wird es zur Herstellung von Arzneien verwendet, die alle äußerlich angewendet werden und zwar hauptsächlich bei Erkrankungen und Schädigungen, die sich an der Körperoberfläche zeigen: *Wamsir* (Ch 20), *Wamschar* (Ch 35), Schuppenflechte (Ch 20, 116), Psora (ZB 16, 27, 33, 45), Flechte (Ch 163),

Körperjucken (ZB 25), kahle Schienbeine (Ch 186), Warzen (Ch 141, ZB 27), Wunden (Ch 20, 37, 131, 149 ?, ZB 27 ?), „austreibende“ Finger, Schwielen, Gürtelflechte (ZB 27). Es wird auch zu einem blutstillenden Mittel genommen (Ch 137), bei allen Anschwellungen (ZB 1), bei schmerzenden Brüsten und krankem Penis (BA 2), bei „Schrumpfaugen“ (Ch 20) und bei Podagra (?) (Ch 118).

18. Bleiweiß

ⲯⲓⲙⲓⲑⲓⲟⲛ (**ⲯⲓⲙⲓⲑⲓⲟⲩ** u. ä.) ist das griechische *ψιμύθιον* (BD 520, BP 736). Die Herstellung von Bleiweiß ist bei DIOSKURIDES ausführlich beschrieben.

Bleiweiß wird in den meisten Fällen zu Augenmitteln genommen und zu Arzneien, die bei Hautkrankheiten Anwendung finden. So bei: *Wasser* und *Stern* (Ch 56, 192) *Innenwasser*, *Nebel* und kahlen Augen (Ch 56), Stärkung der Sehkraft (Ch 11, 54), Augenkrankheiten im allgemeinen (Ch 59, 77, 236 ?, vielleicht auch KW 21), kahle Schienbeine (Ch 185, 186), Psora (Ch 219, ZB 24, 27, 33, 45), Warzen, Flechte, Gürtelflechte, Wunden, Schwielen (Ch 219 = ZB 27), Wunden (Ch 131, 147), Abszesse (Ch 26), Erkrankung des Penis (Ch 39, BA 2), Schmerzen an den Brüsten (BA 2), Aufschwellungen (ZB 1), Magenerkrankungen (Ch 72, 73). Es ist auch Bestandteil eines blutstillenden Mittels (Ch 137) und von Kollyrien, deren besonderer Zweck nicht angegeben ist (Ch 145 für kleine Kinder, Ch 210, WM 18). Man gibt es auch in Salzwasser und besprengt damit das Haus, wahrscheinlich um das Ungeziefer daraus zu vertreiben (WM 17).

19. Blut

ⲥⲛⲟϥ (aäg *snf*), griechisch *αἷμα* (BD 191, BP 612), arabisch دمّ (S I 425 = L 881) wird in den bekannten koptischen Rezepten nur bei Augenkrankheiten empfohlen.

In der Regel handelt es sich um eine äußerliche Anwendung und auch dort, wo dies nicht ausdrücklich gesagt wird, hat man wohl eine solche anzunehmen. Bei tränenden Augen wird warmes Wiedehopfblut (**ⲥⲛⲟϥ ⲉⲕⲱⲕⲱⲡⲁⲧ ⲉϥϩⲏⲙ**) empfohlen (Ryl 7), bei „Nebel“ hingegen Schlangenblut (**ⲥⲛⲟϥ ⲛⲡⲉⲧⲣⲁⲕⲟⲛ** = *δράκων*, Ch 188). In drei Rezepten wird Blut verschrieben, um nach innen gewachsene Wimpern nicht nachwachsen zu lassen. Einmal ist es das Blut von drei Zecken eines schwarzen Rindes (**ⲥⲓⲃ ϩⲙ̄ ⲟⲩⲉϩⲉ ⲛ̄ⲕⲁⲙⲉ**, Ch 100), dann Fledermausblut (**ⲥⲛⲟϥ ⲛ̄ϭⲓϭⲗⲱ**) und das Blut eines **ⲕⲟⲩⲣⲓⲥ** genannten Tieres (WM 2); zu **ⲕⲟⲩⲣⲓⲥ** verweist Worrell zögernd auf *κουρίς*, das für *καρίς* „Garnele“ vorkommt. Das dritte Rezept rät zu demselben Zweck warmes Geierblut (**ⲥⲛⲟϥ ⲛⲛⲟⲩⲣⲉ ⲉϥϩⲏⲙ**) zu trinken (Ch 200). Rabenblut (**ⲥⲛⲁϥ ⲛⲁⲃⲱⲕ**) soll mit anderen Stoffen, darunter Essig, vermischt morgens im nüchternen Magen getrunken werden, worauf eine Geschwulst an einer bestimmten Stelle vergeht (BM 1). Bei Darm(?)-Blutungen wird Rabenblut mit anderen Dingen verkocht und aufgelegt (BM 2).

20. Bohne

Daß das koptische **ⲃⲁⲗ ⲛⲁⲃⲱⲕ**, wörtlich „Rabenauge“, mit *κύαμος ἑλληνικός*, „griechische Bohne“ gleichbedeutend ist, sagt ZB 28, wo es heißt: **ⲟⲩⲕⲩⲁⲙⲟⲥ ⲛϩⲩⲗⲏⲛⲓⲕⲟⲛ ⲉⲧⲉ ⲟⲩⲃⲁⲗ ⲁⲃⲱⲕ ⲡⲉ** „eine griechische Bohne, das ist ein Rabenauge“. Es ist *Vicia Faba* L. (BD 208, BP 671), Puff- oder Saubohne, arabisch باقلى (S I 112 = L 224).

Mit Honig verriebene Bohnen sollen (eingenommen?) bei erkrankten Geschlechtsorganen helfen (Ch 140). Frauen, die ihre Brüste milchreicher machen wollen, sollen Bohnen kochen, den Absud trinken und darauf die gekochten Bohnen essen (BA 7). Bohnenabsud mit Natron getrunken hilft gegen Aussatz, Ausschlag, Gelbsucht, sowie bei Erkrankungen der Leber und der Nieren (ZB 28). In einem Mittel gegen tränende Augen kommen auch Bohnen vor, doch ist aus dem nur bruchstückweise erhaltenen Text (WS 2) nicht zu entnehmen, ob dieses Mittel äußerlich oder innerlich angewendet wird.

21. Borax

ⲡⲁⲣⲁⲕ ⲁⲣⲙⲉⲛⲉⲓ ist nach Chassinat (S. 89) die Wiedergabe von arabischem بورق ارمنى „armenischer Borax“ (S I 187 = L 381). Er wird zu einem Pulver verwendet, das die Sehkraft stärken soll (Ch 11).

22. Brot

ϭⲁⲗⲟϭ bezeichnet eine bestimmte Brotart. **ⲟⲩϭⲁⲗⲟϭ ⲉϥϣⲟⲩⲱⲟⲩ** „trockenes Brot“ wird zu einem Mittel gegen Warzen gebraucht (ZB 39). Bei Dioskurides und Paulos ist bei den Getreidearten auch von der Verwendung des Brotes die Rede. Ibn al-Baithâr behandelt es unter خبز (S I 349 = L 755).

23. Conyza

ⲡⲉⲣⲛⲟⲩϥⲉ gibt arabisches برنوف wieder (S I 131 = L 264), *Conyza odora* (nach Sontheimer). Der Saft (**ⲙⲟⲟⲩ**) dieser Pflanze wird zu einer Arznei verwendet, die zur äußerlichen Anwendung bei geschwollenen Augen, verschiedenen Gliedererkrankungen, aufgeschwollenen Leib und Wunden verordnet wird (Ch 93).

24. Dattel

ⲃⲏⲛⲛⲉ (gewöhnlich **ⲃⲛⲛⲉ**) (äg. *bnr*) bezeichnet sowohl den Baum wie die Frucht von *Phoenix dactylofera* L., griechisch *φοίνιξ* (BD 128, BP 730), arabisch تمر (S I 211 = L 425) u. a. In den koptischen Rezepten ist stets die Frucht gemeint. Sie kommt nur zweimal vor und zwar jedes Mal mit einem anderen Beiwort.

In **ⲃⲏⲛⲛⲉ ⲛⲡⲁⲣⲉⲟⲛ** erklärt Chassinat (S. 111) das Beiwort als *παλαιόν*, also „alte Datteln“. Sie sollen mit anderem aufgelegt werden (Ch 21). Mit dem Anfang des Rezepttextes ist auch die Angabe, bei welcher Krankheit das Mittel angewendet werden soll, verloren gegangen.

In **ⲃⲏⲛⲛⲉ ⲉϥⲧⲁϩ** läßt das Beiwort verschiedene Deutungen zu. Chassinat (S. 186f.) meint, es könnte sich um die Dattelsorte handeln, die man griechisch *φοίνιξ πατητός*, wörtlich „zertretene Dattel“ nannte, weil sie so saftreich ist, daß sie schon am Baume platzt und daher wie zertreten aussieht (BD 129). Diese Dattelart wird zu einem Umschlag bei Magenbeschwerden verwendet (Ch 73).

ⲉⲃⲓⲱ ⲛⲃⲏⲛⲛⲉ s. bei „Honig“.

25. Dill

ϵⲙⲓⲥϵ (ääg. *jmś·t?*) entspricht dem griechischen ἄνηθον (ⲁⲛⲏⲑⲟⲩ· Ch 157) (BD 302, BP 621, 651) und dem arabischen شبث oder شبت (S II 79 = L 1275)[1]. Es ist *Anethum graveolens* L. (vielleicht auch *Anethum segetum*). KG 37f., 147.

Zu gleichen Teilen mit Alaun wird es bei einem „kranken Mund" verordnet, (Ch 157), wohl zum ausspülen. Dillsamen wird ferner mit anderem gegen Urinsand eingenommen (WM 5).

26. Diphryges

ⲇⲓⲫⲣⲩⲅⲟⲥ gibt griechisches διφρυγές wieder, von dem DIOSKURIDES drei Arten anführt: eine bestimmte Sorte Ton; Schlacke aus den Kupferschmelzöfen, das ist unreiner Galmei; und Eisenoxyd, das bei Rösten von Schwefelkies an der Luft entsteht (BD 530, BP 637). Der griechische Ausdruck wurde auch ins Arabische übernommen: ديفروغس (S I 465 = L 986).

ⲇⲓⲫⲣⲩⲅⲟⲥ kommt nur éinmal vor und zwar als Bestandteil eines Heilmittels, das auf ein Abszeß aufgelegt wird (Ch 25).

27. Dosten

ⲟⲣⲓⲕⲁⲛⲟⲛ = ὀρίγανον (BD 282, BP 696) bezeichnet verschiedene Arten von *Origanum*. Arabisch heißt es صعتر (S I 128 = L 1398). KG 24, 140f.

Mit Hysop gekocht dient es als Umschlag auf ein krankes Ohr (Ch 173).

28. Ei

a) ⲥⲟⲟⲩϩϵ (ääg. *śhw·t*) ist die koptische Bezeichnung für Ei, griechisch ᾠόν (BD 168, BP 736), arabisch بيض (S I 193 = L 392). Wenn auch nur zweimal ausdrücklich ⲥⲟⲟⲩϩϵ ⲙⲡⲁⲡⲟⲓ bzw. ⲡⲁⲡⲁⲓ (Ryl 6, Ep 1) „Hühnerei" gesagt wird, so sind doch wohl auch in allen anderen Fällen ebenfalls Hühnereier gemeint. Als Beiwort kommt sonst nur ⲛⲧϵ ⲡϵϩⲟⲟⲩ „vom Tag" vor (Ch 172, 196), d. h. das Ei muß an dem Tag, an dem die Arznei bereitet wird, gelegt sein.

Wo einfach ⲥⲟⲟⲩϩϵ steht, hat man wohl das ganze Ei zu verstehen. Es wird zur Bereitung von Salben bei verschiedenen Krankheiten verwendet: Kopfweh (Ryl 6), entzündete Brüste (BA 8), Darmerkrankungen mit Blutabgang (Ep 1). Mit Zedernharz gemischt soll es bei Blutungen aus dem Munde eingenommen werden (BKU 16), mit Wein und Olivenöl bei Erkrankungen der Hoden (Ch 172). In zerstörtem Zusammenhang steht es (KW 18). Erwähnt sei auch, daß Trinkei unter leichter Diät bei Magenbeschwerden angeführt ist (Ch 70).

b) Für ⲙⲟⲟⲩ ⲛ̄ⲥⲟⲟⲩϩϵ wörtlich „Eiwasser" ist mit Sicherheit die Bedeutung „Eiklar" festzustellen. Die Meinungen über die Bedeutung von ⲃⲗⲗϵ (ⲃⲏⲗⲗϵ) ⲛⲥⲟⲟⲩϩϵ gehen hingegen auseinander. Da ⲃⲗⲗϵ auch „blind" heißt, könnte dieser Ausdruck eine andere Bezeichnung für Eiklar sein. So CRUM, Dict 38a; jedoch „yolk" ib. 274a. Auch WORRELL übersetzt es mit Eiklar. CHASSINAT hingegen nimmt es als Bezeichnung für Eigelb, Dotter. Aus rein sachlichen Gründen schließe ich mich dieser letzteren Meinung an. Sowohl das Eiweiß wie das Eigelb spielen in der alten Medizin gesondert ihre Rolle. Es wäre sonderbar, wenn in einer so ausgedehnten Rezeptensammlung wie die des Papyrus CHASSINAT und auch in allen

[1] Vgl. τζηβήτ, L GB Verzeichnis.

übrigen erhaltenen koptischen Rezepten der Eidotter niemals erwähnt würde, während es für Eiklar zwei unterschiedlos gebrauchte Ausdrücke gäbe. Aus diesem Grunde halte ich es für höchst wahrscheinlich, daß ⲃⲗⲗⲉ ⲛⲥⲟⲟⲩϩⲉ den Eidotter bezeichnet.

Mit Eiklar werden Arzneien für folgende Krankheiten bereitet: *Psora* (Ch 61, 62), Pusteln (Ch 215), Schläfenschmerzen (Ch 63, 64), geschwollene Augen, Aufschwellen des Leibes, verschiedene Gliedererkrankungen und Wunden (Ch 93), Schmerzen in den Brüsten und Erkrankung des Penis (BA 2). In zerstörtem Zusammenhang steht es KW 17.

Die mit Eidotter bereiteten Heilmittel werden bei folgenden Krankheiten angewendet: *Tscherhof* (Ch 120), Warzen (Ch 161), Ausschlag (Ch 161, ZB 6), schmerzhaftes Augenrheuma (Ch 196), Darmerkrankungen (WM 27).

c) In einem Rezept (Ch 55) kommt das Zeichen ⊙ vor, das sonst in den koptischen Rezepten als Bedeutungszeichen nicht bekannt ist. Nach Chassinat (S. 164) könnte es „Ei" bedeuten. ϣⲁϩⲙ (= wahrscheinlich شحم) ⊙ wäre dann wörtlich „Eifett", das aber (nach Chassinat) wahrscheinlich eine symbolische, übertragene Bedeutung hat. Vgl. unter Unbekanntes.

29. Eidechse

ϩⲁⲃⲗⲉⲉⲗⲉ entspricht nach Crum, Dict 741a, griechischem σαῦρα (BD 174, BP 711) und arabischem سام ابرص (S II 3 = L 1154). Der griechische und der arabische Name bezeichnet allerdings je ein anderes Tier: σαῦρα ist *Lacerta agilis* L., die gewöhnliche Eidechse, سام ابرص hingegen bezeichnet *Lacerta gecko*, den Gecko. Solche Unstimmigkeiten sind jedoch nicht selten. Das koptische Wort bezeichnet entweder Eidechse im allgemeinen oder, was wahrscheinlicher ist, eine bestimmte Eidechsenart, die sich derzeit nicht bestimmen läßt.

Die Asche einer noch frischen Eidechse wird mit Weihrauch und Essig bei Augenrheuma angewendet (WM 11).

30. Epheu

ⲕⲓⲥⲥⲟⲥ ist griechisches κισσός (BD 254, BP 663) und arabisches قسوس (S I 299 = L 1786), *Hedera Helix* L. (oder *Hedera poetarum* Bertel Kg 43ff.). Ob allerdings in dem einzigen koptischen Rezept, in dem ⲕⲓⲥⲥⲟⲥ vorkommt, damit wirklich der Epheu gemeint ist, erscheint zunächst fraglich, da die „Erklärung" ⲉⲧⲉ ⲙⲉⲥⲙⲓⲗⲁⲝ ⲡⲉ „das ist der Smilax" beigefügt ist. Denn unter σμίλαξ (σμύλαξ) versteht man mehrere vom Epheu verschiedene Pflanzen. Neben der Eibe (*Taxus baccata* L., BD 414), die hier nicht in Betracht kommt, wird auch die Gartenbohne (*Phaseolus vulgaris* L., BD 231) und die rauhe Smilax (*Smilax aspara* L., BD 442) so genannt. Die beiden letzten sind Pflanzen, die sich ebenso wie der Epheu emporranken, so daß sie bei ungenügenden botanischen Kenntnissen eventuell miteinander verwechselt werden können. Da in dem koptischen Rezept die in Wein gekochten Blätter bei Magenbeschwerden aufgelegt werden sollen (Ch 70) und dasselbe von Dioskurides (BD 255) und Galen mit Epheublätter empfohlen wird (allerdings bei Geschwüren), so wird wohl auch im koptischen Rezept der Epheu gemeint sein. Vgl. 175b 11.

31. Essig

Die geläufige einheimische Bezeichnung für Essig ist ϩⲙϫ (ϩⲏⲙϫ u. ä.) (näg. *ḥmḏ*, vgl. חֹמֶץ und حمض „sauer sein"). Selten wird ⲟⲝⲟⲥ = ὄξος gebraucht (BD 488,

BP 696). Arabisch heißt der Essig خلّ (S I 377 = L 813). Mit einer einzigen Ausnahme (Ryl 4) wird in den koptischen Rezepten soviel ersichtlich Essig nur äußerlich angewendet.

Meistens wird die Bezeichnung für Essig ohne Beiwort gebraucht. Essig wird zur Bereitung von Arzneien verwendet, die bei folgenden Krankheiten in Anwendung kommen: Abszesse (Ch 25, 26, 28, 176), wildes Fleisch (Ch 216), Schorf (?) (Ch 136), Flechten (Ch 163, 216, 218), Pusteln (ZB 23), *Psora* (ZB 13, 15, 24, 32), Ausschlag (ZB 41), Aufschwellen des Leibes (Ch 14?, 93, ZB 1), *Wamsir*, „Welkauge", Schuppenflechte, Striemen (?) (Ch 20), geschwollene Augen, verschiedene Gliedererkrankungen (Ch 93), Warzen (ZB 39, wo er sonderbarerweise an die Stelle von Stakte treten kann, wenn diese nicht zur Hand ist), Augenrheuma (WM 11), Milzleiden (KW 6), Wunden (Ch 93, 216, 232), Schmerzen (allgemein Ch 115, Kopf- und Schläfenschmerzen Ch 160, 209, Ryl 6, Brüste und Penis BA 2), Geschwülste (BM 1). Er wird in einem nur verstümmelt erhaltenen Rezept erwähnt (Ch 33). Ein anderes Rezept schreibt vor, daß die in einem Glasgefäß befindliche Arznei 7 Tage lang in einem Krug mit Essig, der in frischem Kot vergraben ist, so hängen muß, daß sie mit dem Essig nicht in Berührung kommt (Ch 102, gegen verschiedene Augenkrankheiten).

Oft wird ausdrücklich „saurer, scharfer" Essig vorgeschrieben, gewöhnlich durch das Beiwort **ϫⲏϥ**, gelegentlich sogar **ϫⲏϥ ⲧⲟⲛⲟⲩ** „sehr scharf" (WM 1). Dasselbe ist wohl mit **ⲟⲝⲏⲥ ⲟⲝⲩⲥⲧⲏⲥ** (Ch 146) gemeint. Die Krankheiten, die mit Arzneien behandelt werden, in denen „scharfer" Essig enthalten ist, sind dieselben wie die oben angeführten: Augenkrankheiten (Ch 81), *Psora* und *Wamsir* (Ch 127), Flechten (Ch 198, 217), Pusteln (WM 9), Milzerkrankungen (WM 1), Zahnrheuma (?) (Ch 181); er ist ferner bei dem Mittel, das im Körper steckende Dornen herausbringen soll (Ch 214), und bei einer Heilsalbe (Ch 146). Einmal kommt er innerlich angewendet vor in einer Arznei, die gegen alle inneren Krankheiten genommen wird (Ryl 4).

ϩⲙϫ (ⲛ)ⲁⲥ „alter Essig" wird bei Ischias angeordnet (WM 19), bei Körperjucken (ZB 26) und bei einer unbekannten Krankheit (WM 18).

ϩⲏⲙϫ ⲉϥⲡⲟⲥⲉ „gekochter Essig" soll bei Magenbeschwerden verwendet werden (Ch 70, vorausgesetzt, daß der Text richtig ist). Bei juckender *Psora* wird der Kranke mit gekochtem Essig übergossen (ZB 13).

In **ϩⲙϫ ⲑⲉⲣⲙⲟⲛ** (= *ϑερμόν*) „warmem Essig" badet, wer an Körperjucken leidet (ZB 3).

Was mit **ϩⲙϫ** *Ω* gemeint ist, weiß ich nicht. Er wird bei Ausschlag angewendet (ZB 29).

32. Euphorbium

ⲉⲩⲫⲟⲣⲃⲓⲟⲩ (ⲉⲩⲫⲟⲣϥⲓⲟⲩ) ist der Genitiv von *εὐφόρβιον* (BD 320, BP 644). Im Arabischen wurde ebenfalls vorwiegend die griechische Bezeichnung gebraucht in der Gestalt فربيون (S II 248 = L 1673), vgl. *φόρβιον* L BG 29/1 (S. 15); daneben heißt es auch اكل نفسه wörtlich „der sich selbst verzehrt" (S I 75 = L 134). Mit diesen Benennungen wird der erstarrte Milchsaft aus den Stengeln von *Euphorbia resinifera* Berg bezeichnet.

Äußerlich wird das Euphorbium in Arzneien gebraucht, die bei Wimpernausfall verordnet werden (Ch 101, 107, gut geröstet); es wird ferner zur Bereitung eines blutstillenden Kollyriums genommen (Ch 137); mit Olivenöl gemischt wird es bei Schnupfen und Schwerhörigkeit in die Nase gesteckt (Ch 108); bei einem Abszeß am After wird es ebenfalls empfohlen (Ch 212).

Innerlich angewendet dient es mit anderen Stoffen als Abführmittel: zur Beseitigung von Blähungen (?) (Ch 74); als Zäpfchen eingeführt oder mit Honig vermischt eingenommen (Ch 75). Das „wegen des Mastdarms“ überschriebene Rezept Ch 225 gibt wohl auch ein Abführmittel an, das im Bad mit warmem Wasser getrunken werden soll.

33. Feige

ⲕⲛⲧⲉ (ⲕⲉⲛⲧⲉ) bezeichnet die Frucht des Feigenbaumes *Ficus Carica* L. und auch den Baum selbst (sonst **ⲃⲱ ⲛⲕⲛⲧⲉ** „Feigenbaum“). Griechisch entspricht ihm *σῦκον* (Frucht) und *συκῆ* (Baum) (BD 147, BP 721), arabisch تين (S I 221 = L 439).

Aus den Blättern der wilden Feige (**ⲕⲛⲧⲉ ⲛϩⲟⲟⲩⲧ**, wörtlich „männliche Feige“) wird mit Natron, Schwefel und Honig eine Salbe bereitet, die bei Psora Anwendung findet, um die Entzündung zu verhindern (ZB 17). Mit „Feigenmilch“, das ist der Saft des Baumes, von dem auch Galen und Dioskurides sprechen, werden große Hämorrhoiden mehrmals bestrichen, um sie zum Platzen zu bringen (TM).

Die Frucht wird innerlich angewendet. Wer an *Sir* leidet, soll sie mit Leinsamen, Gummi und Honig essen, muß aber „Feigenwasser“, das ist wohl Absud von Feigen, darauf trinken (Ch 22). Wasser, in dem Feigen gekocht wurden, wendet auch Galen an.

34. Fenchel

a) **ϣⲁⲙⲁⲣ (ϣⲁⲙⲁⲗ)** = شمار (S II 108 = L 1341, verwiesen auf رازيانج S I 486 = L 1019). Griechisch heißt der Fenchel *μάραθρον* (BD 308 *Anethum Foeniculum* L., BP 683 *Foeniculum vulgare* Gärtn.) (KG 38, 150). **ϣⲁⲙⲁⲣ** ist nur éinmal mit dem Beiwort **ϩⲟⲟⲩⲧ** „männlich“, d. h. wilder Fenchel, versehen (Ch 233), sonst bleibt es ohne nähere Bestimmung.

In einigen Rezepten ist „Fenchelwasser“ genannt (Ch 90, 113, wohl auch in CO und vielleicht in Ch 2 so zu ergänzen). Was man darunter verstand, kann nicht mit Sicherheit festgestellt werden. Es kommt der Absud von Fenchelsamen oder der ganzen Dolde in Frage oder auch der ausgepreßte Saft von verschiedenen Teilen der Pflanze, wie es bei Dioskurides beschrieben ist. Dieser Saft wird bei *Nebel* angewendet (Ch 113, CO) und auch zur Bereitung eines bei allen Augenkrankheiten nützlichen Pulvers (Ch 90).

Innerlich angewendet wird der wilde Fenchel (wohl der Same) bei Blutspucken (Ch 233).

b) **ⲥⲁⲙⲁϩⲏⲣ** entspricht nach Crum, Dict 342a, ebenfalls dem arabischen شمار, andererseits aber auch اسفانج „Spinat“ (اسفاناج S I 34 = L 63). Letztere Bedeutung scheint mir aber für unseren Fall doch weniger wahrscheinlich zu sein. Mit Weihrauch gemischt wird es gegen Psora angewendet (ZB 20).

35. Fett

Die Ausdrücke **ⲱⲧ** (äg *ʿḏ*) und **ⲕⲛⲛⲉ (ⲕⲉⲛⲛⲉ, ⲕⲏⲛ(ⲛ)ⲉ** u. ä.) (ursprünglich Infinitiv eines Verbums $\sqrt{}$*ḳnj*, „fett werden“) scheinen gleichbedeutend zu sein. Sie entsprechen dem griechischen *στέαρ* (BD 184, mehrere Kapitel; BP 718) und dem arabischen شحم (S II 87 = L 1310 gekürzt). Daneben wird Schweinefett auch einmal mit **ⲟⲝⲩⲅⲅⲓⲛ** (= *ὀξύγγιον*) **ⲛⲣⲓⲣ** bezeichnet (WM 1).

Mit nur zwei Ausnahmen (Ch 146, 167) wird stets durch ein Beiwort das Tier angegeben, von dem das Fett stammen soll. Als fettliefernde Tiere werden genannt: ⲣⲓⲣ (ⲗⲓⲗ) „Schwein“ (ääg *rrj*), ⲉϣⲱ (ääg *š3j·t*) „Sau“, ⲙⲁⲥⲉ „Kalb“, ⲃⲁⲁⲙⲡⲉ „Ziege“ und ⲱⲃⲧ (ääg *3pd* „Geflügel“) „Gans“ (o. ä.).

In den koptischen Rezepten kommen mit Fett bereitete Heilmittel nur zur äußerlichen Anwendung. In erster Linie dienen die Fette wohl dazu, die eigentlichen Heilmittel salbbar zu machen. Außerdem wird den Fetten selbst sicherlich auch Heilwirkung zugeschrieben.

ⲕⲛⲛⲉ ohne Beiwort kommt in einem Rezept für eine Heilsalbe vor (Ch 146) und zu einer Einreibung bei Bauchschmerzen (Ch 167). In diesen Fällen erschien es wohl gleichgültig, von welchem Tier das Fett genommen wird. Infolge einer Lücke bleibt das fettliefernde Tier zweifelhaft in BA 4. Das damit hergestellte Heilmittel wird bei erkrankten Brüsten angewendet.

Am häufigsten wird Schweinefett verordnet und zwar zu Salben für Wunden (Ch 15, 131, 132 ?); zu einem schmerzlindernden Pflaster (Ch 115); bei Anschwellungen (BKU 3); bei Narben, die man verschwinden lassen möchte (Ch 133); bei Milzerkrankungen (WM 1); bei *Psora* (ZB 11). Saufett wird zum Salben von Wunden (Ch 197 ungesalzenes; WM 12 frisches) verordnet.

Kalbsfett wird bei Ohrenschmerzen (Ch 114), Kopfhitzen (Ch 148) und alten Wunden (Ch 189) angewendet.

Gänsefett — dabei sind vielleicht auch die Enten und überhaupt alles Geflügel mit zu verstehen — wird verschrieben bei: Gebärmutterschmerzen (Ch 24), Wimpernausfall (Ch 101), Erkrankungen der Brüste (BKU 9) und Warzen (ZB 38).

Ziegenfett dient zur Bereitung eines Mittels, mit dem das Kriechzeug aus dem Hause vertrieben wird (WM 7).

36. Fichtenharz

ⲡⲓⲧⲏⲛⲏⲥ (ⲡⲓⲧⲓⲉⲓⲛⲏⲥ u. ä.) gibt den Genitiv von πιτυίνη, (scil ῥητίνη) wieder (BD 91, BP 708). Bei Ibn al-Baithâr wird das Fichtenharz im Abschnitt علك „Harz“ behandelt (S II 206 = L 1581); die Araber haben auch die allgemeine griechische Bezeichnung für Harz, ῥητίνη, als راطينى u. ä. (S I 488 = L 1023) übernommen. ῥητίνη scheint auch einmal im Koptischen als ⲡⲣⲉϯⲛⲏⲥ (ZB 1) vorzukommen; doch ist eher anzunehmen, daß es hier eine Verschreibung für das kurz vorher genannte ⲡⲉϯⲛⲏⲥ ist. Beiworte kommen in den koptischen Rezepten nicht vor; doch wird noch ein ⲫⲣⲓⲕⲧⲏⲥ (Ch 139) genannt (Genitiv von φρυκτή), das nach Chassinat (S. 266) *resina frixa* „geröstetes Harz“ bedeutet. Wahrscheinlich ist auch da Fichtenharz gemeint.

Fichtenharz wird hauptsächlich als Pflasterbestandteil verwendet: zur Vertreibung von Schmerzen (Ch 115), bei Podagra (?) und Fieber (Ch 118), bei schlecht heilenden Wunden und Bissen von Hunden und Menschen (Ch 187), bei allen Anschwellungen (ZB 1). In zerstörtem Zusammenhang steht es Hall 3, 4 (Pusteln?), 8. Das geröstete Harz (φρυκτή) ist Bestandteil eines heilenden Pulvers (Ch 139).

37. Flachsseide

ⲡⲁⲑⲁⲙⲟⲩⲛ hält Chassinat (S. 188f.) für die Wiedergabe von افيتمون = ἐπίθυμον (BD 468, BP 642 bzw. S I 57 = L 112), *Cuscuta Epithymum* L. Es wird zu einem Abführmittel genommen (Ch 76).

Vgl. ⲛⲉϩ ⲛ̄ⲁⲣϯⲛⲁⲣ, womit nach Chassinat vielleicht Öl aus den Samen der Flachsseide gemeint ist, im Abschnitt Öl (105i).

38. Galbanum

ⲭⲁⲗⲃⲁⲛⲏ (ⲭⲁⲣⲃⲁⲛⲉ) ist das griechische χαλβάνη BD 321, BP 731), das auch im Arabischen als خلباني (S I 382 = L 818) vorkommt. Die eigentliche arabische Bezeichnung dafür ist قنّة (S II 324 = L 1841). Galbanum ist das Gummiharz von *Ferula rubricaulis* Boiss.

Es wird zur Herstellung eines Wundpflasters verwendet (Ch 15) und eines bei Schmerzen in den Füßen zur Anwendung gebrachten Heilmittels (Ch 13 unvollständig). Auch wird es zur Bereitung eines Mittels genommen, mit dem das Haus besprengt wird, um die Kriechtiere daraus zu vertreiben (WM 7).

39. Galgantwurzel

ϩⲟⲩⲗⲓⲛϭⲁⲛ ist nach Chassinat (S. 155) خولنجان (S I 399 = L 829), die Wurzel von *Alpinia officinarum* Hance (nach Sontheimer *Alpinia Galanga* Willd.).

Sie ist Bestandteil eines allgemein bei Augenkrankheiten angewendeten Pulvers (Ch 49).

40. Gallapfel

Die Bezeichnungen ϭⲗⲕⲟ, eigentlich „Sykomorenfeige", und ⲛⲟⲩ, „Tamariske" (? oder auch ein anderer Baum), kommen in den bekannt gewordenen koptischen Rezepten nur in der Verbindung ϭⲗⲕⲟ ⲛⲛⲟⲩ (ϭⲗⲕⲟ ⲛⲛⲁⲩ) vor, was L. Keimer (Acta oriantalia 6, Leiden 1928, 294ff.; vgl. KG 55ff., 155f.) mit Tamariskengallapfel erklärt. Da aber dem koptischem ⲛⲟⲩ unter anderen Baumnamen nach Crum, Dict 226a, auch δρῦς entspricht, so scheint es mir gut möglich, daß ϭⲗⲕⲟ ⲛⲛⲟⲩ Eichengallapfel bedeutet. Die arabische Bezeichnung für Gallapfel ist عفص (S II 199 = L 1564), das als ⲁⲗⲁϥⲥ (fem.) auch einmal in einem koptischen Rezept (MK 2) vorkommt[1]. Griechisch heißt der Gallapfel κηκίς (BD 127, BP 661).

Galläpfel werden zur Räucherung gegen Eingeweidewürmer empfohlen (Ch 110). Zerrieben werden sie allein oder mit Honig vermengt bei Schorf aufgelegt (Ch 222). Mit Akakia und Gummi dienen sie zur Bereitung einer Salbe (Ch 191), deren Verwendung nicht angegeben wird. Auch im Rezept MK 2, in dem Galläpfel (unter dem arabischen Namen) eine Rolle spielen, ist die Krankheit, bei der die Arznei angewendet werden soll, nicht angeführt.

41. Galle

Die koptische Bezeichnung für Galle ist ⲥⲓϣⲉ (näg *sḫ*), das mit ⲥⲓϣⲉ „bitter werden" zusammenhängt. Im Griechischen entspricht ihm χολή (BD 189, BP 734), im Arabischen مرارة (S II 510 = L 2118 gekürzt; vgl. مرّ „bitter sein").

Mit nur éiner Ausnahme ist stets angegeben, von welchem Tier die Galle zu nehmen ist. An der einzigen Stelle, an der das nicht gesagt wird, ist vielleicht das Beiwort bloß aus Versehen ausgelassen oder es erschien gleichgültig, was für Galle verwendet wird. In diesem Fall soll weißer Germer (?) mit Galle an den Zahn gelegt werden, den man ohne Zange herausziehen will (Ch 151).

Die Galle von Vögeln, und zwar der Weihe (ⲧⲣⲉ), des Raben (ⲁⲃⲟⲩⲕ) und des Geiers (ⲛⲟⲩⲗⲉ für ⲛⲟⲩⲣⲉ) wird bei kahlen Augen angewendet (Ch 4).

[1] In der Neubearbeitung von MK deutet Chassinat ⲧⲁⲗⲁϥⲥ als ضال عفص = bittere wilde Brustbeeren.

Die Galle des Fisches, der „schwarzer Labês" genannt wird, dient als Arzneistoff bei *Nebel* (Ch 113, 194). CHASSINAT (S. 236f.) identifiziert ⲗⲁⲃⲏⲥ mit لبيس, ἀλάβης, *Cyprinus niloticus* L. Darnach CRUM, Dict 148b, s. v ⲗⲉⲓϥⲓ.

Die Galle einer Schlange — wenn nicht unter ⲧⲣⲁⲕⲟⲛ = δράκων das Petermännchen gemeint ist — wird zusammen mit ihrer Leber und ihrem Blut bei „Nebel" angewendet (Ch 188).

Getrocknete Rindsgalle (ⲥⲓϣⲉ ⲛⲉϩⲟⲟⲩ ⲉⲃϣⲟⲟⲩⲉ) wird zur Herstellung eines bei allen Augenkrankheiten nützlichen Pulvers verwendet (Ch 41). Auch Kalbsgalle (ⲥⲓϣⲉ ⲙⲙⲁⲥⲉ) wird bei *Nebel* (?) angewendet (Ch 205). Sie findet aber auch bei anderen Krankheiten Anwendung wie: Schmerzen (?) in der Schulter oder im Nacken (WM 10), Zahnschmerzen (WM 14), Ausschlag am Finger (ZB 44).

Ziegengalle (ⲥⲓϣⲉ ⲛⲃⲁⲙⲡⲉ) wird bei *Wasser* und *Stern* (Ch 42) sowie bei tränenden Augen (?) (WS 2) verordnet. Ob mit ⲥⲓϣⲉ ⲛϭⲓⲛⲉ ⲛⲃⲁⲙⲡⲉ eine besondere Art Ziegengalle bezeichnet wird, ist nicht zu ermitteln, weil die Bedeutung des Wortes ϭⲓⲛⲉ derzeit unbekannt ist. Sie kommt bei „Nebel" in Anwendung (Ch 195).

Welche Tiere mit ϩⲏⲧⲥ und ⲉⲣϭⲟⲓ gemeint sind, ist unbekannt. Mit ihrer Galle, vermischt mit Papyrusasche und Honig, sollen die Augen bei „Innenwasser" bestrichen werden (Ch 165). CHASSINAT (S. 283) verweist für ϩⲏⲧⲥ auf äg *ḥtś*, das ein rattenartiges Tier bezeichnet, und für ⲉⲣϭⲟⲓ auf ⲉⲣϫ „Kücken" (vgl. CRUM, Dict 59b).

42. Galmei

ⲕⲁⲇⲙⲓⲁ(ⲥ) (ⲕⲁⲧⲙⲓⲁⲥ) = καδμεία (BD 504, BP 653) bezeichnet das bei der Verhüttung von Erzen, besonders Kupfererzen, gewonnene unreine kohlensaure und kieselsaure Zink (BD 507). Das griechische Wort kannten auch die Araber in der Form قدميا als Synonym zu قليميا (S II 314 = L 1826), das anscheinend aus jenem durch schlechte Schreibung oder Lesung entstanden ist. قليميا erscheint in der Form اقليميا im Koptischen als ⲁⲕⲗⲏⲙⲓⲁ und ⲉⲕⲗⲏⲙⲓⲁ. قدميا وهو الاقليميا „Kadmia, das ist die Aklima" heißt es in der arabischen Übersetzung von DIOSKURIDES (angeführt L 1826 und CHASSINAT S. 150). ⲕⲁⲇⲙⲓⲁ und ⲁⲕⲗⲏⲙⲓⲁ sind demnach als gleichbedeutend zu betrachten.

An besonderen Arten von Galmei werden in den koptischen Rezepten folgende erwähnt: ⲕⲁⲇⲙⲓⲁⲥ ⲕⲉⲕⲁⲩⲙⲉⲛⲟⲩ (Ch 105) „gebrannter Galmei", welchem Ausdruck einmal auch ⲡⲉⲡⲗⲏⲙⲙⲉⲛⲏⲥ hinzugefügt ist (Ch 104), das nach CHASSINAT für πεπλυμένη „gewaschen" steht. Ferner steht nach dem griechischen ⲕⲁⲧⲙⲓⲉ zweimal das Zeichen der griechischen Alchemisten für „Gold" (Ch 52, 54), während nach dem arabischen Ausdruck ⲁⲕⲗⲏⲙⲓⲁ bzw. ⲉⲕⲗⲏⲙⲓⲁ (Ch 45, 46) stets das entsprechende arabische Zeichen für Gold folgt (CHASSINAT, S. 152). Die beiden letzteren Rezepte sind also einer arabischen Quelle entnommen. Diese Ausdrücke bezeichnen den bei der Verhütung von Golderz gewonnenen Galmei.

Galmei wird nur äußerlich angewendet und zwar meistens als Bestandteil von Augenarzneien. Gewöhnlich ist in den Rezepten angegeben, daß die Mittel bei allen Augenkrankheiten helfen oder es steht einfach „für die Augen" o. ä., was ja dasselbe besagt (Ch 45, 46, 52, 53, 104, 105, 109, 122, 221). Einige Rezepte, in denen keine Krankheit angegeben ist, dürften ebenfalls Angaben für Augenheilmittel sein (Ch 59, 79, 92, 210, 211, 236). In anderen Rezepten werden besondere Augenübel angeführt: *Stern*, *Wasser*, Fleischwucherungen (Ch 52, wohl auch 53); *Nebel* (190); Stärkung der Sehkraft (Ch 54), verdickte Lider (Ch 102), kahle Augen (Ch 102, 107, 143), juckende Augen(winkel) (Ch 102, 190, 199), verletzte und finstere Augen (Ch 143), Flügelfell (?) (Ch 128), Rheuma (Ch 221, wohl auch Ch 106).

Galmei findet sich jedoch auch als Arzneibestandteil gegen andere Krankheiten: Abszesse (Ch 29, 152, 176), *Psora* (ZB 45, Ch 190), kahle Schienbeine (Ch 185, 186), Gürtelflechte (Ch 158), schlecht heilende Wunden (Ch 129, WM 21), kranker Penis (Ch 39). Mit Olivenöl und Eidotter gemischt wird er bei *Tscherhof* mit einer Ibisfeder aufgetragen (Ch 120). In den fragmentarischen Rezepten KW 15, 20 wird ebenfalls Galmei genannt, ohne daß zu ersehen ist, bei welcher Krankheit die Arzneien angewendet werden sollen.

43. Gelbwurz

ⲙⲁⲙⲓⲣⲁⲛ ist das arabische ماميران (S II 487 = L 2080), das als die kleine Art der Gelbwurz (عروق صفر S II 189 = L 1607) erklärt wird (unter dem Stichwort عروق الصابغين S II 186 = عروق الصبّاغين L 1525) und mit dem *χελιδόνιον μικρόν* bei Dioskurides gleichgesetzt wird (BD 256, BP 734), das nach Berendes der Scharbock, die Feigwurz, *Ranunculus Ficaria* L., ist. In L BG 110/3 (S. 29) sind *μεμηρέν*, *μαμηρέ* und *μεμηρίν*, die deutlich unser Wort wiedergegeben, als Bezeichnung des *χελιδόνιον μέγα* angeführt (BD 255), das ist *Chelidonium maius* L., Schöllkraut.

ⲙⲁⲙⲓⲣⲁⲛ wird in den koptischen Rezepten zur Bereitung eines Augenpulvers verwendet (Ch 46, 5?).

44. Germer

Daß unter **ⲉⲣⲉⲃⲟⲣⲟⲩ ⲉϥⲟϫ** eine *Helleborus*-Art zu verstehen ist, steht außer Zweifel. Das Beiwort **ⲉϥⲟϫ** gibt aber, so wie es im Papyrus ganz deutlich steht, keinen Sinn, so daß nicht zu ersehen ist, ob *ἐλλέβορος λευκός* (BD 444, BP 641) d. i. *Veratrum album* L., der weiße Germer, arabisch خربق ابيض (S I 358 = L 772) gemeint ist, oder *ἐλλέβορος μέλας* (BD 446, BP 641), d. i. *Helleborus cyclophyllus* bzw. *officinalis*, die schwarze Nieswurz, arabisch خربق اسود (S I 359 = L 773; vgl. *χάρβακ* L BG 118/10, S. 32). Chassinat schlägt vor, das Beiwort in **ⲉϥⲟⲩⲟϫ** „gut, echt" zu emendieren, was aber auch nicht weiter bringt. Ich halte es für möglich, daß **ⲉϥⲟϫ** (*efŏč*) für **ⲉϥⲟⲩⲟⲃϣ** (*efwŏbš*) steht, dem es ja lautlich ziemlich ähnlich ist[1]. Das hieße dann „weiß". Es wäre unter der Voraussetzung der Richtigkeit meiner Annahme *Veratrum album* gemeint.

Der *Helleborus* kommt in den koptischen Rezepten nur dieses éine Mal vor (Ch 151). Man soll ihn mit Galle vermischt an den Zahn legen, den man ohne Zange herausziehen möchte.

45. Gerste

Die alte ägyptische Bezeichnung **ⲉⲓⲱⲧ** (aäg *jt*) entspricht griechischem *κριθή* (BD 199, BP 670) und arabischem شعير (S II 97 = L 1321, vgl. S II 71 = L 1255 und S II 478 = L 2068).

Äußerlich. Gebrannte Gerste wird mit anderem bei Warzen und Wamsir dem Kranken auf den Bauch geschmiert (ZB 37). Gerstenmehl mit Schweinefett, Essig und Salz abgerührt ergibt eine Salbe gegen Milzerkrankungen (WM 1).

Innerlich. Bei Blutabgang wird Gerstenmehl mit anderen Stoffen zu einem Brei verkocht und gegessen (Ch 228).

[1] Eine weitergehende Emendation scheint um so eher erlaubt, da dies nicht der einzige offenkundige Fehler in diesem Rezepttext ist.

46. Gewürznelke

Die Gewürznelke wird in den koptischen Rezepten mit dem arabischen Namen bezeichnet: ⲕⲁⲗⲁⲛϥⲟⲩⲣ, ⲕⲁⲗⲁⲛⲃⲟⲩⲗ, ⲁⲗⲕⲁⲗⲁⲛⲃⲟⲩⲗ d. i. قرنفل (S II 281 = L 1748). Einmal kommt ⲕⲁⲣⲟⲓⲟⲫⲩⲗⲗⲟⲩ (KW 1) vor, d. i. die griechische Bezeichnung *καρυόφυλλον* (BP 658). Es ist darunter die nicht geöffnete Blüte der *Eugenia caryophyllata* Thunbg zu verstehen. Der arabische Name ist auch in den griechischen Formen *καρούμφουλ*, *γαρούμφουλ*, *καρομφίλ* (L BG 58/2, S. 19) erhalten.

Äußerlich: zur Stärkung der Sehkraft (Ch 54); als Bestandteil eines Augenpulvers (Ch 49).

Innerlich: Arznei für innere Krankheiten (Ryl 4).

In zerstörtem Zusammenhang (KW 1).

47. Granate

ϩⲉⲣⲙⲁⲛ entspricht griechischem *ῥόα* (BD 131, BP 708) und arabischem رمان (S I 499 = L 1058), *Punica Granatum* L. KG 47ff., 151f.

Der Inhalt eines Granatapfels mit Eidotter und Sauerteig gemischt gebacken ergibt ein Mittel, das bei Darmerkrankungen, wahrscheinlich innerlich, angewendet wurde (WM 27).

ⲁⲣⲣⲁ[ⲙ]ⲏⲛ (Ryl 4 = Ryl 106 Z. 38, Lesung nach Crum, Dict 703a s. v. ϩⲉⲣⲙⲁⲛ) erklärt Crum (mit ?) für الرمان. Das als richtig angenommen, ist mit dem Beiworte ⲉϥⲕⲏⲕ ein „geschälter Granatapfel“ gemeint. Er wird zu einer gegen innere Krankheiten innerlich angewendeten Arznei verwendet.

Außerdem kommt zweimal ⲕⲟⲩⲕⲉ ⲛϩⲉⲣⲙⲁⲛ „Granatrinde“ vor. Sie heißt griechisch *σίδιον* (BD 132). Gekocht und mit Wein vermischt gibt sie ein gegen Psora wirksames Pflaster (ZB 21). Eingenommen wird sie bei Blutspucken (Ch 233).

48. Grauspießglanz

ⲥⲧⲓⲙⲉⲟⲥ (u. ä.) gibt den Genitiv von *στίμμι* wieder (BD 516, BP 719), das Schwefelantimon, Grauspießglanz, Stibium bezeichnet. Arabisch heißt es أثمد (S I 15 = L 18; vgl. كحل S II 351 = L 1898).

Es kommt ausschließlich als äußerlich angewendetes Augenmittel vor. Meistens werden solche Mittel bei Augenkrankheiten im allgemeinen empfohlen (Ch 12, 46, 53, 80, 103, 109); seltener werden bestimmte Augenkrankheiten angeführt: kahle und tränende Augen (Ch 6), verletzte, finstere und kahle Augen (Ch 143), Stärkung der Sehkraft (Ch 54). Um ein Augenheilmittel handelt es sich wahrscheinlich auch bei dem Kollyrium KW 20, das Grauspießglanz enthält.

49. Grünspan

Die Bezeichnung des Grünspans in den koptischen Rezepten ist ⲩⲟⲩ, das ist die Wiedergabe des Genitivs von *ἰός* (BD 511, BP 651). Es entspricht arabischem زنجار (S I 540 = L 1131).

Der Grünspan wird nur äußerlich angewendet; in einigen Fällen zu Augenmitteln, die entweder bei Augenkrankheiten im allgemeinen angewendet werden (Ch 45, 84) oder bei bestimmten, namentlich angeführten Augenübeln: *Stern* und *Wasser*, (Ch 192), finstere Augen (Ch 11). In den meisten Fällen dient aber Grünspan zur Bereitung von Salben und Pflastern, die bei Abszessen angewendet werden (Ch 27,

28, 29, 150, 152, 175, 176) oder bei wildem Fleisch, Flechten und unreinen Wunden (Ch 216). Solche Salben werden auch schlechtweg als heilend bezeichnet (Ch 119, 146) oder als schmerzstillend (Ch 115, 148 gegen Kopfhitzen). Manchmal wird über die Anwendung nichts gesagt (Ch 67, 126, 132). Vielleicht ist ιọϒ̣[in dem fragmentarischen KW 4 Grünspan; es ist da mit Alaun zusammen wohl Bestandteil eines Pflasters oder einer Salbe.

50. Gummi

Das Wort für Gummi (aäg *ḳmj·t*) hat im Koptischen recht verschiedene Formen. In den Rezepten sind folgende belegt: **ⲕⲟⲙⲙⲉ, ⲕⲟⲙⲉⲟⲥ, ⲕⲙ̄ⲙⲉ, ⲕⲏⲙⲙⲉ.** Im Griechischen heißt es *κόμμι* (BP 666, vgl. BD 118), arabisch صمغ (S II 133 = L 1407 ff.). Es ist das Ausscheidungsprodukt verschiedener *Acacia*-(*Mimosa*-)Arten. Ob das einigemale vorkommende Beiwort ⲛϣⲟⲛⲧⲉ („Akaziengummi") eine besondere Art bezeichnet oder nur pleonastisch hinzugefügt ist, bleibe dahingestellt (Ch 90, 93, Ryl 2). Einmal (Ch 52) findet sich das Beiwort ⲁⲗⲉϒ „weiß". Sonst wird der Ausdruck für Gummi stets ohne Beiwort gebraucht. Vgl. ⲕⲉⲙⲱⲥ 175b 9.

Gummi wird meistens äußerlich angewendet. Außer der eigenen Heilwirkung, die zum Teil in der Klebkraft besteht, mildert Gummi nach Ansicht der alten Ärzte die Wirkungskraft anderer Arzneistoffe. Gummi findet sich daher in verhältnismäßig vielen Rezepten. Die meisten werden bei Augenkrankheiten angeraten. Augenkrankheiten im allgemeinen (Ch 1, 47, 50, 52, 57, 59, 82?, 90, 92?, 221, 235, 236) oder bestimmte Krankheiten: kahle Augen (Ch 4, 56, 143), geschwollene Augen (Ch 93), Rheuma (Ch 220, vgl. Ch 106, 221), Psora und juckende Augenwinkel (Ch 190), „Wasser" und „Stern" (Ch 52, 56, 192), „Innenwasser" (Ch 56), „Nebel" (Ch 56, 190), verletzte und finstere Augen (Ch 143), Fleischwucherungen (Ch 52). Gummihaltige Arzneien werden ferner noch bei folgenden Krankheiten verschrieben: Rheuma (Ch 106, 221), Schläfenschmerzen (Ch 64), verschiedene Gliedererkrankungen, Aufschwellung des Leibes und Wunden (Ch 93), kranker Penis (Ch 39), Trachom, Warzen, Schuppenflechte, Geschwulst, Hitzen und „alle Krankheiten" (Ch 138), Psora (Ch 190), Flechte (Ch 198), Abszesse (Ch 25?, 27, 28). Auch ein blutstillendes Mittel ist darunter (Ch 137). Gummi wird ferner zu einer Reihe von Salben, Kollyrien u. dgl. verwendet, deren Zweck im Rezept nicht angegeben ist (Ch 39, 82, 92, 191, KW 14); dazu gehören auch das „Eintagskollyrium" (Ch 211), das „Rosenmittel" (Ch 134) und die „zusammenziehenden Kollyrien" (Ch 106, 145 für kleine Kinder 221).

Viel seltener kommt Gummi bei innerlich angewendeten Arzneien vor. Zweimal gegen Klopfen (Ryl 2, KW 2) und einmal gegen *Sir* (Ch 22).

51. Gurke, Kürbis, Melone

Auch im Koptischen gibt es drei verschiedene Bezeichnungen für Pflanzen dieser Art, doch ist es bisher nicht gelungen, ihre genaue Bedeutung festzustellen. Übrigens wurden nach Berendes (BP 700) Gurken, Kürbis und Melone in alten Zeiten ständig verwechselt. Crum gibt die Bedeutung aller drei koptischen Ausdrücke im Dict einheitlich mit gourd wieder. Im einzelnen ist über diese drei Pflanzengattungen aus den koptischen Rezepten folgendes zu gewinnen.

a) **ⲃⲟⲛⲧⲉ** entspricht griechischem *σίκυς*, *σίκυος* (BD 226, 449, BP 712) und arabischem قثّاء (S II 276 = L 1739), bezeichnet also wohl am ehesten die Gurke im allgemeinen oder eine bestimmte Gurkenart (*Cucumis*). In den Rezepten kommt ⲃⲟⲛⲧⲉ, und zwar in der vom faijumischen Dialekt beeinflußten Wortgestalt ⲃⲁⲛⲧⲉ, éinmal vor. Besonders präparierte Gurkenblätter werden auf die Brüste gelegt, wenn sie mehr Milch geben sollen (BA 10).

b) ϣⲱⲃⲉ (aäg *ššp·t*) entspricht ebenfalls den Ausdrücken *σίκυς* und قثاء aber auch فقوس (S I 260 = L 1690) und بطّيخ (S I 145 = L 303), die teils Gurken-, teils Melonenarten bezeichnen.

Mit gekochtem ϣⲱⲃⲉ wird der Ausschlag an den Beinen eingeschmiert (ZB 7); gebraten wird es mit Aloe und Wein gegen Ausschlag angewendet (ZB 10). Der gekochte Saft wird mit Milch und Honig den Augen bei „Stern“ aufgelegt (Ch 207). ϣⲱⲃⲉ-Saft (oder Absud) wird vielleicht auch Ch 2 erwähnt, doch ist nur ϣ erhalten, das natürlich auch anders ergänzt werden kann (ϣⲁⲙⲁⲣ). ϣⲱⲃⲉ-Mehl wird mit mancherlei gemischt als Augenumschlag empfohlen (Ch 73).

c) ϭⲗⲟⲟϭ entspricht arabischem كرنب und يقطين (S II 603 = L 2317). Mit diesen Ausdrücken werden Kürbisarten bezeichnet. Das Innere des ϭⲗⲟⲟϭ wird auf Ausschlag an den Fingern gelegt (ZB 44). In Ryl 4 wird ϭⲗⲟⲟϭ ⲛϲⲓⲙ genannt, was wörtlich „Rettich-Kürbis“ bedeuten würde. ϭⲗⲟⲟϭ steht aber hier wohl für ϭⲣⲟⲟϭ „Samen“, so daß „Rettichsamen“ zu übersetzen ist. Vgl. 175b 13.

d) Außer den drei behandelten Ausdrücken gibt es im Koptischen — allerdings nicht in den bisher bekannt gewordenen Rezepttexten — noch kombinierte Bezeichnungen. ⲃⲛⲧ ⲛϭⲗⲟⲟϭ (ⲃⲛⲧ ist eine Form des oben besprochenen ⲃⲟⲛⲧⲉ), wörtlich „Kürbisgurke“ entspricht griechischem *κολόκυνθα*, *κολοκύντη* (BD 226 *Curcubita Pepo* L., BP 665 *Curcubita lagenaria* L.) und arabischem قرع (S II 284 = L 1752). Auch die umgekehrte Wortanordnung ϭⲗⲟϫ ⲙⲃⲟⲛϯ (bohairisch), also „Gurken-Kürbis“, kommt vor; es bezeichnet eine Frucht, die geschält wird. KG 13.

e) ⲗⲟⲙⲱⲡⲉⲡⲟⲛ ist eine Verballhornung von *μηλοπέπων*, *Cucumis Melo* L. (vgl. ملونيا S II 533 = L 2175). KG 14ff., 130ff. Das Innere einer Melone wird mit Aloe zu einer Salbe verarbeitet, die bei Juckbeinen angewendet wird (ZB 8). Vgl. 175b 14.

52. Haar

ϥⲱ (ⲃⲱ) entspricht griechischem *θρίξ* (BP 726) und arabischem شعر (S II 98 = L 1323). In den Rezepten werden nur Menschenhaare, und zwar Frauenhaare verwendet. Die Asche wird zu einem blutstillenden Mittel genommen (Ch 174). ⲃⲱ ⲛϩⲉⲗⲱ „Greisinnenhaar“ und anderes gibt man auf Glut und räuchert damit die Geschlechtsteile einer Frau, die Schmerzen in der Gebärmutter hat (WM 6).

53. Hämatit

ϣⲉϯⲛⲉϩ gibt arabisches شاذنة (auch شاذنج S II 77 = L 1267) wieder. Es bezeichnet den Blutstein, der griechisch *αἱματίθης λίθος* genannt wird (BD 545, BP 677), arabisch wörtlich ebenso: حجر الدم (S I 293 = L 640). Es wird zu Augenheilmitteln genommen (Ch 12, 44, 45, 53).

54. Hammerschlag

Der Hammerschlag, das ist die beim Hämmern von Metallen abfallenden Metallschuppen, wird in den koptischen Rezepten mit ⲗⲉⲡⲓⲇⲟⲥ (ⲗⲉⲡⲓⲧⲟⲥ) bezeichnet, d. i. der Genitiv von *λεπίς* (BD 510, BP 675). Die Araber nannten ihn توبال (S I 220

= L 438). An Beiwörtern finden sich ⲭⲁⲗⲕⲟⲩ (ⲭⲁⲣⲕⲟⲩ, ⲭⲟⲗⲕⲟⲩ) (Ch 25, 78, 80, 119) = χαλκοῦ „von Kupfer". Der Hammerschlag von Kupfer wurde für wirksamer gehalten als der von anderen Metallen. Ferner findet sich ⲕⲩⲡⲣⲓⲟⲩ (WM 21) „kyprisch"; der kyprische Hammerschlag galt als der beste. In anderen Fällen (Ch 139, 142, 146, 178, KW 20) wird ⲗⲉⲡⲓⲇⲟⲥ, ⲗⲉⲡⲓⲧⲟⲥ, ohne Beiwort gebraucht. Es ist aber wohl auch da als Hammerschlag von Kupfer zu verstehen, weil dieser am meisten verwendet wurde und man annehmen muß, daß gerade dann die Angabe des Metalles nicht fehlte, wenn ausnahmsweise einmal der Hammerschlag eines anderen Metalles bezeichnet werden sollte.

Ob das éinmal in einem Rezept (Ryl 3) genannte ⲃⲏⲧⲉ (fem.) als Bezeichnung für Hammerschlag zu verstehen ist, bleibt mangels eines Anhaltspunktes zweifelhaft. Nach CRUM, Dict 456, entspricht griechischem λεπίς in Numeri 16, 38 ein feminines ⲃⲏⲧⲉ. CRUM führt die Stelle in dem erwähnten Rezepttext nicht an, woraus man wohl schließen kann, daß er hier ⲃⲏⲧⲉ nicht als Entsprechung von λεπίς ansah. Die Rezepte, in denen die Bezeichnung ⲗⲉⲡⲓⲇⲟⲥ, ⲗⲉⲡⲓⲧⲟⲥ gebraucht wird, geben ausnahmslos Arzneien für äußerliche Anwendung an, während die Arznei, zu der das fragliche ⲃⲏⲧⲉ genommen wird, gegen Klopfen einzunehmen ist. Innerliche Anwendung von Hammerschlag kommt aber sowohl bei den griechischen wie auch bei den arabischen Ärzten vor, so daß dies kein zwingendes Argument darstellt.

Hammerschlag wird oft zu Heilmitteln genommen, die irgendwelche Schäden der Leibesoberfläche heilen sollen. So Abszesse (Ch 25, 142), schlecht heilende Wunden (WM 21); als Heilsalbe oder Pflaster (Ch 119, 146) und als Heilpulver (Ch 139). Hammerschlag wird aber auch zur Bereitung von Augenheilmitteln verwendet und zwar um die Sehkraft auf weitere Entfernungen zu stärken (Ch 78) und bei Augenkrankheiten im allgemeinen (Ch 80). Auch das Kollyrium KW 20 ist wohl als Augenheilmittel gedacht. Bei einem Heilmittel gegen Zahn- und Zahnfleischerkrankung kommt ebenfalls Hammerschlag vor (Ch 178).

55. Harn

Für Harn kommen in den koptischen Rezepten folgende Ausdrücke vor: ⲙⲏ (äag *mwj·t*), ⲙⲏⲙⲏ und ⲙⲏ ⲙⲟⲟⲩ. Der zuletzt angeführte Ausdruck heißt wörtlich „wässerige Ausscheidung", zum Unterschied von ⲙⲏ ⲟⲉⲓⲕ wörtlich „brotige", d. h. feste Ausscheidung. Für medizinische Zwecke wird hauptsächlich menschlicher Urin verwendet und zwar mit Vorliebe von kleinen Kindern (ⲙⲏⲙⲏ ⲛⲕⲟⲩⲓ ⲛϣⲏⲣⲉ Ch 176). ⲙⲏ ⲙⲟⲟⲩ ⲛⲕⲟⲩⲓ ⲁⲫⲑⲁⲣⲧⲟⲥ (WM 9) „Harn eines unverdorbenen Kindes" entspricht dem griechischen οὖρον παιδὸς ἀφθάρτου, aus dem dann durch Mißverständnis oder fehlerhaftes Abschreiben ⲙⲏ ⲛⲁⲫⲑⲁⲣⲧⲟⲥ[1] (Ch 201), wörtlich „unverdorbener Harn", griechisch οὖρον ἄφθαρτον, entstanden ist (CHASSINAT S. 289, Fußnote 5 zu Nr. 176). Harn heißt griechisch οὖρον (BD 193, BP 698), arabisch بول (S I 191 = L 391). Zum Fledermausurin vgl. شيران (S II 117), شيرزق bzw. شيرزق (L 1376).

Urin findet sich nur äußerlich angewendet. „Unverdorbener Harn" (s. o.) wird ohne Beimischung bei Nachtblindheit wiederholt ins Auge geträufelt (Ch 201). Wer durch Läuse (?) einen Ausschlag bekommen hat, ist mit Urin, Natron und Essig im Bad einzureiben (ZB 41). Kinderurin wird bei Pusteln (WM 9) und Abszessen (Ch 176) verordnet. Nur einmal wird tierischer Harn verwendet und zwar von Fledermäusen bei Schleier im Auge (Ch 194).

[1] Von der ursprünglichen Bezeichnung einer Person ist noch die männliche Form des Adjektivs an Stelle der sächlichen übrig geblieben.

56. Haut

ϣⲁⲁⲣ entspricht griechischem *δέρμα* (BP 636) und arabischem جلد (S I 253 = L 497). Asche von Eselshaut wird zu einer bei Pusteln angewendeten Salbe genommen (ZB 23). Zur Schlangenhaut vgl. unter Schlangen.

57. Hefe

Hefe wurde als Bodensatz (ⲥⲟⲣⲙ, ⲥⲁⲣⲙ, vgl. aäg *srm·t*) entweder von altem Wein (ZB 39) oder von altem Essig (ZB 29, Ch 161) gewonnen. Im Bodensatz des Weines (griechisch *τρύξ*, BD 539, BP 726) ist außer Hefe noch Weinstein enthalten; arabisch دردى (S I 418 = L 863).

Gebrannte Weinhefe wird gegen Warzen empfohlen (ZB 39). Essighefe mit Natron dient als Salbe bei Warzen und Ausschlag (Ch 161). Gebrannte Essighefe dient zur Bereitung einer Salbe gegen Ausschlag; der Kranke wird damit im Bade gesalbt (ZB 29).

58. Heide

ⲉⲣⲓⲕⲏⲥ ist der Genitiv von *ἐρείκη* (BD 106, BP 643), *Erica arborea* L. Ibn al-Baithâr gibt als Synonyma zu Dioskurides' *ἐρείκη* die Ausdrücke حاج bzw. عاقول (S I 278 = L 553) an, bzw. als eine in Spanien gebrauchte Bezeichnung خلنج (S I 380 = L 814).

Heide wird KW 19 erwähnt. Die Bezeichnung der Krankheit, gegen die das Heilmittel in Anwendung kommt, ist nicht erhalten.

59. Hirn

Für „Hirn“, „Gehirn“ wird im Koptischen ⲁⲛⲅⲕⲉⲫⲁⲗⲟⲥ = *ἐγκέφαλος* gebraucht. Das Wort ⲁⲛⲅⲕⲉⲫⲁⲗⲟⲥ wird Ch 99 erklärt durch: ⲉⲧⲉ ⲡⲉϥⲁⲛⲧⲙⲁⲅ ⲡⲉ ⲛ̄ⲧⲉϥⲁⲡⲉ „das ist sein Hirn (الدماغ) seines Kopfes“. Meines Erachtens kann auch mit ⲁⲛⲧⲏⲗⲙ ⲙⲙⲁⲥⲉ (WM 15) Kalbshirn gemeint sein. Worrell möchte es in ⲁⲗⲧⲕⲁⲥ „Mark“ verbessern. Eine Verschreibung, wie sie Worrell annimmt, wäre nach der Lage der Dinge an dieser Stelle ohne weiteres verständlich. Doch wird nach Crum, Dict 12a, das Wort ⲁⲛⲧⲏⲗⲙ, das gewöhnlich „Schädel“ heißt, in einer Scala mit دماغ „Gehirn“ übersetzt (S I 426 = L 883, wo Kalbshirn als eine der besten Hirnsorten angeführt wird). BP 638 wird das Gehirn mehrerer Tiere genannt, doch nicht das des Kalbes. Dioskurides erwähnt nur Hühnerhirn (BD 167).

Kalbshirn findet nur äußerlich Anwendung. Einem weinenden Kinde soll man den Schädel mit Kalbsmark oder Kalbshirn einschmieren, um es zur Ruhe zu bringen (WM 16). Wenn ⲁⲛⲧⲏⲗⲙ in WM 15 als „Hirn“ aufzufassen ist, wird dort geraten, bei Stuhlverstopfung den Bauch mit Kalbshirn einzureiben. Das Hirn des „Wasserhundes“ ergibt mit Spaltstein ein Mittel, daß die ausgerissenen Haare der Augenlider nicht wieder nachwachsen läßt (Ch 99). „Wasserhund“ dürfte eine Bezeichnung für Otter sein. Vgl. كلب الما bei Ibn al-Baithâr unter dem Stichwort حلتيت (S I 316 = L 688) in dem Zitat aus Hubajs ibn al-Hassan.

60. Honig

a) Das einheimische Wort für Honig ist ⲉⲃⲓⲱ (ⲉϥⲓⲱ) (aäg *bj·t*). Es entspricht griechischem *μέλι* (BD 194, BP 685) und arabischem عسل (S II 190 = L 1542).

An Beiwörtern kommen folgende vor: ⲉⲃⲓⲱ ⲛⲁⲧⲙⲟⲟⲩ wörtlich „wasserloser Honig“, womit wohl fester, nicht-flüssiger Honig gemeint ist, der bei Dioskurides als besser gilt. Als Gegensatz dazu ist vielleicht ⲉⲃⲓⲱ ⲛⲁⲧⲁⲓⲕ (CO) anzusehen, wörtlich „brotloser Honig“, Honig, der keine festen Bestandteile enthält (?). Ich denke dabei an die ähnlichen Beiwörter in den Bezeichnungen ⲙⲏ ⲙⲟⲟⲩ Urin (wässerige Ausscheidung) und ⲙⲏ ⲟⲉⲓⲕ Kot (brotige Ausscheidung, vgl. 55). Sonst kommt noch ein ⲉⲃⲓⲱ ⲙⲙⲉ wörtlich „wahrer“, also echter Honig vor. Damit wird wohl ein durch keine Zusätze verfälschter Honig bezeichnet. Was ⲉⲃⲓⲱ ⲉⲛϣⲟⲩⲃϯ** (KW 2) bedeutet, kann ich nicht sagen.

Äußerlich wird Honig zu Pflaster und Salben bei folgenden Krankheiten angewendet: kahle Augen (Ch 4), tränende Augen (WS 2), *Wasser* (Ch 89, 193, 204, 205), *Innenwasser* (Ch 165), *Nebel* (Ch 188, 193, 195, 204, 205, CO), *Stern* (Ch 89, 202, 207, 208), Gebärmutterschmerzen (Ch 24), Wunden (Ch 135, 189, WM 12), *Psora* (ZB 15, 17), Ausschlag (ZB 44), Warzen (Ch 141), Schorf (Ch 222), *Wamome* (Ch 144), *Wamsir* (Ch 177), Zahnfleischgeschwüre (Ch 159), um einen Dorn aus dem Fleisch zu bringen (WM 22), Erkrankungen an den Geschlechtsteilen (Ch 140), unbekannt wozu (MK 2, Ch 21, KW 8).

Bei innerlich angewendeten Arzneien ist Honig sehr beliebt. Abgesehen davon, daß dem Honig selbst Heilkraft zugeschrieben wurde, diente er wegen seines angenehmen und kräftigen Geschmackes vielfach als Geschmackskorrigens. Honighältige Arzneien werden zur innerlichen Anwendung bei folgenden Krankheiten verordnet. *Sir* (Ch 22), Magenwinde (Ch 69), zum Abführen (Ch 74, 75), Eingeweidewürmer (Ch 110), Hodenerkrankung (Ch 169), Mastdarmschmerzen (Ch 226), Blutspucken (Ch 233, 237), Urinsand (Ch 65, WM 5), „Klopfen“ (BKU 4, KW 2), Milzerkrankung, Verkrümmung der Glieder und des Leibes, zur Beförderung der Menstruation und um Steine aus dem After abgehen zu lassen (Ch 65), innere Krankheiten (Ch 234, Ryl 4), unbekannt wozu (Ch 30).

b) ⲉⲃⲓⲱ bezeichnet wahrscheinlich auch den eingekochten Dicksaft von Früchten, wenn nicht vielleicht der aus den Blüten der jeweils genannten Pflanze gewonnene Honig gemeint sein soll. ⲉϥⲓⲱ ⲛⲛⲟⲩϩⲉ Sykomorenhonig = Sykomorendicksaft (?) wird bei „Nebel“ verordnet (Ch 113); ⲉⲃⲓⲱ ⲛⲃⲏⲛⲛⲉ Dattelhonig = Datteldicksaft (?) bei wildem Fleisch, Flechten und unreinen Wunden (Ch 216). Zu ⲉⲃⲓⲱ ⲛⲃⲏⲛⲛⲉ vgl. دبس (L 850 = S I 411, wo die Bereitung von Dicksaft beschrieben ist). ⲉϥⲓⲱ ⲛⲕ**ⲉ (Ryl 4) ist vielleicht zu ⲉϥⲓⲱ ⲛⲕⲛⲧⲉ Feigenhonig = Feigendicksaft (?) zu ergänzen. Es ist ein Bestandteil einer bei inneren Krankheiten genommenen Arznei.

61. Horn

Das koptische ⲧⲁⲡ (aäg *db*) entspricht griechischem κέρας (BP 660) und arabischem قرن (S II 294 = L 1764, wo auf die Stellen verwiesen ist, an denen von Hirschhorn und Rindshorn die Rede ist). Beiwörter bezeichnen das Tier, von dem es stammen soll. Es wird durchwegs die Asche verwendet (gebranntes Horn).

Asche von Schafhorn (ⲧⲁⲡ ⲛⲉⲥⲁⲩ bzw. ⲉⲥⲟⲟⲩ) wird bei Pusteln angewendet (ZB 23, WM 9). Gebranntes Ziegenhorn soll bewirken, daß die Haare auf einer Narbe wieder wachsen (Ch 23). Hirschhorn kommt als Bestandteil eines Kollyriums vor (Ch 2). Mit dem Anfang dieses Rezeptes ist wohl auch die Angabe verloren gegangen, bei welcher Krankheit die Arznei angewendet werden soll.

62. Hornmohn

ⲙⲉⲙⲓⲑⲁ ist die Wiedergabe von ماميثا bzw. ميثا (S II 462 = L 2059), das dem griechischen γλαύκιον entspricht (BD 324, BP 634, auch 686), *Glaucium corniculatum* Curt. Es wird zu einem die Sehkraft stärkenden Kollyrium verwendet (Ch 51).

63. Huf

Der verbrannte Huf (ⲉⲓϥ, korrekt ⲉⲓⲃ̄ = *jīb*, ptol. *jb*) eines rechten Eselbeines wird bei Stern angewendet. Gebrannte Eselshufe spielen auch in der griechischen (*ὄνυχες ὄνων* BD 166) und in der arabischen Medizin (vgl. das Kapitel über den Hausesel, حمار أهلي bei IBN AL-BAITHÂR, S I 329 = L 711) eine Rolle.

64. Hüttenrauch

ⲑⲟⲩⲧⲓⲁ (ⲑⲟⲩⲧⲓⲉ), d. i. *τουτία*, توتيا (S I 217 = L 437). Es bezeichnet ein sich bei der Kupfergewinnung als Nebenprodukt ergebendes unreines Zinkoxyd das griechisch auch *πόμφολυξ* (BD 505, BP 706) genannt wird.

Hüttenrauch wird in den koptischen Rezepten durchweg äußerlich angewendet und zwar zu Augenheilmitteln. Gewöhnlich werden diese Mittel gegen Augenkrankheiten im allgemeinen gebraucht (Ch 12, 46, 47, 53, 57, 81, 84, 90, 109). Als besondere Augenkrankheiten werden genannt: *Wasser* (Ch 12, 56), *Stern*, *Nebel* (Ch 56), finstere Augen (Ch 12) und kahle Augen (Ch 12, 56). Wahrscheinlich wird auch Ch 82 bei Augenerkrankungen angewendet.

65. Hysop

ϩⲩⲥⲥⲱⲡⲟⲛ = *ὕσσωπον* (BD 281, BP 729), arabisch زوفا يابس (S I 545 = L 1136). Die Pflanze ist nicht mit Sicherheit identifiziert. Wahrscheinlich handelt es sich um eine oder mehrere *Origanum*-Arten oder um *Hysopus officinalis* L.

Mit Dosten gekocht wird Hysop bei Ohrenerkrankungen äußerlich angewendet (Ch 173).

66. Ingwer

ⲥⲓⲛϭⲓⲡⲓⲗ ist das arabische زنجبيل (S I 537 = L 1125), griechisch *ζιγγίβερος* (BD 239, BP 645), *Amomum Zingiber* L., *Zingiber officinalis* Rosc. Verwendet wird die Wurzel.

Äußerlich wird Ingwer ausschließlich bei Augenkrankheiten angewendet. Bei finsteren Augen (Ch 11, 12), bei „Wasser“ und kahlen Augen (Ch 12), bei Augenkrankheiten im allgemeinen (Ch 49, 81).

Innerlich angewendet findet sich Ingwer als Bestandteil einer alle inneren Krankheiten heilenden Arznei (Ryl 4).

67. Johannisbrotfrucht

ϫⲓⲉⲓⲣⲉ hat neben der allgemeinen Bedeutung „Schote“ (vgl. bei Akazie) noch die besondere: Schote des Johannisbrotbaumes, *Ceratonia Siliqua* L. In dieser Bedeutung entspricht es griechischem *κεράτιον* (BD 134, BP 661) und arabischem خرنوب (S I 354 = L 762).

Unter ⲙⲟⲟⲩ ⲙⲡϫⲓⲉⲓⲣⲉ wörtlich „Wasser der Johannisbrotschote“, ist wohl der Absud zu verstehen. Es wird zu einer Arznei genommen, deren Zweck nicht angegeben ist (MK 2).

68. Kalk

ⲁⲃⲉⲥⲧⲟⲛ (so, Ch 182) soll sehr wahrscheinlich ἄσβεστον, ungelöschter Kalk, sein (BD 539, vgl. τίτανος BP 725). Im Arabischen findet sich neben كلس (S II 387 = L 1960) noch andere Ausdrücke vgl. S I 293 = L 637 bzw. S II 564 = L 2242.

Aus ⲁⲃⲉⲥⲧⲟⲛ wurde ein Mittel gemacht, das wahrscheinlich bei Zahnrheuma angewendet wurde (Ch 182). In einem Rezept für ein Heilmittel gegen *Wamome* (Ch 144) kommt ein rätselhaftes ⲁϩⲉⲥⲧⲟⲩ vor. Chassinat (S. 269) denkt an die Möglichkeit, es als verballhorntes ἄσβεστος aufzufassen, was besonders dadurch an Wahrscheinlichkeit gewinnt, daß es wie ⲁⲃⲉⲥⲧⲟⲛ mit Rauschgelb und Realgar gemischt, gebraucht wird.

69. Kamillen

ⲭⲁⲙⲉⲙⲉⲗⲟⲛ (ⲭⲁⲙⲁⲙⲉⲗⲗⲟⲛ) gibt griechisches χαμαίμηλον wieder, = خاماميلون (S I 346 = L 745). Es ist die *Matricaria Chamomilla* L. (BP 733, BD 352 unter ἄνθεμις), arabisch بابونج (S I 106 = L 220).

Mit Herbtrauben verrieben, ergeben Kamillen eine Salbe, die bei Juckbeinen Anwendung findet (ZB 5). Gegen Eingeweidewürmer wird sie eingenommen (Ch 166).

Kamillenöl vgl. im Abschnitt Öl (105d).

70. Kampfer

ⲕⲁⲫⲱⲣⲁ, ⲕⲁⲙⲡⲟⲩⲣⲁⲥ entspricht griechischem καφόρα, κάφουρα, καφούριον (L BG 187/2, S. 88) und arabischem كافور (S II 333 = L 1868); mit dem arabischen Artikel kommt die Bezeichnung im Koptischen als ⲁⲗⲭⲁⲃⲱⲱⲣ vor (BKU Nr. 26, 8/9; vgl. LMis Nr. 3). Sie bezeichnet den Gummi des Kampferbaumes, *Laurus* (*Persea*) *camfora* L.

Kampfer kommt in Augenheilmitteln vor, die bei kahlen und tränenden Augen (Ch 6) sowie überhaupt bei allen Augenkrankheiten angewendet werden (Ch 46, 109). KW 1 steht es in zerstörtem Zusammenhang.

71. Kapper

ⲕⲉⲡⲉⲗⲉⲟⲥ ist nach Chassinat (S. 263) = κάππαρις (BD 249, BP 656), arabisch كبر (S II 339 = L 1877), *Capparis spinosa* L. In TM wird die Form ⲕⲉⲡⲁⲣⲓⲥ gebraucht. Arabisch heißt der Kappernstrauch auch اصف (S I 55 = L 95) neben لصف (S II 439 = L 2030).

In Ch 135 wird empfohlen, Kappern auf Wundschorf (?) zu legen, um ihn zum Abtrocknen zu bringen. Welcher Teil des Kappernstrauches dabei verwendet werden soll, wird nicht gesagt. Nach den alten Berichten wurden alle Teile der Pflanze als Arznei verwendet. Mit der gemahlenen Wurzel werden aufgebrochene Hämorrhoiden behandelt (TM).

72. Knoblauch

ϣϫⲏⲛ (näg *ḫtn*) entspricht griechischem σκόρ(ο)δον (BD 234, BP 716) und arabischem ثوم (S I 230 = L 453), *Allium sativum* L. und *Allium Scorodon* L.

Äußerlich. Knoblauch mit Öl verrieben wird bei Psora aufgelegt (ZB 22). Auch bei Körperjucken wird Knoblauch verordnet (ZB 26).

Innerlich. In Wein gekochter trockener Knoblauch soll von Frauen im Bade getrunken werden, wenn sie wünschen, daß ihre Brüste milchreicher werden (BA 6). Ryl 4 ist eine „sehr gute Knoblaucharznei", die bei allen inneren Krankheiten Anwendung findet.

73. Kolophonium

κολοφωνιας (καλαφωνιας) ist der Genitiv von *κολοφωνία* (*ῥητίνη*) (BD 91), das auch die Araber kennen: قلفونيا (S II 316 = L 1827). Arabisch heißt es sonst عرق يابس (S II 189 = L 1535). Es heißt ursprünglich das aus Kolophon, einer Stadt in Kleinasien, stammende Fichten- oder Kiefernharz (BD 91 Fn 3). Hall 3 kommt es mit dem Beiwort **λευκου** „weiß" vor.

Das Kolophonium wird meistens zur Herstellung von Pflastern verwendet und zwar: bei Magenbeschwerden (Ch 72), Kopfhitzen (Ch 148). Mit Chalkitis ergibt Kolophonium ein blutstillendes Mittel (Ch 183). Bei einigen mit Kolophonium hergestellten Arzneien ist der Zweck nicht angegeben (Ch 67, 117, 132; Hall 3). In KW 10 ist es in einer Überschrift genannt. Meistens wird Kolophonium bei der Arzneibereitung mit Fett (Ch 132, 148) bzw. Öl (Ch 67, 117, 148) oder mit Wachs (Ch 67, 72, 117, 132) gemischt und einige Male auch mit Grünspan (Ch 67, 132, 148).

74. Korallen

πεсεα ist das arabische بسد (S I 137 = L 282) und entspricht griechischem *κοράλλιον* (BD 542, BP 667) das im Arabischen die Formen قروليون, قروال, قوراليون, قورال, hat (S II 295 = L 1769), *Corallium rubrum* Lam. Auch die Ausdrücke „Baumstein" und „Steinbaum" kommen als Benennungen der Koralle vor: حجرشجرى, *λιθόδενδρον* (S I 294 = L 643).

In einem koptischen Rezept wird Koralle zu einem Augenpulver genommen (Ch 45), das offenbar bei allen Augenkrankheiten anwendbar ist.

75. Kost

κουст ist das arabische قسط (S II 297 = L 1785; vgl. S II 301 = L 1788, 1789 und S I 459 = L 958), griechisch *κόστος* (BD 41, BP 668), während **κουϣт** (**κοϣт**) das gleichbedeutende كشط (S II 381 = L 1943) wiedergibt. Es handelt sich um *Costus speciosus* Lam. oder *Costus arabicus* L. Im Papyrus Chassinat kommt auch einmal ein in Geheimschrift geschriebenes **κουϣнт** vor, das Chassinat (S. 174) für eine Transskription von كوشان (S II 408 = L 1990) hält, = جنطيانا رومى (S I 260 = L 515) = *γεντιανή* (BD 262, BP 632), *Gentiana lutea* L. Mir scheint es aber gut möglich, daß es nichts anderes als **κουϣт** ist. In der Geheimschrift des Papyrus Chassinat wird sehr häufig **н** an Stelle des Vokalstriches geschrieben, so daß die Gleichsetzung des kryptographierten **κουϣнт** mit gewöhnlich geschriebenem **κουϣт** nichts Außergewöhnliches an sich hat. Aus der Zusammensetzung und Verwendung der betreffenden Arznei läßt sich nichts mit Sicherheit schließen. Die das **κουϣнт** enthaltende Arznei (Ch 65) hat eine gewisse Ähnlichkeit mit der, in der **κουст** vorkommt (Ch 234). Beide Heilmittel enthalten außer anderen Arzneistoffen auch Myrrhe und werden gegen verschiedene innere Krankheiten eingenommen.

Vom Kost wurde, ohne daß dies ausdrücklich gesagt wird, die Wurzel verwendet Einmal ist allerdings ausdrücklich von **φαсιλιa нκουϣт** (KW 2) die Rede. Das erste Wort ist wohl *φασήλιον*, eine Schotenart. Das ganze heißt also etwa „Kostschoten".

Äußerlich. Mit Wasser angerührte weiße Kostwurzel wird finsteren Augen aufgelegt (Ch 85). In einem Zaubertext (Kropp I 59, 13) wird geraten, mit Wasser verriebenen Kost bei „Nebel" aufzulegen.

Innerlich. Kost wird mit anderen Arzneistoffen zusammen zum Einnehmen bei allen inneren Krankheiten verordnet (Ch 234). **ⲕⲟⲩϣⲏⲧ** (s. o.) wird mit Opopanax und Myrrhe bei Milzerkrankungen, verkrümmtem Leib und Gliedern und Urinsand verordnet (Ch 65). Dieselbe Arznei befördert auch die Menstruation und läßt Steine aus dem After abgehen. Ein „Kuschtschoten" enthaltendes Mittel gegen *Klopfen* wird wohl auch innerlich angewendet (KW 2).

76. Kot

Für die festen Ausscheidungen von Mensch und Tier stehen mehrere Ausdrücke zur Verfügung. In den Rezepttexten ist der häufigste **ⲕⲟⲡⲣⲟⲥ** = *κόπρος*; die einheimischen Ausdrücke **ϩⲁⲥ** (aäg *ḥś*), **ϩⲟⲉⲓⲣⲉ (ϩⲁⲓⲣⲉ)** und **ⲥⲟⲧ (ⲥⲁⲧ)** werden seltener gebraucht. Alle diese Bezeichnungen sind als gleichbedeutend anzusehen. Es wird stets angegeben, von welchem Tier der Kot sein soll. Menschlicher Kot ist als solcher nicht bezeichnet. Sicherlich ist dort überall Menschenkot gemeint, wo der Erzeuger nicht genannt ist. Griechisch: *κόπρος* (BP 666), *ἀπόπατος* (BD 191); arabisch زبل (S I 522 = L 1093); vgl. بعر (S I 151 = L 312) und شيران (S II 117) = شيزرق bzw. شيرزق Fledermauskot (L 1376).

Kot wird meistens äußerlich angewendet. Bei „Wasser" und „Stern" im Auge dient mit Honig vermischter Taubenkot (Ch 89, 202, nur bei „Stern"). Bei Gürtelflechte wird entweder mit Safran und Wein gemischter Ibiskot (Ch 158) oder die Exkremente von Raben, Hyäne und Wolf mit Mennige, Olivenöl und Wein gemischt (Ch 164) aufgelegt. Hyänenkot wird wahrscheinlich auch in einem nur bruchstückweise erhaltenen Rezept (CO) erwähnt. Gegen wilde Flechte wird Schafkot mit Mangold(?)-Wurzel und Essig geraten (Ch 217). Bei *Psora* macht man einen Umschlag von Hundedreck (ZB 18). Warzen heilt mit Wein verriebener Taubenkot (ZB 42); dasselbe Mittel hilft auch bei Gelbsucht. Taubenkot kommt auch bei Migräne zur Anwendung und zwar mit Weihrauch, Rauschgelb und Essig gemischt (Ch 209). Auf jede schmerzende Stelle soll man ein Bäuschchen mit aufgeschmiertem Spatzendreck auflegen (Ch 213). Frischer oder weicher (Menschen-)Kot vom Abort geholt dient mit Alaun gemischt als Hämorrhoidensalbe (TM). In frischem Kot muß auch ein Gefäß, das voneinander getrennt Essig und die Arznei enthält, einige Tage lang eingegraben bleiben (Ch 102). Wozu die aus fein gemahlenem Kot und anderen Stoffen bestehende Arznei (WM 28) dient, ist nicht verständlich.

Nur in zwei Rezepttexten wird Kot zur innerlichen Anwendung empfohlen. Einem Vergifteten gibt man Kot von einem „Schwalbensperling" genannten Vogel mit Bier zum Erbrechen (Ch 229). Bei Mastdarmschmerzen ist gebrannter Wolfsmist mit weißem Pfeffer und Honig einzunehmen (Ch 226).

77. Kresse

a) Für Kresse oder Kressearten kommen mehrere Bezeichnungen vor. **ⲕⲁⲣⲧⲁⲙⲟⲛ** entspricht griechischem *κάρδαμον* (BD 236, BP 656). Ryl 7 gibt davon eine nähere Beschreibung: „Eine Pflanze namens **ⲕⲁⲣⲧⲁⲙⲱⲛ**, auf ägyptisch ‚der *Schife*' (**ϣⲓϥⲉ**), ein Baum, der im Bergland wächst, wie ein Granatapfelbaum, seine Blätter sind länglich wie . . ., sein Holz gleicht dem des Granatapfelbaumes." Da es sich bei κάρδαμον wahrscheinlich um *Erucaria allepica* Gärtn., die orientalische Kresse, vielleicht auch *Lepidium sativum* L., die Gartenkresse, handelt, muß diese Beschreibung etwas sonderbar anmuten. ϣⲓϥⲉ ist als Bezeichnung einer Pflanze sonst nicht belegt.

Mit Weihrauch und Eiklar gemischt wird ⲕⲁⲣⲧⲁⲙⲟⲛ bei Schläfenschmerzen aufgelegt (Ch 63). Mit Wiedehopfblut bildet es ein Mittel gegen tränende Augen (Ryl 7).

b) ϣⲓⲧⲣⲁⲅ ϩⲛⲧⲓ ist die Transkription von arabischem شيطراج هندى und bezeichnet eine andere Kressenart. Ibn al-Baithâr verweist bei شيطراج (S II 115 = L 1369) auf das von Dioskurides behandelte λεπίδιον (BD 250 = L 575). *Lepidium sativum* L. oder *Lepidium latifolium* L.

Es wird zu einem *Sise Kalamie* genannten Pulver verwendet, das bei allen Augenkrankheiten, insbesondere bei „Innenwasser", finsteren und kahlen Augen, in die Augen gegeben wird (Ch 12).

c) Ein weiterer Ausdruck ist ϣⲗⲉⲓⲛ bzw. ϣⲗⲗⲉⲓⲛ, das nach Crum, Dict 560a, mit حَبّ الرّشاد „Samen der Gartenkresse", *Lepidium sativum* L., erklärt wird (S I 282 = L 578; vgl. رَشاد S I 493 = L 1041, ثُفّا S I 228 = L 446 und حُرْف S I 299 = L 653).

Der Samen der Gartenkresse wird äußerlich, zusammen mit Gummi und Realgar, als blutstillendes Mittel verwendet (Ch 9). Allerdings werden die beiden anderen Bestandteile ohne Gartenkresse zum selben Zweck verwendet (Ch 10). Mit Senf und Essig wird Kressensamen bei Kopf*psora* aufgelegt (Ch 60).

Innerlich wird Kressensamen als Abführmittel angewendet (Ch 74) und bei Fieber (Ryl 5).

78. Kümmel

ⲁⲗⲭⲁⲙⲙⲟⲩⲛ ⲭⲁⲣⲙⲉⲛⲉⲓ ist nach Chassinat (S. 197) das arabische كمّون كرمانى (S I 396 = L 1967) „Kümmel von Karmân", die Bezeichnung für eine bestimmte Kümmelart. Über die besondere Sorte scheinen sich die arabischen Gelehrten nicht ganz einig zu sein (Chassinat S. 197ff.). Es entspricht wohl dem griechischen κάρος (BD 302, BP 657), *Carum Carvi* L., oder kommt diesem doch recht nahe.

ⲁⲗⲭⲁⲙⲙⲟⲩⲛ ⲭⲁⲣⲙⲉⲛⲉⲓ wird zerrieben und der geseihte Saft ohne weitere Zutat ins Auge geträufelt, wenn es an „Wasser" leidet (Ch 91).

Vgl. Mutterkümmel (97), Schwarzkümmel (141).

79. Kupfer

In den koptischen Rezepttexten kommt für Kupfer nur ⲭⲁⲗⲕⲟⲥ (ⲭⲁⲣⲕⲟⲥ, ⲭⲁⲗⲕⲟⲩ ⲭⲁⲣⲕⲟⲩ u. ä.) vor, d. i. χαλκός (BD 509, BP 732), worunter man allerdings nicht nur Kupfer, sondern auch seine Legierungen (Messing, Bronze) verstand. Arabisch heißt es نحاس (S II 550 = L 2216).

Meistens wird es ohne Beiwort gebraucht. Einige Male aber wird gebranntes Kupfer genannt, das meistens ⲭⲁⲗⲕⲟⲥ ⲕⲉⲕⲁⲩⲙⲉⲛⲟⲩ heißt, d. i. χαλκός κεκαυμένος, arabisch نحاس محرق (S II 551 = نحاس محروق L 2217). Für ⲕⲉⲕⲁⲩⲙⲉⲛⲟⲩ kommt einmal auch die koptische Entsprechung ⲉϥⲣⲱϫ vor (Ch 78). Dioskurides gibt mehrere Arten an, wie das Kupfer gebrannt werden kann. Je nach dem Verfahren, besonders den Zutaten, ergeben sich dabei ganz verschiedene chemische Verbindungen. Einmal kommt ⲥⲧⲁⲅⲙⲁ ⲭⲁⲗⲕⲟⲥ vor (Ch 175), das einem griechischen στάγμα. χαλκοῦ entspricht, wörtlich „Kupferflüssigkeit“. Was damit gemeint ist, ist mir unbekannt.

Der ausdrücklich als gebranntes Kupfer bezeichnete Stoff wird gegen Augenkrankheiten[1] angewendet (Ch 83, 103, 78 zur Stärkung der Sehkraft), zu einem zusammenziehenden Kollyrium für kleine Kinder verwendet (Ch 145), bei schlecht heilenden Wunden (WM 21), zu einem „Rosenmittel“, dessen Bestimmung nicht angegeben ist (Ch 134) und kommt in einem nur bruchstückweise erhaltenen Rezept vor (KW 19).

Da das beiwortlose ⲭⲁⲗⲕⲟⲥ in ganz ähnlichen Fällen verordnet wird, ist vielleicht auch damit gebranntes Kupfer gemeint, ohne daß es ausdrücklich gesagt wird. Es kommt in Arzneien gegen folgende Krankheiten vor. *Wasser* (Ch 12, 52, 56), *Innenwasser* (Ch 56), *Stern* (Ch 52, 56), *Nebel* (Ch 56, 190), finstere Augen zur Stärkung der Sehkraft (Ch 12, 143), kahle Augen (Ch 12, 56, 107, 143), Fleischwucherungen an den Augen (Ch 52), geschwollene Augen (Ch 93), Flügelfell (?) (Ch 128), verletzte Augen (Ch 143), *Psora* (an den Augen?) und juckende Augenwinkel (Ch 190), Augenkrankheiten im allgemeinen (Ch 12, 45, 48, 50, 52, 77, 122), Abszesse (Ch 27, 152), lange nicht heilende Geschwüre (Ch 136), verschiedene Gliedererkrankungen, Aufschwellen des Leibes und Wunden (Ch 93), kranker Penis (Ch 39), Zahnrheuma (?) (Ch 181). Es kommt ferner als Bestandteil eines zusammenziehenden Kollyriums gegen alle Rheumata vor (Ch 106), eines blutstillenden Mittels (Ch 40), eines persischen Kollyriums ohne nähere Angabe, wogegen es verwendet wird (Ch 92), eines Pflasters (Ch 119, 211) und in einem unvollständigen Rezept (KW 13).

Das rätselhafte ⲥⲧⲁⲅⲙⲁ ⲭⲁⲗⲕⲟⲥ wird zur Bereitung eines Heilmittels verwendet, das bei Abszessen aufgelegt wird (Ch 175).

80. Läusekraut

Die in den koptischen Rezepten vorkommenden Bezeichnungen ⲥⲧⲁⲫⲓⲧⲏⲥ ⲁⲕⲣⲓⲁⲥ, ⲁⲕⲣⲓⲁ ⲥⲧⲁⲫⲓⲥ und ⲁⲅⲣⲓⲟⲥⲧⲁⲫⲓⲥ geben das griechische σταφὶς ἄγρια (BD 451) wieder. Das ist der scharfe oder Läuserittersporn, *Delphinium Staphis agria* L. Bei Ibn al-Baithâr ist diese Pflanze unter dem Namen زبيب الجبل wörtlich „Bergrosinen“ behandelt (S I 517 = L 1085), doch hat sie auch andere Namen.

Im Koptischen kommt das Läusekraut nur in der Rezeptsammlung ZB vor und zwar ausschließlich äußerlich bei Hautkrankheiten angewendet: Leibjucken (ZB 25), Ausschlag (ZB 29) und nässende „Psora“ (ZB 32).

81. Leinsamen

Leinsamen heißt koptisch ⲉϥⲣⲁ ⲙⲁϩⲉ (für gewöhnliches ⲉⲃⲣⲁ ⲙⲙⲁϩⲉ). Es entspricht dem griechischen λινόσπερμον (BP 680; vgl. λίνον BD 207) und arabischem بزر الكتّان (S I 133 = L 279; vgl. كتّان S II 348 = L 1885). *Linum usitatissimum* L. Eine leinsamenhaltige Arznei wird gegen *Sir* eingenommen (Ch 22).

82. Linsen

Das koptische ⲁⲣϣⲓⲛ (*aršin*; näg *ʿršn*) entspricht griechischem φακός (BD 210, BP 729) und arabischem عدس (S II 184 = L 1518), *Ervum Lens* L. Arabisch kommt auch بلسن vor.

[1] Der Kupferstift wird heute noch bei der Behandlung des Trachoms angewendet.

Gekochte Linsen werden mit anderem bei einer Hautkrankheit (Warzen, *Wamsir?*) aufgelegt (ZB 37). Linsenmehl wird zusammen mit anderen unschuldigen Dingen bei einer Krankheit, deren Bezeichnung leider weggebrochen ist, aufgelegt (Ch 21). Es soll sich etwas (Warze?) zerteilen oder ablösen.

83. Linsenwicke

ⲟⲣⲟⲃⲟⲩ ist der Genitiv des griechischen *ὄροβος* (BD 211, BP 697) und bezeichnet *Ervum Ervilia* L. Arabisch heißt sie كرسنة (S II 367 = L 1912) und كشنى (S II 381 = L 1941). Als Arzneistoff wird das nach einem besonderen Verfahren (vgl. DIOSKURIDES) daraus hergestellte Mehl verwendet.

In den koptischen Rezepten wird es einem Heilpulver beigegeben (Ch 139) und einem Heilmittel, das scheinbar bei Zahnrheuma angewendet wird (Ch 180).

84. Lorbeer

Der Lorbeer wird nach dem griechischen Namen ⲇⲁⲫⲛⲏ (ⲧⲁⲫⲛⲉ) genannt, d. i. *δάφνη* (BD 100, BP 636), *Laurus nobilis* L. Arabisch heißt er غار (S II 228 = L 1619). Die Frucht wird ⲕⲟⲕⲕⲱⲧⲁⲫⲛⲏ (ⲕⲁⲕⲟⲇⲁⲫⲛⲏ) = *κοκκόδαφνον* (L BG 187/1, S. 88) genannt.

Der Saft der Blätter wird mit Honig und warmem Wasser bei kranken Hoden eingenommen (Ch 169). Die Beeren werden zu einem Umschlag bei „Psora" empfohlen (ZB 24); mit Wein und Öl ergeben sie eine Salbe gegen Ausschlag (ZB 34). In WM 7 werden Lorbeerbeeren zu einem Mittel genommen, mit dem man das Haus besprengt, um das Kriechzeug daraus zu vertreiben. Leider ist das vorangehende Wort nicht lesbar. Nach IBN AL-BAITHÂR (S II 229 = L 1619 Schluß) besprengt man das Haus mit einem Absud von Lorbeerbeeren, um das Ungeziefer zu vertreiben.

85. Lotus

Das ⲕⲉⲛⲛⲁⲣⲉ der koptischen Rezepte (sonst auch ⲕⲏⲛⲁⲣⲏ, ⲕⲉⲛⲛⲁⲣⲓ) bezeichnet nach CHASSINAT (S. 244ff.) und L Fl 166 (S. 98) die Frucht des Lotusbaumes, die arabisch نبق heißt (S II 550 = L 2212), während der Baum selbst سدر (S II 5 = L 1165), eine wilde Art ضال (S II 143 = L 1426) genannt wird. Es ist *Zizyphus Spina-Christi* Willd. oder *Zizyphus Lotus* Willd. KG 64ff., 160ff.

In Rezepten ist es koptisch nur einmal belegt und zwar als ⲕⲉⲛⲛⲁⲣⲉ ⲛⲥⲧⲟⲓ „Duft-Lotus". Mit anderem zusammen soll es bei krankem Mastdarm im Bad mit warmem Wasser getrunken werden. Vielleicht handelt es sich um ein Abführmittel (Ch 225).

86. Lupine

Die im Koptischen für die Lupine verwendete Benennung ⲑⲁⲣⲙⲟⲩⲥ ist das arabische ترمس (S I 203 = L 406), das wieder seinerseits das griechische *θέρμος* wiedergibt (BD 212, BP 649), *Lupinus hirsutus* L. und *Lupinus angustifolius* L.

Mit Gänsefett gekochtes Lupinenmehl wird gegen Warzen angewendet (ZB 38). Aufgebrochene Hämorrhoiden sollen mit Lupinen bestrichen werden (TM).

87. Lycium

Das Lycium kommt in den koptischen Rezepten unter mehreren Bezeichnungen vor. Neben dem griechischen ⲗⲏⲅⲓⲟⲛ = *λύκιον* gibt es noch zwei arabische Ausdrücke: ϩⲁⲩⲗⲉⲛ = خولان (S I 400 = L 831, χαυλέν L BG 26/1, S. 13) und ϩⲱⲗⲱⲗ = حضض (S I 311 = L 680).

Das Lycium ist der eingedickte Absud der zerstoßenen Pflanze (bzw. der Früchte) von *Rhamnus infectoria* L., Färberwegdorn (BD 116, BP 681). Doch gibt es mehrere Arten, denen möglicherweise die verschiedenen im Koptischen gebrauchten Ausdrücke entsprechen. Für das indische Lycium kommen (nach BD 118, BP 681) verschiedene *Berberis*-Arten in Betracht. In den koptischen Rezepttexten kommt besonders bezeichnet das ϫⲱϩⲉⲗ *ⲁⲩⲗⲁⲛ vor (Ch 41). Vor ⲁⲩⲗⲁⲛ steht ein merkwürdiges Zeichen, das auf Tafel 4 sehr deutlich zu sehen ist. Vielleicht ist es ein seitenverkehrt geschriebenes ϩ. Jedenfalls entspricht der ganze Ausdruck dem arabischen كحل خولان (S II 352 = L 1901), das als حضض يمانى „jemenisches Lykion" oder حضض مكى (Chassinat, S. 147) „Lykion aus Mekka" erklärt wird.

In den koptischen Rezepten wird Lycium mit anderen Arzneistoffen als Pulver oder Kollyrium fast nur bei Augenkrankheiten verordnet. Es werden besonders genannt: „Wasser" und „Stern" (Ch 87 خولان); verletzte, finstere und kahle Augen (Ch 143 λύκιον); geschwollene Augen (Ch 93 خولان). Gegen alle Augenkrankheiten (Ch 41 كحل خولان, Ch 81 حضض, Ch 87 خولان). Bei Ch 93 sind außerdem auch noch Wunden, Aufschwellen des Leibes und Gliedererkrankungen angeführt.

88. Malabathron

ⲙⲁⲗⲁⲃⲁⲑⲣⲟⲛ (ⲙⲁⲣⲁⲃⲁⲑⲣⲟⲛ) ist das griechische μαλάβαθρον (BD 34, BP 682), arabisch ساذج (S II 1 = L 1150). Es wurden damit die Blätter des Kassienlorbeers, *Laurus Cassia* L., und mehrerer *Cinnamomum*-Arten bezeichnet.

Diese Blätter werden zur Bereitung von Augenkollyrien verwendet und zwar bei verletzten, finsteren und kahlen Augen (Ch 143) und bei Flügelfell (?) (Ch 128). Malabathron ist auch ein Bestandteil einer Arznei, die bei Milzerkrankungen verordnet wurde (WM 29); doch ist aus dem nicht vollständig erhaltenen Rezepttext nicht ersichtlich, ob das Mittel äußerlich oder innerlich angewendet wird. Das „Wasser", das heißt wohl der Absud, von Malabathron-Blättern wurde zu einem Mittel genommen, das man an den Zahn legte, den man ohne Zange herausziehen wollte (Ch 184).

89. Malve

ⲙⲟⲗⲟⲭⲏ ist das griechische μαλάχη (BD 217, BP 682), arabisch خبّازى (S I 347 = L 752) KG 57ff., 156. ⲥⲱⲃⲉ ⲙⲙⲟⲗⲟⲭⲏ ⲛⲁⲅⲣ/ (ἄγριον), „Blätter der wilden Malve", werden zu einer Salbe verarbeitet, mit der man einen Abszeß behandelt (Ch 212). Es ist wahrscheinlich *Malva silvestris* L., die Rosenmalve, gemeint.

90. Mark

Der koptische (saidische) Ausdruck für Mark ist ⲗⲁⲧⲕⲁⲥ. Der zweite Bestandteil dieses Ausdruckes ist jedenfalls ⲕⲁⲥ „Knochen"; der erste dürfte ein sonst nicht bekanntes Wort für Fett o. ä. sein, wie das beim bohairischen Wort für Mark, ⲁⲧⲕⲁⲥ, der Fall ist, das wörtlich „Knochenfett" bedeutet. Es entspricht dem griechischen μυελός (BD 189, BP 689) und dem arabischen مخّ (S II 493 = L 2096 gekürzt). In den bisher bekannt gewordenen koptischen Rezepten kommt nur ⲗⲁⲧⲕⲁⲥ ⲙⲙⲁⲥⲉ „Kalbsmark" vor.

Es wird zur Bereitung einer alle Schmerzen stillenden oder lindernden Salbe verwendet (Ch 115). Einem weinenden Kinde soll der Kopf mit Kalbsmark oder Kalbshirn gesalbt werden (WM 16).

91. Mastixharz

ⲙⲁⲥⲧⲓⲭⲉ (u. ä.) = μαστίχη (BP 684), bei Dioskurides σχινίνη ῥητίνη (BD 89), bei Ibn al-Baithâr مصطكى (S II 518 = L 2139). Arabisch heißt es auch كيّة (S II 408 = L 1996). Es ist das Harz der *Pistacia Lentiscus* L. Der Baum heißt griechisch σχῖνος (koptisch ⲥⲭⲓⲛⲟⲥ, ⲥⲭⲓⲛⲟⲛ). F. v. Oefele macht im 1. Band des „Archivs für Geschichte der Medizin" (Leipzig 1907), S. 322f.[1], auf eine kurze Angabe über diesen Baum aufmerksam, die O. v. Lemm auf Grund einiger von ihm vorgeschlagener Ergänzungen in seinen koptischen Miscellen Nr. 13 (laufende Seite 8) nach einer koptischen Handschrift wiedergibt: „Der Mastixbaum (σχῖνος). Im Sommer und im Frühling treibt er viele Blätter. Im Winter aber entkleidet er sich seiner Blätter nicht."

Äußerlich wird Mastixharz als Pflasterbestandteil angewendet. Allgemein verwendet oder bei nicht erhaltener Angabe des Zweckes (Hall 3, 4), als Magenpflaster (Ch 72, 73). Auch in BA 1, von dem nur das Ende erhalten ist, wird es als Arzneistoff angeführt (Erkrankung der Brüste).

Eingenommen wird es bei Eingeweidewürmern (Ch 166) und als Bestandteil einer bei allen inneren Krankheiten anzuwendenden Knoblaucharznei (Ryl 4).

92. Maus

ⲡⲓⲛ (aäg *pnw*), griechisch μῦς (BD 175), arabisch فار (S II 241 = L 1652), *Mus musculus* L.

Die Brühe von einer aufgeschlitzten Maus (ⲙⲟⲟⲩ ⲛⲡⲉⲛ ⲉⲧⲡⲱϣ) wird zur Bereitung einer Wundsalbe genommen (Ch 197).

93. Meerzwiebel

Die Meerzwiebel, ⲥⲕⲓⲗⲗⲁ = σκίλλα (BD 247, BP 715), arabisch عُنْصُل oder بصل البرّ (S II 216) bzw. بصل الفار = L 1593), *Scilla maritima* L., wird nur éinmal erwähnt (ZB 8). Ihr Saft (χυλός) wird dort merkwürdigerweise als Aloe erklärt.

ⲥⲕⲓⲗⲗⲁ wird als Bestandteil eines Heilmittels gegen einen juckenden Ausschlag angeführt (ZB 8). Sicherlich ist in ZB 19 unter ⲁⲗⲗⲱⲏⲥ, das dort gegen einen juckenden Ausschlag empfohlen wird, derselbe Arzneistoff zu verstehen. Ob aber in Wirklichkeit der Saft der Meerzwiebel oder Aloe gemeint ist, kann ich nicht entscheiden. Die Meerzwiebel kommt sonst nicht vor und Aloe wird Ch 190 auch gegen „Psora" verordnet.

94. Mennige

ⲥⲁⲛⲧⲓⲕⲟⲩ ist die koptische Wiedergabe des Genitivs von σάνδυξ, das nach BD 520 durch Erhitzen von Bleiweiß entsteht: Minium, Bleioxyd. Nach BP 710 bezeichnet σάνδυξ dasselbe wie σίρικον, das im Koptischen als ⲥⲓⲗⲓⲕⲟⲩ auftritt.

[1] Ich verdanke diesen Hinweis Herrn Professor O. Zekert.

Diese Gleichsetzung von σίρικον (زرقون oder سليقون) mit σάνδυξ (سندوقس) findet sich auch bei IBN AL-BAITHÂR (S I 44 = L 74) bei der Behandlung von اسرنج.

Mennige wird hauptsächlich gegen Krankheiten angewendet, die sich an der Körperoberfläche zeigen, wie: „Psora“ (ZB 45), kahle Schienbeine (Ch 185), *Wamsir* (Ch 35, 36?), bösartige Wunden (Ch 66). Doch werden auch andere Krankheiten mit mennigehaltigen Heilmitteln behandelt und zwar: geschwollene Augen, Aufschwellen des Leibes, verschiedene Gliedererkrankungen und Wunden (Ch 93). Das „persische Kollyrium“ (Ch 92) steht zwischen Rezepten von Augenheilmitteln, dürfte also wohl auch bei Augenkrankheiten angewendet worden sein.

95. Milch

ερωτε (äg *jrṯ·t*) ist die in den Rezepten ausschließlich gebrauchte Bezeichnung für Milch, griechisch γάλα (BD 175, BP 631), arabisch لبن (S II 413 = L 2007).

ερωτε ist meistens durch ein Beiwort näher bestimmt, das das Tier, von dem die Milch stammt, bezeichnet. Im allgemeinen wurde die Menschenmilch, **ερωτε νϲϩιμε**, „Frauenmilch“ (γυναικεῖον γάλα BD 177) für die wirksamste gehalten, besonders die Milch einer Frau, die kürzlich eines Knaben entbunden worden ist (**ερωτε νϲϩιμε εϲμοϲε νογϣηρε νϩοογτ** Ch 206). Doch hat man in bestimmten Fällen andere Milch für richtiger gehalten. So werden noch Kuh, Kamel, Esel und Sau als milchliefernde Tiere genannt. **ερωτε ννλλχλλεϲ** (Ryl 3) erklärt CRUM (Ryl S. 58 Fußnote 3 nach L. STERN, ÄZ 23 [1885] 118) mit reiner, purer, also unverfälschter Milch, الخالص, was mir aber nicht unbedingt sicher erscheint. **ερωτε** ohne Beiwort bezeichnet wohl beliebige Milch.

Es sind recht verschiedene Krankheiten, die mit milchhaltigen Arzneien behandelt werden. Meistens werden diese Heilmittel äußerlich angewendet, so bei verschiedenen Augenkrankheiten wie *Wasser* (Ch 42 Mensch, Ch 56 Kamel), *Stern* (Ch 42 Mensch, Ch 56 Kamel, Ch 207), *Innenwasser*, *Nebel* und kahle Augen (Ch 56 Kamel), Augenschmerzen (Ch 95 Mensch und Esel). Ferner bei Ohrenschmerzen (Ch 114, 206 Mensch), schmerzende Brüste, Hoden und Penis (BA 3 Mensch), Warzen und *Wamsir* (ZB 37), zusammenziehendes Kollyrium für kleine Kinder (Ch 145). Bei Zahnschmerzen soll man den Mund mit warmer Eselsmilch ausspülen (WM 13). Bei der Behandlung von Hämorrhoiden spielt Frauenmilch eine Rolle (TM).

Arzneien mit Zusatz von Milch werden eingenommen bei Eingeweidewürmern (Ch 110 Kuh), *Klopfen* (Ryl 3), Fieber (Ryl 5 Kuh), Schmerzen in der Gebärmutter (WM 6 Sau).

Mit **ερωτε** wird auch der Milchsaft einiger Pflanzen bezeichnet. Dieser ist stets in dem Abschnitt über die betreffende Pflanze behandelt (Feige, Sykomore). **ερωτε νογιτρεπιν**, wörtlich „Mauszitronenmilch“ gehört wohl auch dazu (Ch 184).

96. Moschus

μιϲχ gibt das arabische مسك wieder (S II 513 = L 2127), griechisch μόσχος wird erst später bekannt (BP 819 Fußnote 1, vgl. ebd. 810 oben). Moschus ist ein besonderes Sekret des männlichen Moschustieres, *Moschus moschiferus* L., das es in einem Beutel am Bauche trägt.

Moschus wird zu einem allgemein bei Augenkrankheiten angewendeten Pulver genommen (Ch 109) und auch zu einem Pulver, das bei *Psora* angewendet wird (Ch 43).

97. Mutterkümmel

ⲧⲁⲡⲛ (**ⲧⲁⲡⲉⲛ, ⲧⲉⲡⲛ, ⲧⲉⲡⲛⲉ** äg *tpnn*, vgl. *tpnn·t*) entspricht dem griechischen *κύμινον* (**ⲕⲓⲙⲓⲛⲟⲩ** ZB 25) und ist *Cuminum Cyminum* L. (BD 303, BP 672). Es wird (nach Crum, Dict 423a) mit كمّون ابيض „weißer Kümmel" erklärt, das bei Ibn al-Baithâr unter den angeführten Kümmelsorten (S II 394 = L 1967—1972) nicht genannt wird. KG 41f., 148f.

Äußerlich wird Mutterkümmel zu Salben verwendet bei geschwollenen Augen und Aufschwellen des Leibes (Ch 14), bei „wilder Psora" (ZB 16), bei Körperjucken (ZB 25), bei nicht näher bezeichneten Beschwerden (Ch 32). Bei Magenschmerzen wird es geröstet aufgelegt (?) oder eingenommen (?) (Ch 71). Bei fester (= verschlossener?) Gebärmutter werden Dämpfe von gekochtem Mutterkümmel verordnet (Ch 125). Eingenommen wird Mutterkümmel gegen Schlucken (Ch 68), Magenwinde (Ch 69) und gegen *Hatsch* (Ryl 1).

Vgl. Kümmel (78), Schwarzkümmel (141).

98. Myrobalanen

Unter Myrobalanen verstand und versteht man teilweise noch heute die Früchte von ganz verschiedenen Pflanzen. Den griechisch schreibenden Ärzten waren die echten Myrobalanen noch nicht bekannt. Sie verstanden unter dieser Bezeichnung die Früchte der *Hyperanthera Moringa* Vahl (*βάλανος μυρεψική* BD 454, BP 627). Diese Pflanze kann ich in den koptischen Rezepten nicht nachweisen. Die richtigen Myrobalanen sind erst später bekannt geworden und werden daher in den koptischen Rezepten mit ihren arabischen Namen bezeichnet.

a) **ⲁⲙⲗⲁϭ** = أملج (S I 78 = L 145; vgl. S I 446 = L 920 und S II 118 = L 1379), *Phyllanthus emblica* L. bzw. *Emblica officinalis* Gärtn. Nach L BG 236/1 (S. 121) kommen *ἐμλάχ* und *ἐμλέτζ* (d. i. *emletsch*) für *Alisma Plantago* L. vor.

Das **ⲁⲙⲗⲁϭ** ist Bestandteil eines bei allen Augenkrankheiten angewendeten Augenpulvers (Ch 46).

b) **ϩⲓⲗⲓⲗⲓϭ** = هليلج (S II 572 = L 2261), vgl. *ἐλιλέγ* L BG 29/14 (S. 16). Davon gibt es verschiedene Arten, die nach ihrer Farbe bezeichnet werden. Es handelt sich um verschiedene *Terminalia*-Arten. Die besten sind die gelben, die auch in den koptischen Rezepten am häufigsten vorkommen. Dabei wird das Beiwort „gelb" auch in arabischer Sprache (**ⲁⲥϥⲁⲣ, ⲁⲥⲃⲁⲣ, ⲁⲥⲃⲁⲗ, ⲁⲥϥⲁⲗ**), zweimal sogar in arabischer Schrift geschrieben (Ch 87, 90). Die gelben Myrobalanen werden zu Pulvern oder Kollyrien verwendet, die alle Augenkrankheiten heilen (Ch 47, 57, 81, 87, 90). In Ch 87 werden außerdem noch *Wasser* und *Stern* ausdrücklich genannt und in Ch 57 ist hinzugefügt, daß es „außen und innen" angewendet, d. h. aufgelegt und eingestrichen verwendet werden kann. Ch 82 gibt ein mit gelben Myrobalanen bereitetes Pulver ohne Angabe des Zweckes. Es steht aber zwischen Arzneien gegen Augenkrankheiten, ist also wohl auch ein Augenheilmittel.

Außer den gelben Myrobalanen kommen noch schwarze vor: **ϩⲓⲗⲓⲗⲓϭ ⲛⲕⲁⲙⲉ** = هليلج اسود (Ch 43). Sie werden mit Wein gekocht und mit etwas Moschus bei kahlen (Augen) und „Psora" angewendet.

ⲁⲗ [ⲛϩⲓ]ⲗⲓⲗⲓϭ (Ch 46) bedeutet — wenn die Ergänzung richtig ist — wohl „Myrobalanenkern" (Crum, Dict 4a). Die Bezeichnung einer besonderen Art fehlt. Es kommt zu einem Pulver gegen alle Augenkrankheiten.

99. Myrrhe

Die Myrrhe, das Gummiharz von *Balsamea Myrrha* Engl., kann im Koptischen durch je einen koptischen, einen arabischen und einen griechischen Ausdruck bezeichnet werden. Am häufigsten kommt in den koptischen Rezepten der griechische Name ⲥⲙⲏⲣⲛⲏⲥ (u. ä.), d. i. der Genitiv von σμύρνα (BD 79, BP 717) vor. Der zweithäufigste Ausdruck ist ⲙⲱⲣ, d. i. مرّ (S II 496 = L 2102), eigentlich „bitter", davon der Name Myrrhe. Vgl. μούρ L BG 129/4, S. 42. Am seltensten ist die koptische Bezeichnung ϣⲁⲗ (= spätäg *ḫrj?*), das in den Rezepttexten merkwürdigerweise als ϣⲟⲗ auftritt. In Ch 155, wo ϣⲟⲗ ohne Beiwort steht, dürfte es Myrrhe bedeuten (so auch Crum, Dict 557 b, obwohl er zur Form ϣⲟⲗ im Titelkopf ein (?) setzt). In WM 28 ist das aber keineswegs so sicher. Hier folgt ⲛ und darnach ist leider eine Lücke. Es ist naheliegend, an ein folgendes Beiwort zu denken. An der dritten Stelle steht ⲡϣⲁⲗ ⲛⲁⲥⲥⲁϥⲓ (MK 1), was nach Chassinats Neubearbeitung „reine, ausgesuchte (الصفى) Myrrhe" bedeutet.

Dazu kommt noch ⲥⲧⲁⲕⲧⲏ = στακτή (BD 77), das die flüssige Myrrhe bezeichnet, die als die beste galt. Bei Ibn al-Baithâr wird im Kapitel ميعة στακτή und στύραξ zusammengeworfen. Vgl. die Monographie „Myrrhe und Stakte" von R. O. Steuer[1]. Die Stakte, statt der man seltsamerweise auch Essig nehmen kann, dient zur Bereitung eines Warzenmittels (ZB 39).

Myrrhe wird hauptsächlich äußerlich angewendet und zwar vor allem zu Augenheilmitteln. Sie findet sich in Arzneien gegen folgende Krankheiten: *Stern*, *Wasser*, Fleischwucherungen am Auge (Ch 52), kahle Augen (Ch 6, 143), scharf tränende Augen (Ch 6), verletzte und finstere Augen (Ch 143), geschwollene Augen (Ch 93), Wimpernausfall (Ch 101). Die Nennung einer bestimmten Krankheit fehlt (Ch 1, 41, 59, 221, 236). Auch gegen andere Krankheiten und Beschwerden werden myrrhenhaltige Arzneien verordnet. Bei Schläfenschmerzen (Ch 64), Rheuma (Ch 106, 221), verschiedene Gliedererkrankungen, Aufschwellen des Leibes und Wunden (Ch 93), Flechte (Ch 155), in einem Suppositorium zum Abführen (Ch 75). Mit Opium und Pfeffer gibt es ein blutstillendes Mittel (Ch 40). Keine Krankheit ist angegeben in Ch 210, 211, MK 1, WM 28. Im letzten Falle ist es nicht sicher, ob Myrrhe gemeint ist.

Eingenommen wird Myrrhe bei Milzerkrankungen, Verkrümmungen der Glieder und des Leibes, Urinsand, zur Förderung der Menstruation, um Steine aus dem After abgehen zu lassen (Ch 65), zum Abführen (Ch 75, 225) und bei inneren Krankheiten überhaupt (Ch 234). In zerstörtem Zusammenhang steht es in KW 9.

100. Nachtschatten

ⲉⲗⲉⲗⲟⲩⲱⲛϣ und ⲉⲗⲟⲗⲉ ⲛⲟⲩⲱⲛϣ heißt beides wörtlich „Wolfstraube" und ist die Übersetzung des arabischen عنب الذئب. Dieser Ausdruck wird von Ibn al-Baithâr (L 1589; bei S I 212 nicht angegeben) als eine in Spanien übliche Benennung des عنب الثعلب *Solanum nigrum*, angeführt. Vgl. ربرق S I 489 ربرق L 1027. Im Griechischen wird der Nachtschatten (mehrere Arten) στρύχνον genannt (BD 404, BP 719).

Der Saft oder Absud des Nachtschattens wird zu einer Salbe verwendet, die bei entzündlichen, schmerzenden Pusteln aufgelegt wird (Ch 215). Nachtschatten wird auch zu einem Pflaster genommen (Ch 126); wozu dieses dient, wird nicht gesagt.

[1] Schriften der Arbeitsgemeinschaft der Ägyptologen und Afrikanisten in Wien, Bd. 4. Wien 1933.

101. Narde

Die Narde wird im Koptischen entweder nach dem Griechischen ⲛⲁⲣⲧⲟⲥⲧⲁⲭⲟⲥ (u. ä.) = ναρδόσταχυς (BD 29, BP 691) oder nach dem Arabischen ⲥⲟⲩⲙⲡⲟⲩⲗ, ⲁⲥⲥⲏⲙⲡⲟⲩⲗ = سنبل genannt (S II 58 = L 1237); vgl. σουμπούλ, σουμβούλ L BG 177/1a (S. 83). Der griechische Name kommt auch im Arabischen als ناردين vor. Die griechischen und arabischen Schriftsteller unterscheiden mehrere Narden-Arten, die durch entsprechende Beiwörter bezeichnet werden. Im Koptischen kommen keine unterscheidenden Beiwörter vor, doch wäre es möglich, daß unter der arabisch benannten Narde eine andere Art zu verstehen ist, als unter der griechisch benannten. Es handelt sich um *Valeriana* oder *Patrinia Jatamani* Jones bzw. *Patrinia scabiosaefolia* Fisch (die syrische Narde).

Unter der arabischen Bezeichnung dient Narde zweimal als Augenpulver; einmal ohne nähere Angabe, bei welcher besonderen Krankheit es angewendet werden soll (Ch 49), das andere Mal soll es die Sehkraft stärken (Ch 78). In einem anderen Rezept bildet es einen Bestandteil einer bei allen inneren Krankheiten einzunehmenden Arznei (Ryl 4).

Unter der griechischen Bezeichnung wird es ebenfalls meist zu Augenmitteln verwendet. Augenpulver (Ch 79, 103), Kollyrium gegen verletzte, finstere und kahle Augen (Ch 143), gegen *Nebel*, *Psora* und juckende Augenwinkel (Ch 190), gegen *Wasser* und *Nebel* (Ch 193). Eingenommen wird es bei Schlucken (Ch 68). In zerstörtem Zusammenhang steht es KW 15.

102. Natron

In den koptischen Rezepten finden sich zwei Ausdrücke für Natron: das koptische ϩⲟⲥⲙ (ϩⲟⲥⲏⲙ, ϩⲁⲥⲙ, äg *ḥsmn*), das nach Crum, Dict 713a, durch νίτρον und نطرون erklärt wird, und weit seltener das griechische ⲛⲓⲧⲣⲟⲛ (ⲛⲓⲧⲣⲟⲩ) = νίτρον aus äg *nṯrj* (BD 537, BP 680). Beide Ausdrücke sind gleichbedeutend und bezeichnen nach Berendes *Natrium carbonicum* (Soda), das durch verschiedene fremde Beimischungen verunreinigt ist. Arabisch heißt das Natron بورق (S I 187 = L 381) außer dem schon erwähnten نطرون (S II 555 = L 2226).

In KW 5 ist ⲁⲫⲣⲟⲛ . .[wohl zu ⲁⲫⲣⲟⲛⲓⲧⲣⲟⲛ zu ergänzen, d. i. ἀφρόνιτρον (BP 626), ἀφρὸς νίτρου (BD 538), was „Natronschaum" bedeutet, das ist unreines Natriumkarbonat oder vielleicht auch Mauersalpeter (Calciumnitrat).

Während νίτρον in den koptischen Rezepten stets ohne Beiwort steht, finden sich bei ϩⲟⲥⲙ u. ä. allerlei nähere Bezeichnungen. Vor allem ⲛⲁⲣⲁⲃⲓⲕⲟⲛ „arabisch" (Ch 69, 172, ZB 11, 26). Einmal kommt dieses für ϩⲟⲥⲙ charakteristische Beiwort allein vor (Ch 234), so daß anzunehmen ist, daß das Hauptwort ϩⲟⲥⲙ irrtümlich ausgelassen ist. Außerdem gibt es ein ϩⲁⲥⲙ ⲛⲧⲉ ⲣⲁⲕⲟⲧⲉ „Natron von Alexandrien" (ZB 15) und ein ϩⲟⲥⲙ ⲉϥⲣⲱϫ „gebranntes Natron" (Ch 55). ϩⲟⲥⲙ ⲛⲁⲣⲥⲉⲛⲓⲕⲟⲛ (WM 8) ist wohl ϩⲟⲥⲙ ⲙⲛ ⲁⲣⲥⲉⲛⲓⲕⲟⲛ „Natron und Rauschgelb" zu lesen.

Äußerlich wird Natron vor allem bei Hautkrankheiten angewendet: Jucken (Ausschlag) (Ch 161, ZB 9, 25, 26, 29, 41, 44); „Psora" (ZB 11, 12, 15, 17, 31); Warzen (Ch 161, ZB 39); Pusteln (WM 8). Auch einem in bestimmter Art erkrankten After wird eine Arznei mit (gebranntem) Natron aufgelegt (Ch 55). Außerdem kommt Natron in Augenmitteln vor: zur Stärkung der Sehkraft (Ch 88), bei „Nebel" und „Wasser" (Ch 204) und bei Wimpernausfall (Ch 101).

Natronhaltige Arzneien werden auch eingenommen: zum Abführen (Ch 74), bei Magenwinden (Ch 69), bei Erkrankungen der Leber, der Nieren, bei Gelbsucht, aussatzartigen Krankheiten und Ausschlag (ZB 28), bei inneren Krankheiten überhaupt (Ch 234), bei Erkrankungen der Hoden (Ch 172). *ἀφρόνιτρον* kommt in zerstörtem Zusammenhang vor (KW 5).

103. Nuß

Für Nuß wird die griechische Bezeichnung *κάρυον* in verschiedenen Gestalten (**ⲕⲁⲣⲟⲓⲁ, ⲕⲁⲓⲣⲉ**) verwendet. Meistens wird nicht gesagt, welche Nuß gemeint ist. Nur éinmal (Ch 233) heißt es ausdrücklich **ⲕⲁⲓⲣⲉ ⲛⲫⲟⲛⲧⲓⲟⲛ** = *κάρυον ποντικόν* (BD 144, BP 657), *Corylus Avellana* L., Haselnuß. Arabisch بندق (S I 177 = L 357) oder جلوز (S I 254 = L 502), das Öl daraus S I 452 = L 935. Ein anderes Mal sollen trockene Nüsse (**ⲕⲁⲣⲟⲓⲁ ⲉϥϣⲟⲟⲩⲉ**) verwendet werden (ZB 43). Nußöl kommt Ryl 2 vor.

Die Wallnuß, *Juglans regia* L., heißt griechisch *κάρυον βασιλικόν* (BD 143), arabisch جوز (S I 266 = L 525 das Öl daraus S I 450 = L 928).

Trockene Nüsse werden mit Schwefel und Weine bei *Psora* aufgelegt (ŻB 43). Mit Pfefferkörnern und Wein werden Nüsse bei einer Lebererkrankung mit *Klopfen* aufgelegt (Ep 2; oder gegessen? vgl. V 2).

Haselnüsse werden mit anderem bei Blutspucken eingenommen (Ch 233). Einzunehmen ist wahrscheinlich auch die bei *Klopfen* verabreichte Arznei (ḴW 2) die eine große (?) Nuß (= Wallnuß?) enthält. Nußöl kann an Stelle von Rettichöl treten bei einer gegen „Klopfen" eingenommenen Arznei (Ryl 2).

In zerstörtem Zusammenhang kommt ein recht fragliches **ⲕⲁⲣⲟⲓ**[vor (KW 1).

104. Ofenscherben

ⲃⲗⲁϫⲉ ⲛⲧⲣⲓⲣ ist das griechische *ὄστρακα ἐξ ἰπνῶν* (BD 556, BP 698) und das arabische خزف (S I 364 = L 790) und bezeichnet irdene Scherben aus den Brennöfen.

Ofenscherben werden mit Schwefel, Gummi und Essig angerührt gegen Flechte angewendet (Ch 198).

105. Öl

a) **ⲛⲉϩ** (**ⲛϩ, ⲛⲏϩ**) (näg *nḥḥ*) ist die gewöhnliche Bezeichnung für Öl und entspricht dem griechischen *ἔλαιον* (BD 56, BP 817) und dem arabischen زيت (S I 550 = L 1141). Viel seltener wird in den koptischen Rezepten das griechische *ἔλαιον* in verschiedenen Gestalten (**ⲉⲗⲉⲟⲩ, ⲉⲣⲉⲟⲩ**) gebraucht. KG 29ff., 143.

Unter **ⲛⲉϩ** ohne Beiwort hat man wohl gewöhnliches Olivenöl zu verstehen (*ἔλαιον κοινόν* BD 56) oder Öl im allgemeinen, wobei es auf die Art und Beschaffenheit nicht weiter ankommt.

Es wird mit verschiedenen Arzneistoffen gemischt zur Herstellung von Salben und Pflastern verwendet, die bei allen möglichen Krankheiten Anwendung finden: *Psora* (ZB 19, 22, 32, 43, 45), Ausschlag (ZB 29, 34), *Wamsir* (Ch 20, Z 36), Flechte (Ch 163, 218), Warzen (ZB 36), Kopfweh u. dgl. (Ch 148, Ryl 6, 8), Bauchschmerzen (Ch 168), Entzündung der Brüste (BA 8), Anschwellungen (WM 4), Podagra und Fieber (Ch 118), „Welkaugen", Schuppenflechte, Beulen (?) (Ch 20, Wunden u. dgl. (Ch 147, 187, 232, wahrscheinlich auch Ch 67). Bei Gebärmutterschmerzen wird in Öl geweichte Akakia eingeführt (Ch 123). Die Angabe des Zweckes ist nicht erhalten in Ch 19, MK 1 und KW 11.

b) Der Ausdruck ⲛⲉϩ ⲙⲙⲉ u. ä.), wörtlich: „wahres, d. h. echtes Öl“, entspricht in der Bedeutung arabischem زيت طيّب (CRUM, Dict 240b), wörtlich: „gutes Öl“. Es ist darunter ausdrücklich Olivenöl zu verstehen.

Seine Anwendung ist die gleiche, wie die des mit ⲛⲉϩ ohne Beiwort bezeichneten Öles. Es wird ebenfalls fast ausschließlich äußerlich angewendet und zwar bei folgenden Krankheiten: *Wamsir* (Ch 36), Schuppenflechte (Ch 116), Ausschlag (Ch 161, ZB 41), Gürtelflechte (Ch 164), Pusteln (Z 23), Warzen (Ch 161), *Tscherhof* (Ch 120), Anschwellungen (ZB 1), Schnupfen (Ch 108), Erkrankungen der Milz (WM 29) und der Hoden (Ch 172), Fieber (?) (WS 2), Narbe, die sich mit Haaren bewachsen soll (Ch 23). Die Angabe ist nicht erhalten bei Ch 31 und WM 18. Nur bei einem Abführmittel kommt reines Olivenöl innerlich angewendet vor (WM 25).

c) ⲉⲗⲉⲟⲩ ⲝⲏⲥⲧⲏⲥ gibt nach Chassinat (S. 271) ἔλαιον ξυστόν wieder, das *strigmentum olei* des Plinius, das ist das von den schwitzenden Athleten abgeschabte, mit Sand, Schmutz und Schweiß gemischte Salböl. Bei DIOSKURIDES heißt es ῥύπος ἐκ τῆς παλαίστρας, „Schmutz vom Ringplatz“ (BD 58); ῥυπός γυμνασίων, „Schmutz der Turnplätze“, der durch Anlehnen an die Wand entstandene ölige, und schweißige Schmutz (BD 59), bezeichnet im Grunde genommen dieselbe Mischung. Diese Art „Öl“ wird zur Bereitung einer Heilsalbe verwendet (Ch 146).

d) ⲛⲉϩ ⲛⲭⲁⲙⲉⲙⲉⲗⲟⲛ (χαμαίμηλον) „Kamillenöl“ wird dadurch hergestellt, daß man Kamillenblüten in Öl stehen läßt (BD 352, BP 819). Wahrscheinlich ist dasselbe bei IBN AL-BAITHÂR mit دهن البابونج gemeint (S I 439 = L 907. Es wird zu einem Heilmittel genommen, das wahrscheinlich bei „Psora“ zur Anwendung kommt (ZB 15).

e) ⲛⲉϩ ⲙⲙⲟⲩⲣⲥⲩⲛⲁ (ⲙⲟⲩⲣⲥⲓⲛⲉ, ⲙⲟⲩⲁⲥⲏⲛⲏ u. ä.) ist Myrtenöl, griechisch μυρσινέλαιον (BD 63), arabisch دهن الآس (S I 430 = L 890) (KG 46). Die Herstellung beschreibt DIOSKURIDES: die Myrtenblätter (*Myrtus communis*) werden mit Olivenöl behandelt, so daß dieses ihr ätherisches Öl in sich aufnimmt. Das Myrtenöl wird bei verschiedenen Hautkrankheiten den Salben beigemischt: Warzen, Flechte, „Psora“, Gürtelflechte, Ausschlag, Schwielen (Ch 219, ZB 27, 33, 35).

f) ⲛⲉϩ ⲛϭⲓⲙ bezeichnet das auch zum Kochen allgemein verwendete Rettichöl, griechisch ῥαφανέλαιον (BD 62, BP 821), arabisch دهن الفجل (S I 452 = L 938). Mit Ausnahme eines einzigen Rezeptes, in dem Rettichöl für innerliche Anwendung gegen „Klopfen“ verordnet wird (Ryl 2, an seine Stelle kann Nußöl treten), wird es nur äußerlich angewendet und zwar bei folgenden Krankheiten: *Psora* (Ch 102), Körperjucken (ZB 26), Baucherkrankung mit Blutabgang (Ep 1), Hüftschmerzen (WM 19 mit einem nicht geklärten Beiwort: ⲉϥⲙⲟⲕⲉ), eine *Automa* genannte Krankheit (Ch 156). Der Zweck ist nicht angegeben in Ch 117, 126.

g) ⲛⲉϩ ⲕⲁⲓⲣⲉ (κάρυον) ist Nußöl (BD 143, BP 821), arabisch دهن الجوز (S I 450 = L 928, von der Wallnuß) bzw. دهن البندق (S I 452 = L 935, von der Haselnuß). Bei der Bereitung eines innerlich angewendeten Heilmittels gegen „Klopfen“ kann es an die Stelle von Rettichöl treten (Ryl 2).

h) Für Rosenöl kommt sowohl das koptische ⲛⲉϩ ⲛⲟⲩⲉⲣⲧ (u. ä.), wie auch das griechische ϩⲣⲟⲇⲓⲛⲟⲛ (ⲣⲱⲇⲓⲛⲟⲛ, ⲛⲉϩ ⲛϩⲣⲟⲧⲓⲛⲟⲛ, ⲉⲣⲉⲟⲩ ϩⲣⲟⲧⲓⲛⲟⲛ u. ä.) vor, d. i. ῥόδινον (BD 66, BP 819). Es ist Öl, in das Rosenblätter gelegt wurden. Besonders ausführlich ist die Herstellung bei DIOSKURIDES beschrieben. Arabisch heißt es دهن الورد (S I 440 = L 911) oder دهن الجول (S I 460 = L 962). Es wird bei folgenden Krankheiten angewendet: Abszesse (Ch 150, 212), *Psora* (Ch 231, ZB 24), Ausschlag (ZB 4), Wunden (Ch 119, WM 21), kranke Brüste (BA 4), Gebärmutterschmerzen (Ch 24, 124), Schmerzen an Händen und Füßen (oder Armen und Beinen) (Ch 124), Kopfweh (BKU 11), Augenrheuma (Ch 196), Hitzen (BA 5).

i) Bei ⲛⲉϩ „Öl" kommen in den Rezepttexten auch Beiwörter vor, deren Bedeutung noch nicht geklärt ist. ⲛⲉϩ ⲛⲁⲣϯⲛⲁⲣ erklärt CHASSINAT (S. 284) als Umschreibung des persischen دينار mit dem arabischen Artikel (*al-* > ⲁⲣ) „graine de Cuscute", Same der Flachsseide, *Cuscuta Epithymum* L. Es wird als Umschlag bei Bauch- oder Gebärmutterschmerzen verordnet (Ch 167).

j) Bei Gebärmutterschmerzen wird auch ein ⲛⲉϩ ⲛⲕⲁⲓ mit Opium und Rosenöl in die Scheide eingeführt (Ch 124). Zu ⲕⲣⲓ, ⲕⲁⲓ sagt CRUM, Dict 115a: „substance whence a perfumed & medical oil". Mehr ist gegenwärtig darüber nicht zu ermitteln.

k) Noch dunkler ist die Bedeutung von ⲛⲉϩ ⲛϭⲓⲱⲟⲩ ⲓⲛ̣ⲡⲟ̣ⲩⲁϩⲉ (WM 6), wobei es durchaus unklar ist, ob das rätselhafte und wahrscheinlich doch anders zu lesende ⲓⲛⲡⲟⲩⲁϩⲉ noch zur Bestimmung des Öls gehört oder schon einen anderen Arzneistoff bezeichnet. ϭⲓⲱⲟⲩ könnte an sich für ⲕⲓⲱⲟⲩ (Qualitativ) „fett sein" stehen. Die grammatische Art seiner Verwendung wäre aber dann sehr bedenklich. ϭⲓⲱⲟⲩ bezeichnet eher den Stoff, aus dem das Öl gewonnen wurde. Mit dem Rauch, der beim Verbrennen dieses Öles entsteht, soll eine schmerzende Gebärmutter geräuchert werden.

Zu Sesamöl (?) vgl. 146b.

106. Opium

ⲟⲡⲓⲟⲛ (ⲟⲡⲓⲟⲩ) = ὄπιον. Dieser Ausdruck ist DIOSKURIDES noch nicht bekannt, wohl aber die Sache, die bei μήκων ἥμερος, „Mohn" (BD 397, BP 686) behandelt wird. Die Araber haben das gleiche Wort in der Gestalt أفيون (S I 64 = L 116). Vgl. CHASSINAT S. 74ff. Opium ist der eingetrocknete Milchsaft verschiedener Mohnsorten (*Papaver*). Die Herstellung ist schon bei DIOSKURIDES beschrieben.

In der Medizin der Kopten fand das Opium reiche Anwendung und zwar nur äußerlich. Häufig enthalten Augenheilmittel Opium: bei „Nebel" (Ch 8, 56, 190), „Wasser" und „Stern" (Ch 52, 56), „Innenwasser" und kahle Augen (Ch 56), Fleichswucherungen am Auge (Ch 52), geschwollene Augen (Ch 93), juckende Augenwinkel (Ch 190), Augenkrankheiten im allgemeinen (Ch 41, 48, 50, 52, 59, 77, 86, 92?, 221, 235, 236?). Vielen Arzneien wurde es wohl wegen seiner schmerzstillenden Wirkung beigemischt. Wir finden es in Mitteln gegen folgende Krankheiten: Erkrankung des Penis (Ch 39), verschiedene Gliedererkrankungen, Aufschwellen des Leibes und Wunden (Ch 93), Rheuma (Ch 106, 221), „Psora" (Ch 190, ZB 14), Pusteln (Ch 215), Ohrenschmerzen (Ch 114), Schläfenschmerzen (Ch 86), Schmerzen in der Gebärmutter, in Händen und Füßen (Ch 124) und in den Brüsten (BA 2), bei blutstillenden Mitteln (Ch 40), bei Arzneien gegen alle Krankheiten (Ch 122, 145 für kleine Kinder, Ch 211?). In einigen Rezeptbruchstücken steht es in zerstörtem Zusammenhang: KW 9?, 15, 20, 21.

107. Opopanax

ⲁⲡⲟⲡⲁⲛⲁⲕⲟⲥ gibt den Genitiv des griechischen ὀποπάναξ wieder. Es bezeichnet das Gummiharz von πάνακες (BD 295, BP 699), das scheinbar mehreren Pflanzen entspricht. BERENDES führt (BD 297) an: *Ferula Opopanax* Spr., das breitblätterige Steckenkraut, und *Opopanax Chironium* Koch; BP 699 sind außer der ersteren noch *Echinophora tenuifolia* L., das zartblätterige Steckenkraut, und *Hypericum olympicum* genannt. Ein anderer Ausdruck ist ϭⲁⲩϣⲓⲣ = جاوشير (S I 235 = L 459). Daneben kommt im Arabischen auch das griechische πάνακες als فاناقس vor (S II 244 = L 1663—1665, mehrere Arten).

Äußerlich angewendet tritt Opopanax als Augenheilmittel auf: bei *Stern* und *Wasser* (Ch 192) und mit Zedernharz zur Stärkung der Sehkraft (Ch 203).

Eingenommen wird es bei Erkrankungen der Milz, Verkrümmung der Glieder oder des Leibes, Urinsand, zur Beförderung der Menstruation und um Steine aus dem After abgehen zu lassen (Ch 65).

108. Osterluzei

Die Osterluzei wird in den koptischen Rezepten sowohl mit ihrem griechischen Namen **ⲁⲣⲓⲥⲧⲟⲗⲟⲭⲓⲁ(ⲥ)** (**ⲁⲗⲓⲥⲧⲟⲗⲟⲭⲓⲁⲥ, ⲁⲗⲓⲥⲧⲟⲣⲟⲭⲓⲁⲥ**) = ἀριστολοχία (BD 263, BP 622) = ارسطلوخيا (S I 30 = L 58) wie auch mit dem arabischen **ⲥⲉⲣⲁⲟⲩⲁⲛⲧ** = زراوند (S I 525 = L 1099) bezeichnet. Es werden so verschiedene Arten der *Aristolochia* bezeichnet. Bei Ibn al-Baithâr ist die ارسطلوخيا eine besondere Art des زراوند nämlich الزراوند الطويل, *Aristolochia lunga*. Möglicherweise bezeichnen auch die beiden im Koptischen vorkommenden Ausdrücke verschiedene Arten.

Osterluzei ist meistens ein Bestandteil von Pulvern oder Salben, mit denen Geschwüre behandelt werden. So wird damit eine Salbe bereitet, die eitrig gewordene (?) Wunden heilt (Ch 135); ein Pulver zur Behandlung von Abszessen (Ch 142). Das „rasch füllende Pulver" (Ch 139) dient ähnlichen Zwecken. In diesen drei Rezepttexten ist der griechische Name genannt. Als Bestandteil eines Kollyriums zur Stärkung der Sehkraft (Ch 51) wird es mit dem arabischen Namen bezeichnet.

109. Papyrus

Mit **ⲭⲁⲣⲧⲏⲥ** = χάρτης (BD 105, BP 699) wird der aus dem Mark des *Cyperus Papyrus* L. (πάπυρος) in bekannter Weise[1] hergestellte Beschreibstoff bezeichnet. Die beiden angeführten griechischen Benennungen waren auch den Arabern in Ägypten bekannt und zwar فافير für die Pflanze (S II 244 = L 1661) und قرطاس für den daraus gefertigten Beschreibstoff (S II 296 = L 1778). Die Pflanze heißt sonst arabisch بردى (S I 127 = L 257).

Medizinisch wird nur die Asche des Papyrus verwendet, was auch stets zum Ausdruck gebracht wird entweder durch **ⲉⲧ-** (bzw. **ⲉϥ-)ⲣⲱⲝ** „verbrannt" oder durch **ⲕⲣⲙⲉⲥ ⲛⲭⲁⲣⲧⲏⲥ** „Papyrusasche". Einmal ist dabei ausdrücklich **ⲭⲁⲣⲧⲏⲥ ⲛⲃⲣⲣⲉ** „neuer Papyrus" angegeben (Ch 177). Ein anderes Mal wird eine bestimmte Papyrussorte, nämlich **ⲭⲁⲣⲧⲏⲥ ⲛϩⲓⲉⲣⲁⲧⲓⲕⲟⲛ** „hieratischer Papyrus", d. i. besonders feiner Papyrus, genannt (Ch 165).

Papyrusasche dient zur Bereitung von äußerlich angewendeten Arzneien bei folgenden Krankheiten: *Innenwasser* (Ch 165), böse Geschwüre (Ch 121), *Wamsir* (Ch 177), Erkrankung der Zähne und des Zahnfleisches (Ch 178).

110. Pech

ⲗⲁⲙⲭⲁⲧⲡ (**ⲗⲁⲙⲭⲉⲧⲡ, ⲗⲁⲙⲭⲡ**) wird gewöhnlich durch ein Beiwort näher gekennzeichnet. Als Beiwörter finden sich: das griechische **ⲝⲩⲣⲟⲛ** = ξηρόν „trocken" (auch abgekürzt **ⲝ/**), **ⲉϥϭⲟⲛ** „weich" und **ⲉϥⲟⲩⲱⲧ** „frisch". Ohne Beiwort steht es nur zweimal (BKU 13, KW 6). **ⲗⲁⲙⲭⲉⲧⲡ ⲛⲝⲩⲣⲟⲛ** entspricht dem griechischen

[1] Vgl. z. B. W. Schubart, Einführung in die Papyruskunde, 36ff. Zuletzt W. Peremans und J. Vergote, Papyrologisch Handboek (Löwen 1942), 17ff.

πίσσα ξηρά, „trockenes Pech“ (BD 94, BP 702); dieser Ausdruck wurde auch ins Arabische übernommen als كسيرا بصا (S II 379 = L 1937). Die beiden koptischen Beiwörter für weich und frisch können wohl als gleichbedeutend angesehen werden. Das weiche oder frische Pech ist das griechische πίσσα ὑγρά (BD 93), der Teer, arabisch زفت (S I 533 = L 1114). Was unter dem beiwortlosen ⲗⲁⲙⲭⲁⲧⲡ zu verstehen ist, könnte KW 6 zeigen. Dort kommt es neben ⲗⲁⲙⲭⲁⲧⲡ ⲉϥ[vor, das wohl nach KW 5 zu ⲉϥⲟⲩⲱⲧ oder zu ⲉϥⲥⲟⲛ zu ergänzen ist. Es wäre also möglich, daß man das trockene Pech außer mit ⲗⲁⲙⲭⲉⲧⲡ ⲛⲝⲩⲣⲟⲛ, das aber nur im Papyrus CHASSINAT vorkommt, auch mit ⲗⲁⲙⲭⲁⲧⲡ ohne Beiwort bezeichnete.

Wie das flüssige Pech (Teer) gewonnen wird, sagt PLINIUS (BD 93): Zerschnittenes Holz von Kiefern und Fichten wird in einem Ofen erhitzt; das Pech fließt dabei ab. Dieses flüssige Pech (Teer) wird durch Erhitzen zu trockenem Pech.

Pech wird zu verschiedenen pflasterartigen Heilmitteln verwendet. Trockenes Pech wird zu einem „berühmten schwarzen Pflaster“ genommen (Ch 149), dessen Zweck nicht angegeben ist. Mit Schweinefett und Galbanum gekocht ergibt es ein Wundpflaster (Ch 15). Ein anderes mit Pech bereitetes Pflaster dient zur Behand lung einer „Automa“ genannten Krankheit (Ch 156). Beiwortloses ⲗⲁⲙⲭⲁⲧⲡ findet sich in einem Rezept für eine Arznei, mit der eine kranke Milz behandelt wird (KW 6), neben frischem Pech. Ohne Beiwort steht es auch noch in zerstörtem Zusammenhang (BKU 13). Frisches Pech kommt außer in dem schon erwähnten Mittel gegen kranke Milz noch in zerstörtem Zusammenhang vor (KW 5). Als weiches (?) Pech wird es zu einer *Psora*-Salbe genommen (ZB 12). ⲗⲁⲙ[ⲭⲁⲧⲡ — mit oder ohne Beiwort — steht in einer Überschrift mit anderen pechartigen Stoffen (KW 10).

111. Perlen

ⲗⲟⲩⲗⲟⲩ umschreibt das arabische لؤلؤ (S II 446 = L 2046) „Perle“. Perlen werden zur Bereitung von Pulvern verwendet, mit denen Augenkrankheiten behandelt werden (Ch 45, 53).

112. Petersilie

ⲙⲓⲧ entspricht nach CRUM, Dict 188a, πολύτριχον μακεδόνιον (sic), مقدونس (S II 527 = L 2161), πετροσέλινον (BD 306, BP 702) und كرفس (S II 352 = L 1902), *Apium Petroselinum* L. Petersilie wird mit geröstetem Mutterkümmel und Ei bei Magenschmerzen aufgelegt (Ch 71).

113. Pfeffer

a) In den koptischen Rezepttexten kommen mehrere Bezeichnungen für Pfeffer[1] vor. ⲡⲓⲡⲉⲣ u. ä., auch in der Genitivform ⲡⲓⲡⲉⲣⲉⲱⲥ u. ä., ist dem griechischen πέπερι nachgebildet (BD 237, BP 700). Das griechische πέπερι findet sich auch im Arabischen als بابارى (S I 122 = L 239). In einigen späteren koptischen Rezepten kommt die arabische Bezeichnung فلفل (S II 261 = L 1696) mit dem bestimmten Artikel als ⲁⲗⲃⲟⲩⲗⲃⲟⲩⲗ (Ryl 4) und ⲁⲗⲡⲟⲩⲗⲡⲟⲩⲗ (BM) vor. *Piper nigrum* L.

Nur einmal haben diese Benennungen des Pfeffers ein Beiwort bei sich, das mit ziemlicher Wahrscheinlichkeit zu ⲛⲁⲥ[ⲩⲕⲟⲛ (λευκόν) „weiß“ ergänzt werden kann (KW 2). Ein anderes Mal heißt es ⲃⲁⲃⲓⲁⲥ ⲙⲡⲓⲡⲉⲣ (Ep 2) „Pfefferkörner“, weil die Anzahl der Körner angegeben ist.

[1] Bezeichnungen für Pfeffer im Koptischen vgl. ÄZ 60 (1925) 105.

Äußerlich angewendet kommt Pfeffer in einem Heilmittel vor, das bei Erkrankung der Leber und schlafbehinderndem „Klopfen“ verordnet wird (Ep 2). Ob das pfefferhaltige Mittel, mit dem Milzerkrankungen behandelt werden, äußerlich oder innerlich angewendet wird, bleibt ungewiß, da der Schluß des Rezeptes und damit die Angabe über die Verwendungsart des Heilmittels verloren gegangen ist (WM 29). Pfeffer ist in einigen Rezeptfragmenten genannt (KW 13, 14?, 16, 21).

Pfefferhaltige Arzneien werden in folgenden Fällen eingenommen: zum Abführen (WM 25), bei inneren Krankheiten (Ryl 4) und wahrscheinlich bei „Klopfen“ (KW 2).

b) Alle die bisher genannten Bezeichnungen für Pfeffer fehlen in der umfangreichsten der bekannt gewordenen koptischen Rezeptsammlungen, dem Papyrus Chassinat. Dieser Text kennt aber eine häufig vorkommende Sigle, die aus zwei π mit je einem kleinen Schnörkel im Innern besteht. Der Schnörkel ist sowohl einem kryptographierten ϩ (d. i. ungefähr ein seitenverkehrt geschriebenes ϩ) wie auch einem kryptographierten ι (das ist die Ligatur ⲉⲓ der Urkundenschrift) sehr ähnlich. Daraus ergeben sich mehrere Möglichkeiten für die Lesung. Das Ganze als kryptographiert betrachtet könnte ⲕϩⲕϩ oder ⲕⲓⲕⲓ umschrieben werden. Ersteres scheidet als sinnlos aus. ⲕⲓⲕⲓ könnte griechisch *κίκι*, Rizinus, sein. Die Lesung nach dem gewöhnlichen Lautwert der Schriftzeichen ergibt ⲡⲓⲡⲓ (ⲡⲉⲓⲡⲉⲓ). Man braucht dabei keineswegs eine gemischte Schreibweise anzunehmen, denn die kursive Ligatur für ⲉⲓ kommt auch in der Normalschrift für ⲉⲓ und ι vor. Es ist aber kein Wort ⲡⲓⲡⲓ oder ⲡⲉⲓⲡⲉⲓ bekannt. Dennoch hat wohl Chassinat recht, wenn er (S. 85ff.) die in Rede stehende Schreibung für die Sigle eines Wortes für Pfeffer hält. Seine Hauptargumente sind, daß der bei den Alten als Arzneistoff eine so wichtige Rolle spielende Pfeffer in der großen Rezeptsammlung des Papyrus Chassinat überhaupt nicht vorkäme, wenn diese Sigle etwas anderes bedeutete, und daß das vorkommende Beiwort „weiß“ bei ⲕⲓⲕⲓ „Rizinus“ sinnlos wäre, bei Pfeffer hingegen gut paßt. Auch der Umstand, daß die meisten Heilmittel, in denen der mit der Sigle bezeichnete Arzneistoff vorkommt, bei Augenkrankheiten in Anwendung kommen, weist auf Pfeffer hin, der ja *τὸ ἴνδικον φάρμακον τὸ τῶν ὀφθαλμῶν ὃ καλέειται καὶ πέπερι* genannt wird „das indische Augenheilmittel, das auch ‚Peperi‘ heißt“ (BD 239).

Das Beiwort ⲁⲗⲁⲩ (ⲁⲗⲉⲩ) „weiß“ kommt hier öfter vor. Nach Berendes ergibt der reif gesammelte Pfeffer den weißen, der unreif gesammelte den schwarzen, der in den koptischen Rezepttexten als solcher nicht besonders benannt ist.

Weißer Pfeffer wird zu äußerlich angewendeten Augenheilmitteln genommen (Ch 47, 80). Eine weißen Pfeffer enthaltende Arznei wird bei Mastdarmschmerzen eingenommen (Ch 226). Wahrscheinlich ist auch in einem Rezept für eine Arznei, die gegen „Klopfen“ eingenommen wird (Ryl 3), das vor ⲁⲗⲁⲩ „weiß“ stehende Wort zu einem Ausdruck für Pfeffer zu ergänzen.

Einmal kommt ein kryptographiertes ⲉⲡⲣⲉ als Beiwort vor. Es könnte für ⲉⲃⲣⲁ „Korn“ stehen, doch gibt „Körnerpfeffer“ oder „Kornpfeffer“ keinen brauchbaren Sinn. Die Bedeutung „Pfefferkörner“ kann die Wortverbindung nicht haben; die Wortstellung müßte in diesem Fall umgekehrt sein (vgl. das erwähnte ⲂⲀⲂⲒⲀⲤ ⲡⲓⲡⲉⲣ). ⲉⲡⲣⲉ könnte auch für ⲉⲡⲣⲁ „eitel, leer“ stehen. Beim Ausdruck „leerer Pfeffer“ könnte man an die von Berendes (BD 239) erwähnten „tauben“ Pfefferkörner denken, die griechisch *βράσμα* oder *βρέγμα* heißen. In dem einzigen Rezept, in dem der ⲉⲡⲣⲉ-Pfeffer vorkommt, soll er mit Galmei und Narde zu einem Pulver gemacht werden, über dessen Verwendung nichts gesagt wird (Ch 79).

Der mit der Sigle ohne Beiwort benannte Pfeffer, also schwarzer Pfeffer, wird in folgenden Fällen verordnet: Äußerlich bei Augenkrankheiten im allgemeinen (Ch 12, 57, 87, 104, 235); von den Augenkrankheiten werden besonders angeführt: „Wasser“ (Ch 12, 87), „Stern“ (Ch 87), kahle Augen (Ch 12), Augenjucken (Ch 199), geminderte

Sehkraft (Ch 11, 12, 54, 78). Außerdem noch bei *Wamsir* (Ch 177) und in einem blutstillenden Mittel (Ch 9, 10, 40). — Eingenommen wird (schwarzer) Pfeffer bei Magenwinden (Ch 69) und zum Abführen (Ch 74).

c) Auch der lange Pfeffer (*Chavica officinarum* Miq., *Piper longum* L.) kommt in den koptischen Rezepten vor. Er wird nach dem Arabischen ⲁⲁⲣⲃⲟⲩⲁⲃⲟⲩⲁ, ⲁⲁⲣⲃⲟⲩⲁ, ⲧⲁⲣⲃⲟⲩⲁ genannt, d. i. دار فلفل (S I 409 = L 845). Diese Bezeichnung kommt auch im Griechischen vor als *δαρφούλφουλ* L BG 144/6 (S. 51) (*Caspicum longum* DC); sonst heißt er griechisch *μακροπίπερον, λογγοπήπερι*. Bei den Kopten finden wir ihn nur in äußerlich angewendeten Augenheilmitteln. Allgemein (Ch 12, 82, 87), bei „Wasser" (Ch 12, 87) „Stern" (Ch 87), kahlen Augen (Ch 12), verminderter Sehkraft (Ch 12, 54).

114. Pistazien

ⲯⲓⲧⲧⲁⲅⲓⲛ ist *ψιττάκιον*, das für *πιστάκια* vorkommt (BD 143, BP 702), arabisch فستق (S II 255 = L 1681), vgl. فستق مصرى als جيوس (S I 276 = L 547), und bezeichnet (die Früchte von) *Pistacia vera* L. Sie bilden einen Bestandteil einer Arznei, die bei „Klopfen" wahrscheinlich eingenommen wird (KW 2).

115. Porree

ⲏϭⲉ (äág *jꜣḳ·t*, hebräischem יָרָק entsprechend) ist dasselbe, was griechisch mit *πράσον* bezeichnet wird (BD 232, BP 705), arabisch كرّث (S II 369 = L 1910), *Allium Porrum* L.

Äußerlich. Bei kahlen Augen (Ch 4), Warzen (Ch 141). Der Saft oder Absud wird bei Nachtblindheit in die Augen geträufelt (Ch 201).

Innerlich gegen Fieber (Ryl 5).

116. Portulak

ⲙⲉϩⲙⲟⲩϩⲉ (näg vielleicht *mḥmḥ·t*) entspricht nach Crum, Dict 211 b, griechischem *ἀνδράχνη* (BD 219, BP 620) und arabischem رجلة (S I 492 = L 1035), *Portulaca oleracea* L. Im Arabischen gibt es noch mehrere Benennungen (vgl. S I 151 = L 313, S I 363 = L 783, S II 255 = L 1680, S II 384 = L 1954 bis).

Äußerlich. In einer Salbe gegen schmerzende Pusteln (Ch 215). In den übrigen Rezepten wird Portulak nur mit Fett oder Gummi gemischt. Mit Schweinefett als Umschlag bei Anschwellungen (BKU 3), mit Gänsefett bei kranken Brüsten (BKU 9). Auch in BA 8, wo ϩⲙⲟⲩ ϩⲉ wahrscheinlich in ⲙⲉϩⲙⲟⲩϩⲉ zu verbessern ist, handelt es sich um Entzündung der Brüste. Mit dem Saft oder Absud von Portulak werden Augenkrankheiten behandelt (Ch 96). Der ausgepreßte Saft von Portulakstengeln mit Gummi ergibt ein Mittel gegen Augenrheuma (Ch 220).

Mit Kuhmilch und Honig eingenommen hilft Portulak bei Eingeweidewürmern (Ch 110).

117. Purgierwinde

ⲥⲁⲕⲁⲙⲟⲩⲛⲓⲁ (ⲥⲕⲁⲙⲟⲩⲁⲓⲁⲥ) ist das vom arabischen سقمونيا (S II 27 = L 1193) übernommene *σκαμμωνία* (BD 463, BP 715), *Convulvulus scammonia* L., das arabisch auch محمودة heißt (S II 491 = L 2092). Verwendet wurde nach Dioskurides der getrocknete Saft der Pflanze, aber auch die Wurzel und der Absud der Wurzel.

Wegen ihrer purgierenden Wirkung wird Purgierwinde hauptsächlich als Abführmittel innerlich angewendet (Ch 74, 76). Sie wird aber auch zu einer Salbe genommen, mit der Ausschlag behandelt wird (ZB 29).

118. Purpur

In]ⲟⲏⲛ ⲛϫⲉϭⲉ (BA 11) wird etwas Purpurnes oder ein Teil der Purpurschnecke (ϫⲏϭⲉ) genannt. Die Purpurschnecke heißt griechisch *πορφύρα* (BD 153, BP 705), *Purpura patula* L. Aus dem fragmentarischen Rezepttext ist nicht zu ersehen, was eigentlich genommen wird. Das damit bereitete Heilmittel dient dazu, die Brüste nicht zu groß werden zu lassen.

119. Pyrites

ⲙⲁⲣⲕⲁϣⲓⲑⲉ ist die Wiedergabe von مرقشيثا (S II 508 = L 2116), das dem *πυρίτης λίθος*, bei Dioskurides (BD 545) gleichgesetzt wird. Das griechische *πυρίτης* erscheint bei den Arabern auch als بوريطس (S I 190 = L 382). Nach Berendes ist Schwefelkies damit gemeint.

Pyrites wurde zur Bereitung von Augenpulvern gebraucht (Ch 45, 53).

120. Quecksilber

ⲙⲟⲟⲩ ⲛϩⲁⲧ wörtlich „Silberwasser", ist die Bezeichnung für Quecksilber, *ὑδράργυρος* (BD 524, BP 727), arabisch زيبق (S I 553 = L 1143).

Es wird zu einem allgemein bei Augenkrankheiten angewendeten Pulver genommen (Ch 109).

121. Rauke

ϭⲓⲛϭⲓⲛ entspricht griechischem *εὔζωμον* (BD 229, BP 644) und arabischem جرجير (S I 244 = L 473), *Eruca sativa* L.

ϭⲉⲃⲣⲁ ϭⲓⲛϭⲓⲛ „Raukesamen" ergibt mit Öl verrieben eine Salbe gegen Bauchschmerzen (Ch 168).

122. Rauschgelb (Auripigment)

ⲁⲣⲥⲉⲛⲓⲕⲱⲛ (ⲁⲣⲥⲩⲛⲓⲕⲟⲛ, ⲁⲣⲥⲩⲛⲓⲅⲟⲛ) ist *ἀρσενικόν*, dreifach Schwefelarsen, As_2S_3 (BD 531, BP 623). Vgl. زرنيخ S I 527 = L 1100 und شك (S II 104 = L 1336).

Rauschgelb wird nur äußerlich angewendet. Als Umschlag auf die Augen ohne Angabe der Krankheit (Ch 235); bei Migräne (Ch 209), Krankheit an Zähnen und Zahnfleisch (Ch 178, 182). Hauptsächlich scheint es aber bei Hautkrankheiten Anwendung zu finden: *Wamsir* (Ch 177), *Wamome* (Ch 144), Warzen (ZB 39). Daß es auch bei Pusteln angewendet wurde, geht aus einem Brief hervor, in dem der Absender um Übersendung von ⲁⲣⲥⲉⲛⲓⲕⲱⲛ bittet, denn ⲧⲁϭⲓϫ ⲟ ⲙⲡⲓϣⲉ „meine Hand ist pustelig" (ST 297). Auch WM 8 wird es bei Pusteln empfohlen. Vielleicht ist mit]ⲁⲣⲥⲓⲛ in WM 28 auch Rauschgelb gemeint; das Mittel wird aufgelegt; bei welcher Krankheit, ist nicht verständlich.

123. Raute

In den koptischen Rezepten wird eine schlechthin ⲃⲁϣⲟⲩϣ genannte Raute von ⲃⲁϣⲟⲩϣ ⲛⲁⲅⲣⲓⲟⲛ, der wilden Raute, unterschieden. Das entspricht griechischem πήγανον (BD 293, BP 702), *Ruta graveolens* L. bzw. *montana*, und πήγανον ἄγριον (BD 294, BP 691, 702), *Peganum Harmala* L. Arabisch heißt die Raute (beide Arten) سذاب (S II 6 = L 1166) oder فيجن (S II 272 = L 1718). فرذ bezeichnet vielleicht die wilde Raute (S I 472 = L 999). Im Koptischen wird der einfachen Benennung der Raute, also ohne das Beiwort ⲁⲅⲣⲓⲟⲛ „wild", manchmal das Beiwort ⲁⲏⲕ „frisch" oder ϣⲟⲟⲩⲉ „trocken" hinzugefügt.

Äußerlich wird die Raute hauptsächlich bei Hautkrankheiten u. dgl. angewendet: *Psora* (Ch 162 trocken, ZB 45), offene (?) Flechte (Ch 163 frisch), Warzen, Schwielen, Wunden, *Psora* und Gürtelrose (Ch 219 = ZB 27), alte Wunden (Ch 37 trocken. Auch zur Herstellung eines Magenpflasters wird frische Raute genommen (Ch 73) ebenso bei Anschwellung des Leibes (Ch 14, ohne das Beiwort „frisch"). In einem Rezept für ein Heilmittel gegen „Nebel" (CO) kann vielleicht ⲙⲟⲟⲩ ⲛⲃⲁ[ϣⲟⲩϣ ergänzt werden (vgl. Ch 194), „Rautensaft bzw. -Absud".

Eingenommen wird Raute bei Magenwinden (Ch 69), Eingeweidewürmern (Ch 166), *Hatsch* (Ryl 1) und bei Erkrankungen der Hoden (Ch 170).

Die wilde Raute wird einem Zahn an die Wurzel gelegt, den man ohne Zange mit den Fingern herauszuziehen wünscht (Ch 184). Der Absud von wilder Raute wird bei Augennebel empfohlen (Ch 194). Mit warmem Wasser wird die wilde Raute bei inneren Krankheiten eingenommen (Ch 234).

124. Realgar

ⲥⲁⲛⲧⲁⲣⲁⲭⲏⲥ (ⲥⲁⲧⲏⲣⲁⲕⲉⲓ) ist der Genitiv von σανδαράχη (BD 531, BP 710). Nach Berendes verstanden die alten Schriften verschiedene Stoffe unter dieser Bezeichnung, Dioskurides wahrscheinlich das Realgar (As_2S_2). Chassinat hat sicherlich recht, wenn er die merkwürdig geschriebene Stelle in Ch 93 als nur teilweise kryptographiert ansieht, sie ⲥⲁⲁⲛⲏϣ ⲁⲛⲁϩⲙⲁⲣ (ⲁⲛⲁϩ normal geschrieben) liest und als Umschreibung von arabischem الزرنيخ الأحمر (ohne das erste *al-*) erklärt, was ebenfalls Realgar bedeutet (S I 527 = L 1100).

Mit realgarhaltigen Mitteln werden allerlei Krankheiten behandelt. *Wamome* (Ch 144), Zahnschmerzen (Ch 153, 182?), geschwollene Augen, allerlei Gliedererkrankungen, Anschwellen des Leibes und Wunden (Ch 93), Augenkrankheiten (Ch 58); es ist Bestandteil eines blutstillenden Mittels (Ch 9), einer Salbe, deren Zweck nicht angegeben ist (Ch 19) und eines Mittels, mit dem man das Haus besprengt, um das Kriechzeug daraus zu vertreiben (WM 7).

125. Rettich

ⲥⲓⲙ (aäg *šm*) bezeichnet Kraut im allgemeinen, besonders für menschliche und tierische Nahrung geeignete Pflanzen. Im engeren Sinn entspricht es aber nach Crum, Dict 334a, arabischem فجل (S II 246 = L 1672) und bezeichnet so den Rettich, wohl verschiedene Arten von *Raphanum*, wie *Raphanum radicula* L. und *Raphanum sativus* L., griechisch ῥαφανίς (BD 214, BP 707). In ϭⲗⲟϭ ⲛⲥⲓⲙ steht das erste Wort wohl für ϭⲣⲟϭ, so daß „Rettichsamen" zu übersetzen ist (Ryl 4).

Rettichsamen werden zu einer gegen alle inneren Krankheiten eingenommenen Arznei gegeben (Ryl 4). Zu Rettichöl vgl. den Abschnitt Öl (105f.).

126. Rizinus

ⲕⲓⲕⲓⲥ gibt den Genitiv (*κίκεως*) von *κίκι* wieder (BD 457, BP 662) und bezeichnet die Samenkörner von *Ricinus communis* L. Der arabische Name dieser Pflanze ist خروع (S I 357 = L 771). KG 70ff., 164ff. Vgl. W. R. DAWSON in Aegyptus 10 (1929) 68.

Rizinussamen werden äußerlich angewendet bei fressenden Wunden (Ch 135) und Skrofeln (Ch 223). Sie sind auch Bestandteil eines „großen Heilmittels", dessen Bestimmung nicht angegeben ist (Ch 117).

127. Rose

a) Das koptische ⲟⲩⲣⲧ in den Rezepttexten meistens ⲟⲩⲏⲣⲧ (ⲟⲩⲉⲣⲧ, ⲟⲩⲁⲣⲧ u. ä.) geschrieben, ist eigentlich das aus dem Arabischen übernommene ورد (S II 582 = L 2274), vgl. *ἐλουάρ* L BG 9/8 (S. 7). Im Griechischen entspricht ihm *ῥόδον* (BD 115, BP 708). Es werden damit verschiedene Rosenarten bezeichnet (*Rosa*). Als bestimmende Beiwörter kommen vor: ⲉϥⲟⲕⲉⲙ „welk" (Ch 24), ⲉϥϣⲟⲟⲩ „trocken" (Ryl 4) und ⲉϥⲗⲏⲕ „frisch" (Ch 134).

Äußerlich wird Rose verwendet gegen „Stern", „Wasser" und Fleischwucherungen der Augen (Ch 52) und gegen Augenrheuma (Ch 196); welke Rose bei Gebärmutterschmerzen (Ch 24); frische Rose als Bestandteil eines „Rosenmittels", dessen Zweck nicht angegeben ist (Ch 134).

Eingenommen werden rosenhaltige Arzneien bei einer Hodenerkrankung (?) (Ch 171) und bei allen inneren Krankheiten (Ryl 4).

b) Auch ein ⲙⲏⲗⲁ (= *μῆλα*) ⲛⲟⲩⲏⲣⲧ „Rosenapfel" kommt vor, und zwar in einer innerlich angewendeten Arznei gegen „Klopfen" (KW 2). Was mit Rosenapfel gemeint ist, ist unsicher. Man kann dabei an einen wirklichen Apfel denken, der in irgendeiner Weise an eine Rose erinnert. Es kann aber auch die Frucht der Rose selbst (Hagebutte) gemeint sein oder schließlich auch etwas ganz anderes. Vorderhand scheint mir die Bedeutung Hagebutte noch am wahrscheinlichsten zu sein.

128. Rötel

ⲡⲏⲣϣ entspricht nach CRUM, Dict 269b, griechischem *μίλτος* (BD 525), Rötel, d. h. (nach BERENDES) eisenoxyd- oder eisensilikat-haltiger Ton, *Bolus ruba*, bzw., wenn es künstlich durch Glühen von Gelberde hergestellt wurde, Eisenoxyd.

Rötel ist Bestandteil einer Salbe gegen Gürtelflechte (Ch 164).

129. Saflor

ϭⲟⲩϭ (vgl. näg *ḳd*) ist die einheimische Bezeichnung für Saflor, *Carthamus tinctorius* L., griechisch *κνίκος* (BD 473) oder *κνῆκος* (BP 664), arabisch قرطم (S II 293 = L 1761). KG 7f., 127ff.

Ob unter ϭⲟⲩϭ ⲛⲁⲡⲁⲥ ⲉϥϣⲟⲟⲩⲉ, „alter, getrockneter Saflor", die ganze Pflanze zu verstehen ist, oder nur der Same, bleibt unklar. Er wird zu einem Umschlag auf alte Wunden verwendet (Ch 129).

In den beiden anderen Fällen, in denen Saflor vorkommt, wird er zur inneren Anwendung verordnet. ⲛⲟⲉⲓⲧ ⲛϭⲟⲩϭ ⲛϩⲟⲕⲉ, „Mehl von gestoßenem (?) Saflor", soll bei Blutfluß eingenommen werden (Ch 228); ϩⲣⲏⲣⲉ ⲛϭⲟⲩϭ, „Saflorblüte", hingegen bei Blutspucken (Ch 233).

130. Safran

a) Die Narben der Blüten des echten Safran, *Crocus sativus* L., werden in der koptischen Arzneikunde **ⲕⲣⲟⲕⲟⲥ (ⲕⲣⲟⲅⲟⲥ, ⲕⲣⲟⲕⲟⲩ, ⲕⲗⲟⲕⲟⲩ)** = κρόκος (BD 53, BP 671) genannt. Arabisch heißen sie جادى (S I 239 = L 463, verwiesen auf زعفران S I 530 = L 1110, wo noch andere Bezeichnungen angeführt sind); vgl. ζαφρᾶς, σαφρᾶς L BG 222/2 (S. 105).

Äußerlich wird Safran in Pulvern und Kollyrien besonders gegen Augenkrankheiten angewendet: „Wasser" (Ch 52, 193) „Stern" und Fleischwucherungen am Auge (Ch 52), „Nebel" (Ch 193), Augenentzündung (Ch 44), geschwollene Augen (Ch 93), Augenrheuma (Ch 196), verletzte, finstere und kahle Augen (Ch 143), geschwächte Sehkraft (Ch 51), Augenkrankheiten im allgemeinen (Ch 41, 46, 52, 53, 103, 104). Vielleicht handelt es sich auch bei KW 16 um ein Augenheilmittel. Andere Krankheiten: Magenbeschwerden (Ch 73), Aufschwellen des Leibes, Gliedererkrankungen, Wunden und überhaupt alle Krankheiten (Ch 93), „Rheuma" (Ch 106), Gürtelflechte (Ch 158), Pusteln (Ch 215), ohne Angabe der Krankheit (Ch 210), Milzerkrankung (KW 6), in zerstörtem Zusammenhang (KW 9, 13).

b) Safranwurzel (**ⲛⲟⲩⲛⲉ ⲛⲕⲗⲟⲕⲟⲩ**) wird gegen alle Augenkrankheiten empfohlen (Ch 48).

c) **ⲕⲣⲟⲕⲟⲩ ⲙⲁⲕⲙⲁⲧⲟⲥ** = κροκόμαγμα = قروقومغما (S II 295 = L 1770) ist der Preßrückstand (Ölkuchen) bei der Herstellung der Safransalbe (BD 54 Fn: Safranteig). Es wird gegen Augenkrankheiten (Ch 58, 235) und bei einem erkrankten Penis (Ch 39) verordnet. Es ist auch Bestandteil eines „persischen Kollyriums", dessen Verwendung nicht angegeben ist (Ch 92). Vielleicht ist in KW 6, einem Rezept für eine Arznei gegen Milzerkrankung, **ⲕⲣⲟⲕⲟ]ⲩⲙⲁ⟨ⲅ⟩ⲙⲁⲧⲟⲥ** zu ergänzen.

d) In dem Rezept für eine „sehr gute Knoblaucharznei" (Ryl 4) übersetzt Crum **ⲁⲗⲟⲩⲁⲣⲥ ⲉϥϣⲟⲟⲩⲉ** mit „dried saffron", getrockneter Safran, und verweist dabei auf ورس. Dieses Wort kommt allerdings in der Bedeutung „Safran" vor. Trotzdem möchte ich es nicht als völlig sicher annehmen, daß hier Safran gemeint ist. In den bekannten koptischen Rezepten kommt **ⲁⲗⲟⲩⲁⲣⲥ** sonst nicht vor. Das Beiwort „trocken" ist in der koptischen Arzneikunde bei Safran nicht belegt. Außerdem ist ورس bei Ibn al-Baithâr (S II 585 = L 2283) eine hauptsächlich im Jemen vorkommende Pflanze (*Memecylon tinctorium*), die als ein von Safran verschiedenes Gewächs behandelt wird. ورس wird auch als farbstoffhaltige Substanz genannt (vgl. L 2283 Anmerkung).

131. Salat (Lattich)

ⲱϥ (ⲱⲃ) entspricht griechischem θρίδαξ (BD 227, BP 649) und arabischem خسّ (S I 365 = L 792). Es bezeichnet eine *Lactuca*-Art. KG 1ff., 121ff.

In einem Rezept gegen Nebel im Auge (Ch 8) wird **ⲉⲣⲱⲧⲉ ⲛⲱⲃ ⲛⲥⲓϣⲉ**, „Milchsaft von bitterem Lattich", genannt. Hier ist wahrscheinlich θρίδαξ ἀγρία, Giftlattich, *Lactuca Scariola* L. gemeint.

In einem anderen Rezept (Ch 111) wird empfohlen, einen an Eingeweidewürmern Leidenden **ⲉⲃⲣⲉ ⲱϥ**, „Lattichsamen", zerstoßen mit warmem Wasser trinken zu lassen; die Würmer werden darauf erbrochen. Hier könnte θρίδαξ ἥμερος, *Lactuca sativa* L., Kopfsalat, gemeint sein. Es wurden allerdings auch die Samen des wilden Lattichs als Arzneistoff verwendet.

132. Salz

a) Neben der einheimischen Bezeichnung ϩⲙⲟⲩ (äg *ḥmꜣ·t*), die in den koptischen Rezepten am häufigsten gebraucht wird, kommt auch noch die griechische vor: ⲁⲗⲟⲥ (Genitiv von ἅλς, BD 535, BP 615) und einmal auch ⲙⲏⲣϩ, das ist arabische ملح (S II 527 = L 2164) in dem Ausdruck ⲙⲏⲣϩ ⲁⲛⲇⲣⲁⲛⲓ = ملح اندراني.

Die Wörter ϩⲙⲟⲩ und ⲁⲗⲟⲥ werden oft ohne Beiwort gebraucht. Es ist dann eben gewöhnliches oder beliebiges Salz gemeint. Es findet sich in Pflastern oder Salben gegen *Wamsir*, *Welkauge*, Schuppenflechte, Beulen (Ch 20), Podagra (?) und Fieber (Ch 118), Milzerkrankungen (WM 1), Zahn- und Zahnfleischerkrankungen (Ch 178), um die Brüste zum Milchen zu bringen (BA 10), in zerstörtem Zusammenhang (BKU 13). Mit einer Mischung von Bleiweiß und Salzwasser besprengt man das Haus, um das Ungeziefer (?) daraus zu vertreiben (WM 17). Einmal wird es auch zum Essen verordnet, allerdings da wohl nicht so sehr als Heilmittel, sondern einfach als Gewürz: eine mit allerlei Arzneistoffen gefüllte, natürlich auch gesalzene Taube, wird als Abführmittel gegessen (WM 25).

b) Mit ϩⲙⲟⲩ ⲛⲟⲩⲱⲙ, „Speisesalz", ist wohl das allgemein übliche Salz gemeint. Es dient zur Herstellung eines Heilmittels, das bei geschwollenen Augen, verschiedenen Gliedererkrankungen, Aufschwellen des Leibes und Wunden (Ch 93) aufgelegt wird.

c) ϩⲙⲟⲩ ⲡⲉⲣⲟ, „Königssalz", ist nach der Bezeichnung zu schließen ein besonders schönes, reines, gutes Salz. Chassinat (S. 161) hält es daher für möglich, daß es die koptische Bezeichnung des ملح اندراني ist, das als schönes, weißes Kristallsalz beschrieben wird. Königssalz wird zur Stärkung der Sehkraft (Ch 54) und gegen Skrofeln (Ch 223) angewendet. Ein Heilmittel mit ⲙⲏⲣϩ ⲁⲛⲇⲣⲁⲛⲓ wird bei *Wasser*, *Stern*, *Innenwasser*, *Nebel* und kahlen Augen aufgelegt (Ch 56).

d) ϩⲙⲟⲩ ⲛⲧⲟⲟⲩ, „Bergsalz", ist vielleicht gleichbedeutend mit dem außerhalb der Rezepte vorkommenden ϩⲙⲟⲩ ⲙⲡⲉⲧⲣⲁ, „Steinsalz". Es wird gegen Abszesse äußerlich angewendet (Ch 152). Nach Chassinat (S. 273) ist damit das ἅλς ὀρυκτός gemeint, das durch Graben gewonnene Salz, Steinsalz, das in einem koptischen Rezept auch ⲡⲉϩⲙⲟⲩ ⲛϣⲁⲩⲙⲟⲩⲧⲉ ⲉⲣⲟϥ ϫⲉ ⲱⲣⲩⲕⲧⲟⲥ, „das Salz, das man ὀρυκτός nennt" genannt wird (ZB ϒ). Es wird bei Schwellungen aufgelegt.

e) ϩⲙⲟⲩ ⲛⲟⲩⲛⲟⲩⲃ, „Goldsalz", wird als ⲡⲏ ⲉϣⲁⲩⲟⲩⲱϣⲙ ⲙ̇ⲛⲟⲩⲃ ⲛϩⲏⲧϥ, „das, in das man Gold knetet (mischt)", erklärt (WM 4). Es wird bei Anschwellung des Leibes aufgelegt.

f) Es bleibt noch das mehrmals in zerstörtem Zusammenhang genannte ϩⲙⲟⲩ ⲙⲡⲁⲣⲁϩⲓ (Hall 6, 7) zu erwähnen, das ich nicht identifizieren kann. Das rätselhafte ϩⲙⲟⲩ ϩⲉ in BA 8 dürfte einem Schreibfehler für ⲙⲉϩⲙⲟⲩϩⲉ, „Portulak", sein Dasein verdanken.

g) Mit ἀμμωνιακόν wurde im Griechischen nicht nur das Ammoniakum (vgl. S. 5), sondern auch das unter dem Wüstensand (ἄμμος) gefundene Steinsalz (BD 323 Fn; 535, BP 171 Fn 2) bezeichnet. In den koptischen Rezepttexten führt dieses Salz die Bezeichnung ⲁⲗⲟⲥ ⲁⲙⲙⲱⲛⲓⲁⲕⲟⲩ (vgl. ملح امونية L 2167, ملح النشوة bei S II 531) und die aus dem Arabischen entlehnte ⲛⲟⲩϣⲁⲧⲣ = نوشادر (S II 562 = L 2241). ⲛⲟⲩϣⲁⲧⲏⲣ kommt einmal (Ch 54) mit einem Beiwort vor, das entweder ein arabisch geschriebenes Wort oder eine unbekannte Sigle ist. Seine Bedeutung kann auch nicht erschlossen werden.

Das „ammoniakische Salz" (Wüstensalz) wird nur äußerlich angewendet und zwar meistens in Augenmitteln. Bei *Wasser* (Ch 12, 87, 192), *Stern* (Ch 87, 192),

Augenjucken (Ch 199), Flügelfell (?) (Ch 128), finsteren (Ch 11, 12) und kahlen Augen (Ch 12) geschwächter Sehkraft (Ch 54) und Augenkrankheiten im allgemeinen (Ch 12, 87). Es ist aber auch bei einem gegen Schuppenflechte angewendeten Pflaster (Ch 116).

133. Sandelholz

ⲥⲁⲛⲧⲉⲗ (ⲥⲁⲛⲧⲁⲗ) ist صندل (S II 138 = L 1418), σαντάλ (L BG 186/3, S. 88), das Holz von *Santalum album* L.

Es wird zu Salben verarbeitet, mit denen folgende Krankheiten behandelt werden. *Psora* (Ch 162), Aufschwellen des Leibes (Ch 14), Beule, die aufgehen soll (Ch 197), Flechte (Ch 155 Asche). Es ist auch Bestandteil eines Pflasters, dessen Zweck nicht angegeben ist (Ch 126).

134. Sarkokolla

Sarkokolla kommt in den koptischen Rezepten je einmal mit der griechischen Bezeichnung **ⲥⲁⲣⲕⲁⲕⲱⲗⲗⲉⲱⲥ** (Ch 211), d. i. σαρκοκόλλα (BD 323, BP 710) und mit der arabischen **ⲁⲛⲥⲁⲣⲱⲑ** (Ch 55), d. i. أنزروت (S I 92 = L 171) bzw. عنزروت (S II 222 = L 1599) vor. Es ist das Gummi einer persischen *Astragulus*-Art (*Astragulus fasciculifolius*) und wird arabisch daher auch كحل فارسي, „persisches Kohl", genannt. Zu der aus dem Arabischen entlehnten Bezeichnung vgl. ἀντζαρούτ, ἀντζαροῦτι (L BG 185a S. 87).

Sarkokolla wird bei einer bestimmten, nicht identifizierten Krankheit auf den After gelegt (Ch 55) und wird auch zu einem „Eintagskollyrium" genommen, wobei die Krankheit, die damit behandelt wird, nicht genannt ist (Ch 211).

135. Sauerteig

ⲑⲁⲃ entspricht griechischem ζύμη (BD 198, BP 646) und arabischem خمير (S I 382 = L 819).

Sauerteig wird mit Granatapfelkernen und Eidotter gebacken bei Darmerkrankungen genommen (WM 27).

136. Scheng-Muschel

ϣⲉⲛⲕ gibt das arabische شنج wieder (S II 110 = L 1346). Das Wort bezeichnet eine Meeresmuschel, die zwar bei Ibn al-Baithâr beschrieben ist, soviel ich sehe aber nicht identifiziert wurde.

Scheng-Muschel — d. h. wohl ihre zerriebene Schale? — wird zu einem allgemein bei Augenkrankheiten angewendeten Pulver genommen (Ch 45).

137. Schlacke

Schlacke heißt gewöhnlich **ⲥⲕⲟⲣⲉⲁ**, d. i. σκωρία, mit der entsprechenden Metallbezeichnung als Beiwort. Als solche kommen **ⲡⲉⲛⲓⲡⲉ**, „Eisen", und **ⲧⲁϩⲧ**, „Blei", vor. Nur für Silberschlacke ist das griechische ἔλκυσμα als **ⲉⲗⲕⲓⲥⲙⲁⲧⲟⲥ** und **ⲱⲣⲓⲥⲙⲁⲧⲟⲥ** in Gebrauch (BD 514, BP 716); arabisch خبث (S I 348 = L 754). Vgl. **ϩⲉⲗⲕⲏⲡⲁ** 175c, 17.

Bleischlacke wird bei Ausschlag aufgelegt (ZB 35). Eisenschlacke dient zur Bereitung eines Warzenmittels (ZB 39). Mit Silberschlacke werden „Psora" (ZB 24), Wundenjucken und sonstige Wundenbeschwerden (Ch 232) behandelt.

138. Schlangen

In ϣⲏⲛϥⲉ ⲛⲟⲩϩⲟⲡ (Ch 98) sind die Buchstaben ⲟⲩϩⲟⲡ in Geheimschrift geschrieben, in der es kein Zeichen für ϥ gibt. ϥ wird in der Geheimschrift daher mit dem Zeichen für ⲡ wiedergegeben. ϩⲟⲡ ist also so viel wie ϩⲟϥ, „Schlange". ϣⲏⲛϥⲉ (für normales ϣⲛϥⲉ) ist die Bezeichnung für (Fisch-)Schuppen, doch entspricht ihm auch *βύρσα*, „abgestreifte Haut". Mit ϣⲏⲛϥⲉ ⲛⲟⲩϩⲟⲡ ist daher wohl sicher die abgestreifte Haut einer Schlange gemeint, das griechische *ὄφεως γῆρας* (BD 158, BP 634) und das arabische سلخ الحيّة (S II 43 = L 1210). Was mit der Schlangenhaut zu geschehen hat, ist aus dem Rezepttext nicht zu entnehmen, da das betreffende Wort verstümmelt oder verschrieben zu sein scheint. Sie wird bei Wimpernausfall verwendet. Diese Angabe findet sich auch bei IBN AL-BAITHÂR: auf enthaarte Stellen gelegt, fördert sie überhaupt das Wachstum der Haare.

In dem Ch 188 zweimal vorkommenden ⲧⲣⲁⲕⲟⲛ möchte ich das griechische *δράκων*, „Schlange" sehen. CHASSINAT (S. 294) zieht *τράγος*, „Bock", vor. Es wäre schließlich auch *δράκων θαλάσσιος* (BD 157), *Trachinus draco*, Meerdrache oder Petermännchen, möglich (arabisch تنّين البحر (S I 214 = L 430). Doch halte ich die Bedeutung „Schlange" für das Wahrscheinliche. Vgl. *ἐχίδνη* (BD 157, BP 644) und افعى (S I 66 = L 120). In Ch 188 wird empfohlen, die Augen des an *Nebel* erkrankten mit der Leber, der Galle und dem Blut des ⲧⲣⲁⲕⲟⲛ zu beschmieren.

139. Schulp

Das koptische ⲗⲁⲥ ⲛⲉⲓⲟⲙ, wörtlich „Seezunge" oder „Meereszunge", ist eine Übersetzung des arabischen لسان البحر (S II 439 = L 2029). Damit ist der Knochen des Tintenfisches, *Sepia officinalis* L., gemeint, den die Griechen *σηπία* nannten (BD 159, BP 711). Diese Bezeichnung wurde auch von den Arabern als سيبيا (S II 439 = L 2029) übernommen.

Schulp wird bei verschiedenen Augenübeln angewendet und zwar: bei verminderter Sehkraft (Ch 54), *Wasser*, *Stern*, *Innenwasser*, *Nebel* und kahlen Augen (Ch 56).

140. Schwalbennest

ⲟⲩⲃⲏⲃ ⲛϫⲁϫ ⲛⲃⲏⲛⲉ heißt wörtlich „ein Schwalbensperlingnest". Der „Schwalbensperling" ist wohl ein der Schwalbe und dem Sperling ähnlicher Vogel, der bis jetzt nicht identifiziert wurde. Sein Kot wird als Brechmittel bei Vergiftungen eingenommen (Ch 229). Sein Nest wird aufgelegt, wenn jemand Dornen im Fleisch sitzen hat, die man herausbringen will (Ch 214). Über die Schwalbe, *Chelidon urbica* Boie., vgl. griechisch *χελιδών* (BD 169, BP 734) und arabisch خطّاف (S I 375 = L 810). Die Verwendung des Nestes kommt in diesen Schriften nicht vor.

141. Schwarzkümmel

ⲥⲧⲕⲉⲙⲉ (ⲥⲧⲓⲕⲏⲙⲉ), das wörtlich „Schwarzduft" heißt, entspricht nach CRUM, Dict 110a, dem griechischen *μελάνθιον* (BD 315, BP 684), und dem arabischen شونيز وهو الكمون الاسود (S I 397 = L 1972, dort noch andere Bezeichnungen angeführt), *Nigella sativa* L.

Schwarzkümmel wird verbrannt (gebrannt?) und mit Essig angerührt bei Jucken und Wamsir aufgelegt (Ch 217). In einem zweiten Rezept gegen Körperjucken wird Schwarzkümmel mit Essig und anderen Arzneistoffen zu einer Salbe verkocht (ZB 26). In beiden Fällen wird die Salbe nach einiger Zeit mit warmem Wasser wieder abgewaschen.

Vgl. Kümmel (78), Mutterkümmel (97).

142. Schwefel

Es ist nicht klar, ob **ⲑⲏⲛ** mit seinen Nebenformen (**ⲑⲉⲛ, ⲑⲓⲛ. ⲑⲩⲛ, ϩⲏⲛ**) ein koptisches Wort ist oder das griechische *θεῖον* (BD 534, BP 648) wiedergibt. Mit Sicherheit läßt sich nur erkennen, daß **ⲑⲓⲟⲩ** der Genitiv des griechischen Wortes ist. Im Arabischen entspricht ihm كبريت (S II 344 = L 1880), das in einem koptischen Rezept durch **ⲭⲓⲡⲣⲓⲑ** wiedergegeben ist (Ch 109)

Durch Beiwörter werden verschiedene Arten unterschieden. Mit **ⲁⲡⲉⲣⲟⲛ (ⲁⲡⲩⲣⲟⲛ)**, d. i. *ἄπυρον*, „der noch nicht im Feuer gewesen ist", wird ein besonders reiner, schöner Schwefel bezeichnet (BD 534): gediegener Schwefel (Ch 37, 178, ZB 24, 33, 43). **ⲑⲓⲛ ⲉⲁϥϫⲓ ⲕⲱϩⲧ** wörtlich: „Schwefel, der Feuer empfangen hat", ist gebrannter Schwefel (Ep 1). **ⲑⲏⲛ ⲛⲁⲧⲱϣⲙ** (ZB 15, 16, 17) heißt wörtlich „ungelöschter Schwefel". Dasselbe drückt **ϩⲏⲛ ⲉⲙⲡⲁⲧⲟⲩⲁϣⲙⲉϥ** (ZB 39) aus: „Schwefel, der noch nicht gelöscht wurde". Einmal ist auch **ⲑⲉⲛ ⲉϥⲟⲩⲱⲧ**, „frischer Schwefel" angeführt (Ch 162). **ⲭⲓⲡⲣⲓⲟ ⲁⲥⲃⲁⲣ ⲉⲣⲁⲕⲓ** (Ch 109) ist die Umschrift von كبريت اصفر عراقى „gelber, irakischer Schwefel". Nach Chassinat (S. 139) wird einmal in einem koptisch-arabischen Wörterverzeichnis **ⲑⲉⲟⲩ ⲁⲡⲉⲗⲟⲩ** (d. i. *θεῖον ἄπυρον* im Genitiv) mit كبريت عراقى erklärt. Verhältnismäßig selten wird **ⲑⲏⲛ** ohne Beiwort gebraucht (Ch 198; ZB 12, 25).

Schwefel findet sich nur äußerlich angewendet. Es sind fast nur Hautschäden, gegen die eine schwefelhaltige Salbe verordnet wird: *Psora* (Ch 162, ZB 12, 15, 16, 17, 24, 33, 43), Flechte (Ch 198, Jucken (ZB 25), Warzen (ZB 39), alte Wunden (Ch 37). Auch zu einem Heilmittel, das bei Erkrankung der Zähne oder des Zahnfleisches angewendet wird, wird Schwefel genommen (Ch 178). Wenn infolge einer inneren Erkrankung Blut abgeht, wird dem Kranken ein schwefelhaltiges Heilmittel auf den Bauch gelegt (Ep 1). Gelber irakischer (gediegener?) Schwefel wird zu einem Pulver genommen, das bei allen Krankheiten nützt (Ch 109).

143. Schwertlilie

Der Genitiv des griechischen *ἶρις* (BD 23, BP 652) findet sich in den koptischen Rezepten in folgenden Gestalten: **ⲉⲓⲉⲣⲉⲟⲥ, ⲓⲉⲣⲉⲥ, ⲓⲉⲣⲉⲟⲥ, ⲓⲉⲣⲱⲥ.** Arabisch kommt das Wort als ايرسا vor (S I 103 = L 216). Diese Ausdrücke bezeichnen die *Iris germanica* L. oder *Iris florentina* L. Einmal wird eine **ⲓⲉⲣⲉⲥ ⲓⲗⲗⲓⲕⲏⲥ** d. i. *ἶρις ἰλλυρική*, „illyrische Iris", erwähnt (ZB 29). Sonst bleibt *ἶρις* ohne Beiwort.

Die Iris wird äußerlich gegen verschiedene Hautschäden angewendet: Jucken (ZB 29), nässende *Psora* (ZB 31), als Bestandteil eines füllenden Pulvers (Ch 139). KW 8 steht es in zerstörtem Zusammenhang (Mundheilmittel?).

144. Sellerie

ⲥⲉⲗⲓⲛⲏ gibt wohl griechisches *σέλινον* wieder (BD 305, BP 711), *Apium graveolens* L. KG 39f.

ⲉⲃⲣⲓ ⲥⲉⲗⲓⲛⲏ, „Selleriesamen", wird bei Urinsand eingenommen (WM 5).

145. Senf

Für Senf gibt es in den koptischen Rezepten zwei Ausdrücke. Das griechische ⲥⲓⲛⲁⲡⲉ (ⲥⲓⲛⲁⲡⲏ), d. i. σίναπι, σίνηπι (BD 235, νᾶπυ BP 691), *Sinapis alba* L., und das koptische ϣⲁⲗⲧⲁⲙ (ϣⲁⲗⲧⲏⲙ und außerhalb der Rezepttexte noch andere Wortformen. Letzteres entspricht nach CRUM, Dict 563a, griechischem σίναπι und arabischem خردل (S I 355 = L 767). ϣⲁⲗⲧⲁⲙ ist wohl auch ursprünglich ein Fremdwort im Ägyptischen, obwohl es demotisch als *ḫltm* (SPIEGELBERG, Koptisches Handwörterbuch 193) belegt zu sein scheint (vgl. شلجم). Ob die beiden angeführten Bezeichnungen ganz gleichbedeutend sind oder verschiedene Senfarten benennen, bleibt fraglich. Vielleicht ist es auch nur Zufall, daß in den bisher bekannt gewordenen koptischen Rezepten der mit dem griechischen Wort bezeichnete Senf nur innerlich, der ϣⲁⲗⲧⲁⲙ genannte nur äußerlich angewendet wird.

Äußerlich bei Pflastern gegen Kopf-*Psora* (Ch 60) und Schläfenschmerzen (Ch 160).
Innerlich bei Magenwinden (Ch 69) und allen inneren Krankheiten (Ryl 4).

146. Sesam

a) Das Koptische ⲟⲕⲉ (ⲁⲕⲉ?) entspricht dem griechischen σήσαμον (BD 205, BP 712) und dem arabischen سمسم (S II 48 = L 1218 gekürzt), *Sesamum orientale* L. Wenn nichts anderes angegeben ist, sind die Sesamkerne gemeint. KG 18ff., 134ff.

Ob mit ⲁⲕⲉ ⲉϥϣⲟⲩⲱⲟⲩ, „trockener *Ake*", auch Sesam gemeint ist, erscheint sehr fraglich. Mit Wasser und Rosenöl gekocht, bildet er eine bei Jucken am Bein angewandte Salbe (ZB 4).

Die Blätter des Sesam werden gekocht bei nässender *Psora* aufgelegt (ZB 30).

Innerlich. Sieben Sesamkörner werden gegen *Klopfen* eingenommen (KW 2). Daß diese Arznei eingenommen wird, ist allerdings rekonstruiert. Sesam wird auch von Frauen genommen, deren Brüste milchreicher werden sollen (BA 7).

b) ⲁⲥⲥⲓⲣⲓⲝ (MK 1) ist nach Munier das arabische السيرج, „Sesamöl". IBN AL-BAITHÂR gibt شيراج mit der Bedeutung Sesamöl an (S II 48; bei L 1218 fehlt dieser Passus). Der Zweck der Arznei ist nicht angegeben. Vgl. ⲁϣϣⲉⲣⲓⲟ· Ryl 110.

147. Skorpionskraut

ⲥⲓⲙ ⲛⲧⲟⲩⲱϩⲉ, wörtlich „Kraut (Pflanze) des Skorpions", bezeichnet nach CRUM, Dict 509a, dasselbe wie das arabische حشيش العقرب, das wörtlich dasselbe wie der koptische Ausdruck heißt, *Erythraea spicata*, wobei sich CRUM auf Ahmed Issa, Dictionnaire des noms des plantes (Cairo 1930) S. 78 bezieht. Dieselbe Wortbedeutung hat das griechische σκορπιοειδές (BD 476, BP 716), *Scorpiurus sulcata* L.

Das Skorpionskraut wird als Heilmittel gegen Skorpionstiche empfohlen (Hall 7).

148. Spaltstein

(ⲗⲓⲑⲟⲩ) ⲥⲭⲓⲥⲧⲟⲩ ist der Genitiv des griechischen λίθος σχιστός (BD 546, BP 677).

Die Araber nannten ihn حجر مشقق (S I 284 = L 598), was wörtlich dasselbe wie der griechische Ausdruck bedeutet. Es ist ein gelber, hauptsächlich auf der iberischen Halbinsel vorkommender Stein, wahrscheinlich eine Schieferart.

Mit gebranntem Kupfer ergibt Spaltstein ein bei allen Augenkrankheiten angewendetes Pulver (Ch 83). Mit dem Hirn eines „Wasserhundes“ (Biber?) ergibt es ein Mittel, daß das Nachwachsen der ausgerissenen Augenwimpern verhindert (Ch 99). Auch zu einem Mittel gegen wildes Fleisch, Flechten und verunreinigten Wunden wird Spaltstein genommen (Ch 216).

149. Spanische Fliege

ⲕⲁⲛⲑⲁⲣⲓⲥ, d. i. *κανθαρίς*, ist nach der Wirkung, die bei den griechischen Schriftstellern angeführt ist, wahrscheinlich die Spanische Fliege, *Lytta vesicatoria*, wenngleich die Beschreibung nicht auf diesen Käfer paßt. Arabisch heißt sie ذرّاح (S I 469 = L 995).

Spanische Fliege wird bei Abszessen aufgelegt (Ch 28, 150). Auch wird sie an einen Zahn gelegt, den man ohne Zange zu extrahieren wünscht (Ch 184).

150. Stärke

Die Stärke wird in den koptischen Rezepten nach dem griechischen *ἄμυλον* (BD 205, vgl. BP 619) **ⲁⲙⲉⲗⲟⲩ, ⲁⲙⲏⲗⲗⲟⲛ, ⲁⲙⲏⲣⲁⲥ** genannt. Arabisch heißt sie نشا (S II 554 = L 2224 gekürzt). Die für Arzneizwecke gebrauchte Stärke wird aus Weizen hergestellt. Das Herstellungsverfahren wird bei Dioskurides angegeben, von Ibn al-Baithâr wiederholt.

Stärke kommt in den koptischen Rezepten nur äußerlich angewendet vor und zwar: bei kahlen und scharf tränenden Augen (Ch 6), bei finsteren Augen zur Stärkung der Sehkraft (Ch 11), bei allen Augenkrankheiten (Ch 94), bei Migräne (Ch 210), Schläfenschmerzen (Ch 64), Erkrankungen der Zähne oder des Zahnfleisches (Ch 180) und der Brüste (BA 4), schließlich bei bösartigen Wunden (Ch 66).

151. Steinklee

ⲙⲉⲗⲓⲗⲓⲧⲟⲛ ist griechisches *μελίλωτον* (BD 291, BP 685), eine Bezeichnung für verschiedene *Melilotus*-Arten. Im Arabischen heißt diese Pflanze اكليل الملك (S I 71 = L 128).

Bei Hodenerkrankung wird die innerliche Anwendung von Steinklee empfohlen (Ch 171).

152. Styrax

ⲥⲧⲏⲣⲝ ist *στύραξ* (BD 81, BP 720), und bezeichnet das Harz von *Styrax officinalis* L. Wahrscheinlich ist in KW 1 **ⲥⲧⲩⲣ[ⲁ]ⲕⲟⲥ** (die Wiedergabe des griechischen Genitivs) zu ergänzen. Im Arabischen haben das Harz und der Baum, von dem es stammt, mehrere Benennungen. Im Hauptartikel unter der Bezeichnung ميعة S II 529 = L 2196) wird es von Ibn al-Baithâr mit *στακτή* zusammengeworfen (vgl. den Abschnitt Myrrhe). Auch das griechische Wort findet sich im Arabischen als اصطرك (S I 55 = L 97), سطركا bzw. سطرك (S II 21 = L 1184) und ähnlich; andere Benennungen S II 428 = L 2011, S II 182 = L 1511, S II 86 = L 1307.

Was unter **ⲥⲧⲏⲣⲝ ⲛⲁⲡⲟⲩⲭⲁⲗⲁⲙⲱⲛ** (Ch 167), wörtlich: „Kalmussaft-Styrax“, zu verstehen ist, bleibt der Phantasie überlassen. *ὀποκάλαμος* bezeichnet den Kalmussaft, d. h. den Saft von *κάλαμος ἀρωματικός* (BD 43, BP 654), *Calamus aromaticus*, der außer an der eben angeführten Stelle in den koptischen Rezepten nicht genannt wird.

Styrax wird zu einem Magenpflaster genommen (Ch 72, 73); es steht in zerstörtem Zusammenhang KW 1. Das merkwürdige Kalmussaft-Styrax wird bei Bauchschmerzen aufgelegt oder bei Gebärmutterschmerzen eingeführt (Ch 167).

In den koptischen Rezepten kommt auch noch ein ⲣⲟⲩⲛⲡⲁ genannter Arzneistoff vor. Der Ausdruck läßt sich nicht befriedigend erklären. Mit aller Vorsicht hat Chassinat (S. 95) die Möglichkeit ins Auge gefaßt, daß es für لبنى „Styrax" stehen könnte. Der Gebrauch zu Augenheilmitteln stimmt allerdings nicht zur Verwendung des Styrax in den koptischen Rezepten.

153. Sykomore

Die Maulbeerfeige heißt koptisch ⲛⲟⲩϩⲉ (aäg *nh·t*), das dem griechischen *συκόμορον* (BD 145, BP 721) und dem arabischen جمّيز (S I 255 = L 509) entspricht, *Ficus Sycomorus* L.

Das Holz spielt bei der Bereitung eines bei Hämorrhoiden angewendeten Mittels eine Rolle, ohne selbst Bestandteil dieses Mittels zu sein (TM). Wenn Chassinats sehr ansprechende Vermutung richtig ist, daß es sich bei ⲕⲟⲩϩⲉ (Ch 93) um eine Verschreibung für ⲛⲟⲩϩⲉ handelt, wird Asche von Sykomorenholz zur Bereitung eines Heilmittels verwendet, das bei geschwollenen Augen, Aufschwellen des Leibes, Wunden und allerlei Gliedererkrankungen empfohlen wird. Der Rauch eines auf Sykomorenholz verbrannten Mittels soll Gebärmutterschmerzen heilen (WM 6).

ⲉⲣⲱⲧⲉ ⲛⲛⲟⲩϩⲉ (ⲉⲣⲱⲧⲛⲟⲩϩⲉ) „Sykomorenmilch", das ist der aus der angeritzten Rinde hervorquellende Milchsaft (Beschreibung der Gewinnung bei Dioskurides), wird einem Kind bei *Psora* am Kopf aufgelegt (Ch 38). Einreibungen mit dem Milchsaft allein nützen bei allen Anschwellungen (WM 24).

ⲉϥⲓⲱ ⲛⲛⲟⲩϩⲉ, wörtlich „Sykomorenhonig", wahrscheinlich der eingekochte Dicksaft der Sykomorenfrüchte, wird bei *Nebel* angewendet (Ch 113). Vgl. 60b.

154. Taubenkraut

WM 26 heißt es: ⲟⲩⲛ̄ ⲟⲩⲛⲧ[ⲏ]ϭ ϫⲉ ⲡⲉⲓⲙ ⲛϭⲣⲟⲟⲙⲡⲉ ⲉϥⲡⲟⲣϣ ⲉⲃⲟⲗ ⲉⲧⲉ ⲡⲉⲣⲓⲥⲧⲉⲣⲉⲱⲛⲟⲥ ⲡⲉ, „es gibt eine (weit) verbreitete Pflanze namens ‚Taubenkraut', das ist *περιστερεών*" (BD 395, BP 701, فارسطاريون S II 244 = L 1167). Es ist *Verbena officinalis* L. oder *Lycopus exaltatus* L., der hohe Wolfsfuß, arabisch رعى الحمام (S I 498 = L 1046).

Bei Zahnerkrankungen kaut man Taubenkraut und läßt den Saft eine Weile einwirken (WM 26).

155. Terebinthe

ⲧⲉⲣⲉⲃⲓⲛⲑⲟⲥ (ⲧⲉⲗⲉⲃⲓⲛⲑⲟⲥ) ist griechisches *τερέβινθος* (BD 90, BP 723), arabisch بطم (S I 144 = L 302), *Pistacia Terebinthus* L., die Terpentinpistazie. In den koptischen Rezepten ist wohl mit dem Ausdruck das Harz dieses Baumes gemeint. Es wird zu einer Heilsalbe (Ch 146) und zu einem Pflaster verwendet, dessen nähere Bestimmung nicht angegeben ist (Ch 149).

156. Teufelsdreck

ϩⲉⲗⲑⲓⲑ ist das arabische حلتيت (S I 316 = L 688), das zum Teil dem griechischen *σίλφιον* entspricht (BD 316, BP 713). Es ist hier wohl das *Asa foetida* genannte

Gummiharz von *Ferula Asa foetida* L. und anderen *Ferula*-Arten gemeint, Stinkasant.

Es wird zu einem Kollyrium verarbeitet, das bei Augenkrankheiten: *Wasser*, *Stern*, *Innenwasser* und kahlen Augen angewendet wird (Ch 56).

157. Tinte

ⲙⲉⲗⲁⲛⲉ ist das griechische *μέλαν* (BD 557), im wesentlichen ein Gemisch aus Ruß und Gummi, arabisch مداد (S II 494 = L 2098).

In einem Rezept für ein Pflaster, das man bei Abszessen auflegt, heißt es, man kann Zinnober durch Tinte ersetzen (Ch 26).

158. Tragant

Für Tragant (Gummi verschiedener *Astragulus*-Arten) gibt es in den koptischen Rezepten zwei Ausdrücke: ⲧⲣⲁⲕⲁⲕⲁⲛⲑⲏⲥ nach dem griechischen *τραγάκανθα* (BD 274, BP 725) und ϫⲓⲑⲓⲣϩ (mit dem arabischen Artikel: ⲁⲣϫⲓⲑⲓⲣϩ, ⲁⲗϫⲓⲑⲓⲣⲉ) nach dem arabischen كثيراء (S II 350 = L 1889).

Tragant wird vornehmlich äußerlich angewendet. Die damit hergestellten Arzneien werden bei folgenden Krankheiten gebraucht: Abszesse (Ch 176), Skrofeln (Ch 223), Rheuma (Ch 106), Zahnrheuma (?) (Ch 181); das „Eintropfkollyrium" ist wohl zur Heilung einer Augenkrankheit bestimmt (Ch 236). Bei anderen Rezepten ist nicht angegeben, wozu die Arznei dient (Ch 210, 211, KW 19 unvollständig).

Innerlich angewendet kommt Tragant bei Arzneien gegen Blutspucken (Ch 237) und „Klopfen" (Ryl 2) vor. Von einem Rezept für eine bei blutigem Harn anzuwendende Arznei fehlt der Schluß (Ch 34). Es ist anzunehmen, daß es sich auch hier um innerliche Anwendung handelt..

159. Vitriole

Vitriole werden bei der Arzneibereitung sehr häufig verwendet. Über die verschiedenen Arten und ihre Benennungen scheint man sich aber keineswegs einig gewesen zu sein, so daß in der Zuweisung der in Gebrauch stehenden Benennungen zu den einzelnen Vitriolarten durchaus keine Sicherheit herrscht.

a) Am besten ist das Kupfervitriol bestimmbar. Es heißt in den koptischen Rezepten ⲕⲁⲗⲁⲕⲁⲛⲑⲟⲥ (u. ä.), das ist griechische *χάλκανθος* (BD 526, BP 732), arabisch قلقنت (S I 510 = L 1080; unter dem Stichwort زاج „Vitriol" wird es als grünes Vitriol bezeichnet). Die im Koptischen gebräuchlichen Wortformen erinnern übrigens sehr an *κολοκύνθη*, Purgiergurke, *Cucumis colocynthis* L., so daß gelegentliche Verwechslungen nicht ausgeschlossen erscheinen.

Äußerlich angewendet bildet das Kupfervitriol einen Bestandteil von Kollyrien gegen *Wasser* und *Stern* (Ch 7), zur Stärkung der Sehkraft (Ch 51) und als Augentropfen ohne Nennung einer bestimmten Krankheit (Ch 59). Ferner dienen die damit hergestellten Heilmittel zur Behandlung folgender Krankheiten: Schorf (?) (Ch 136), schwer heilende Wunden (WM 21), Abszesse (Ch 25, 212), Anschwellungen (ZB 1).

Eingenommen wird Kupfervitriol gegen Eingeweidewürmer (Ch 112).

b) Nach Crum, Dict 12a, entspricht dem koptischen ⲁⲛⲓⲕⲁⲩ (ⲁⲛⲓⲅⲁⲩ) griechisches *χάλκανθον* und arabisches قلقنت bzw. زاج ⲁⲛⲓⲕⲁⲩ wäre also ebenfalls eine Bezeichnung für Kupfervitriol. Wie Crum weiter andeutet, könnte das Wort aus einer

Verbindung von ⲱⲛⲉ „Stein" und ⲕⲁⲙⲉ „schwarz" entstanden sein, demnach wörtlich „Schwarzstein" bedeuten, was an μελαντηρία (BD 529, BP 684), dem *atramentum sutorium* bei Plinius, erinnert. Nach Plinius ist dieses allerdings χάλκανθον, also Kupfervitriol. DIOSKURIDES dürfte aber etwas anderes darunter verstanden haben. Bei der allgemeinen Unsicherheit in diesen Dingen läßt sich über die Bedeutung von ⲁⲛⲓⲕⲁⲙ derzeit nichts Sicheres sagen. Es hat in den Rezepten zweimal das Beiwort ⲉϥⲟⲩⲱⲧ, „frisch" (Ch 29, 110).

Äußerlich wird ⲁⲛⲓⲕⲁⲙ bei Abszessen angewendet (Ch 29). Es ist auch ein Bestandteil eines Suppositoriums zum Abführen (Ch 75); allein mit Wein verrieben wird es als Suppositorium oder Einlauf gegen Eingeweidewürmer verwendet (Ch 110). Diese beiden Heilmittel können bei denselben Beschwerden auch zum Einnehmen gegeben werden, wobei ersteres mit Honig, letzteres mit Weizenbrühe gemischt wird. In MK 2 kommt ⲁⲛⲕⲉⲙ vor, das vielleicht eine Nebenform von ⲁⲛⲓⲕⲁⲙ ist. Eine Krankheit oder dgl. wird nicht genannt; auch ist nicht klar, ob die Arznei für äußerliche oder innerliche Anwendung bestimmt ist.

c) ⲭⲁⲗⲕⲓⲧⲉⲟⲥ (ⲭⲁⲣⲕⲓⲧⲉⲟⲥ) ist die Wiedergabe des Genitivs von χαλκῖτις (BD 527, BP 731), das nach BERENDES vielleicht kupferhaltiges Eisenvitriol, Melanterit, bezeichnet. Die entsprechende arabische Benennung قلقديس wird von IBN AL-BAITHÂR (bei زاج S I 510 = L 1080) als weißes Vitriol erklärt. In den koptischen Rezepten kommt das Beiwort ⲉϥⲟⲩⲱⲧ, „frisch", vor (Ch 29, 103).

Chalkitis wird nur äußerlich angewendet und zwar hauptsächlich bei Krankheiten, die an der Körperoberfläche in Erscheinung treten, wie: Abszesse (Ch 25, 28, 29, 142, 150, 176), *Wamome* (Ch 144), Schorf (?) und Wunden (Ch 136, WM 21), als blutstillendes Mittel allein (WM 23) oder mit Kolophonium (Ch 183) und als Bestandteil eines Heilpulvers (Ch 139). Es wird ferner zu Augenheilmitteln genommen und zwar bei kahlen, juckenden, tränenden Augen und verdickten Lidern (Ch 102), ohne Angabe der Krankheit (Ch 103). Außerdem dient es als Heilmittel gegen Zahnrheuma (?) (Ch 181).

d) Das griechische σῶρυ (BD 529, BP 723) erscheint im Koptischen in der Genitivform als ⲥⲱⲣⲁⲓⲟⲥ. IBN AL-BAITHÂR erklärt سوري als rotes Vitriol (S I 510 = L 1080). Nach BERENDES ist es vielleicht unreines Kupfervitriol.

In den koptischen Rezepten ist es bisher nur einmal belegt und zwar als Bestandteil einer bei Zahnerkrankungen angewendeten Arznei (Ch 130).

e) ⲙⲓⲥⲉⲟⲥ ist die Wiedergabe des Genitivs von μίσυ (BD 528, BP 688). Das arabische ميسو wird bei IBN AL-BAITHÂR (S I 510 = L 1080) dem قلقنت bzw. dem شحيرة (S II 93 = L 1313) gleichgesetzt, die beide als grünes Vitriol bezeichnet werden. CHASSINAT (S. 127) hält es für gleichbedeutend mit قلقطار (nach IBN AL-BAITHÂR gelbes Vitriol). Nach BERENDES ist es vielleicht Schwefelkies, FeS_2. Einmal hat ⲙⲓⲥⲉⲟⲥ ein verstümmelt erhaltenes Beiwort bei sich, das wohl zu ⲉϥ[ⲟⲩⲱⲧ „frisch" zu ergänzen sein wird (Ch 142).

Auch μίσυ wurde hauptsächlich bei Erkrankungen der Körperoberfläche angewendet, oft mit anderen Vitriolgattungen zusammen. Bei: Abszessen (Ch 26, 142, 176), Kopf-*Psora* (Ch 62), Schorf (?) (Ch 136), Zahnerkrankungen (Ch 130, 181?).

160. Wachs

Für Wachs gibt es in den koptischen Rezepten zwei Ausdrücke. Der häufigere ist das einheimische ⲙⲟⲩⲗϩ (ⲙⲟⲩⲗⲁϩ, ⲙⲟⲩⲣϩ) (näg *mnḥ*). Daneben kommt ⲕⲩⲣⲟⲩ (ⲕⲏⲣⲟⲩ) vor, die Wiedergabe des Genitivs von κηρός (BD 196, BP 662). Letzteres findet sich auch im Arabischen als قيرس (vgl. قيرا = *cera*) (S II 333 = L 1867). Die eigentliche arabische Bezeichnung für Wachs ist شمع (S II 106 = L 1340).

Bestimmende Beiwörter werden nicht gebraucht; doch kommt einmal der Ausdruck ⲥϩⲃⲏⲏⲧⲉ ⲛⲙⲟⲩⲗⲁϩ vor, was wörtlich „Wachsschaum" bedeutet (WM 3). Was damit gemeint ist, weiß ich nicht. Es wird zahnenden Kindern auf die Schwellungen gelegt, um das Zahnen zu erleichtern oder die Schmerzen zu lindern.

Wachs wird entsprechend seiner Eignung als „Vehikel für andere Arzneistoffe" (BP 662) ziemlich häufig zu Pflastern und Salben genommen. Die meisten dieser Mittel dienen der Heilung von Wunden u. dgl. (Ch 20, 67?, 117?, 119, 126?, 131, 132?, 146, 147, 187, 189, 197; Hall 8; WM 21); Hautkrankheiten: *Wamsir* und Schuppenflechte (Ch 20), *Wamschar* (Ch 36), *Psora* (Ch 162; ZB 12, 14, 15, 33, 45); ferner Anschwellungen (Ch 14; ZB 1), Magenbeschwerden (Ch 72), „Welkauge" (Ch 20) und Ischias (WM 19).

161. Wascherde (Walkerde, Fullererde)

ⲁⲙⲉ (= ⲟⲙⲉ) ⲛⲣⲁϩⲧ, wörtlich „Wäschererde", ergibt mit Schweinefett gemischt eine Salbe, mit der man eine Narbe einreibt, die man zum Verschwinden bringen will (Ch 133). Verschiedene Erdarten spielten sowohl in der Medizin der Griechen (γῆ BD 554ff., BP 632) wie auch bei den Arabern (طين S II 166ff. = L 1488ff.) eine große Rolle.

162. Wasser

Neben ⲙⲟⲟⲩ (aäg *mw*) kommt nur ganz selten ⲧⲁⲱⲣ vor (Ch 210; KW 15?) = ὕδωρ (BD 487; BP 38, 727, vgl. ارذ S I 100 = L 206). Die arabische Bezeichnung für Wasser ist ماء (S II 467 = L 2065). Das Wort ⲙⲟⲟⲩ bezeichnet aber nicht nur Wasser, sondern auch Saft, Absud u. dgl., was stets in den betreffenden Abschnitten behandelt ist. Wasser selbst wird so außerordentlich häufig bei der Bereitung und Verabreichung von Arzneien verwendet, daß einzeln nicht darauf hingewiesen werden kann.

An Beiwörtern kommen besonders ⲕⲏϥ, „kalt" (Ch 94), und ϩⲏⲙ, „warm", vor (Ch 127, 234). Warmes Wasser wird auch durch ⲥⲉⲗϩⲱ (Ch 169) und ⲑⲉⲣⲙⲱⲛ (u. ä.) = θερμόν bezeichnet. Es spielt als Wasch- und Badewasser eine Rolle (Ch 127, 219; ZB 25, 26, 27), auch werden manche Arzneien mit warmem Wasser eingenommen (Ch 111, 169, 225, 234).

In zwei Rezepten (Ch 103, 104) wird ⲙⲟⲟⲩ ⲛϣⲏⲧ vorgeschrieben. ϣⲏⲧ ist unbekannt. Crum hat es, so viel ich sehe, nicht im Dict verzeichnet. Daß es sich hier nicht um ϣⲏⲧ-Saft handeln kann, zeigt Ch 103, wo zuerst einfach von Wasser die Rede ist; erst nachträglich wird gesagt, daß dieses Wasser ⲙⲟⲟⲩ ⲛϣⲏⲧ sein soll. Chassinat (S. 222) meint, es könnte sich bei ϣⲏⲧ um eine Variante für ϣⲏⲓ, „Brunnen", handeln: also Brunnenwasser zum Unterschied von Fluß- oder Regenwasser. Doch ist ϣⲏⲧ als Nebenform zu ϣⲏⲓ sonst nicht belegt (Crum, Dict 547b).

163. Wegwarte

ϩⲣⲓ ⲛⲧⲟⲟⲩ, wörtlich „Bergzichorie" (wilde Endivie), bezeichnet wohl *Cichorium Intybus* L., das griechische κιχόριον (BP 663), die wilde Art von σερίς (BD 224, BP 711) bzw. هندبا (S II 575 = L 2263).

Äußerlich wird die Wegwarte bei Skrofeln angewendet (Ch 223), innerlich bei Blutspucken (Ch 233).

164. Weide

ⲧⲱⲣⲉ (aäg *tr·t*) ist der Name der Weide, *Salix alba* L., griechisch *ἰτέα* (BD 120, BP 652 = اطاط S I 56 = L 102), arabisch غرب (S II 236 = L 1631). Höchstwahrscheinlich ist auch mit **ⲑⲟⲩⲣⲉ**, das an die bohairische Wortform: **ⲑⲱⲣⲓ** erinnert, dasselbe gemeint, wenn auch unklar bleibt, wieso diese Wortform zustande kam.

ϩⲏⲧϥ ⲛⲧⲱⲣⲉ, „Weidentriebe", werden mit Raute und Wein bei Erkrankung der Hoden eingenommen (Ch 170).

ϭⲱⲃⲉ ⲛⲑⲟⲩⲣⲉ, „Weidenblätter" (?), werden äußerlich bei Pusteln angewendet (Ch 215). Ihre Asche mit Rosenöl gemischt ergibt eine Salbe gegen *Psora* (Ch 231).

Das Holz von **ⲁⲥⲥⲁϥⲥⲁϥ** soll bis zur „Aschenlosigkeit" verbrannt werden (MK 2) als Bestandteil eines Heilmittels, dessen Zweck nicht angegeben ist. Nach Chassinats neuer Bearbeitung ist **ⲁⲥⲥⲁϥⲥⲁϥ** nicht der Kappernstrauch, wie Munier meinte, sondern gibt arabisches الصفصاف „Weide" wieder, *Salix babylonica* L. bzw. *Salix safsaf* Forsk.

165. Weihrauch

ⲗⲓⲃⲁⲛⲟⲥ (auch in der Genitivform **ⲗⲓⲃⲁⲛⲟⲩ** Ch 180) ist das griechische *λίβανος* (BD 83, BP 676), das seinerseits aus dem Semitischen entlehnt ist: hebräisch לְבוֹנָה arabisch لبان (S II 428 = L 2012; Weihrauch ist unter كندر S II 397 = L 1974 behandelt). Es ist das Gummiharz von *Boswellia sacra* Flückiger und vielleicht noch anderer *Boswellia*-Arten. An Beiwörtern kommt in den koptischen Rezepten nur **ⲝⲉⲛⲓⲕⲟⲛ** (= *ξενικόν*) „fremd", d. h. „ausländisch, importiert" vor (WM 9). **ⲙⲁⲛⲁⲥⲧⲩⲗⲓⲃⲁⲛⲟⲥ** (Ch 146) ist wohl eine Verlesung oder Verschreibung für **ⲙⲁⲛⲁ ⲧⲟⲩ ⲗⲓⲃⲁⲛⲟⲥ**, d. i. *μάννα τοῦ λιβάνου* (BP 683), womit „Weihrauchgrus" (دقاق الكندر S I 422 = L 874) bezeichnet wird, d. h. das Pulver und die Körnchen, die beim Rollen des Weihrauches (um schöne runde Körner zu bekommen) abfallen. Es ist also der Substanz nach auch nichts anderes als Weihrauch.

Über Weihrauch und die anderen Harze vgl. R. O. Steuer, Über das wohlriechende Natron bei den alten Ägyptern. Leiden 1937.

Weihrauch wird in den koptischen Rezepten nur äußerlich verordnet. Meistens sind es Krankheiten und Verletzungen der Körperoberfläche, die mit weihrauchhaltigen Arzneien behandelt werden: Heilpflaster (Ch 18?, 66, 93, 119, 146, 149), Heilpulver (Ch 139), blutstillendes Mittel (Ch 137), böse Geschwüre (Ch 121), *Psora* (ZB 15, 20; Ch 62?), Pusteln (WM 9), kahle Schienbeine (Ch 185, 186). Ferner: Migräne (Ch 209), Schläfenschmerzen (Ch 63, 64), verschiedene Gliedererkrankungen und Aufschwellen des Leibes (Ch 93), Zahnrheuma (?) (Ch 180), Augenrheuma (WM 11), geschwollene Augen (Ch 93), „Wasser", „Stern", „Nebel", „Innenwasser" und kahle Augen (Ch 56).

ⲕⲟⲩⲕⲉ ⲛⲗⲓⲃⲁⲛⲟⲥ, „Weihrauchrinde", hat nach den griechischen Ärzten eine etwas schwächere Wirkung als Weihrauch selbst (BP 676). Sie wird zu einem Heilmittel gegen Ausschlag genommen, das im Bad angewendet wird (ZB 29).

166. Wein

a) Die normale Bezeichnung des Weines ist auch in den koptischen Rezepttexten das alte einheimische Wort **ⲏⲣⲡ** (aäg *jrp*). Nur ganz selten kommt daneben **ⲟⲓⲛⲟⲩ** (**ⲟⲓⲛⲱ**) vor, die Wiedergabe des Genitivs von *οἶνος* (BD 481, BP 694). Arabisch heißt Wein خمر (S I 383 = L 820).

Die Bezeichnungen für Wein kommen mit folgenden Beiwörtern vor: ⲏϥⲡ ⲛⲁⲥ (Ch 3, Z 39) und ⲛⲁⲡⲁⲥ (Ch 73, 88, 164) „alter Wein". ⲏⲣⲉϭⲟⲩ soll wahrscheinlich ⲏⲣⲡ ⲛϭⲟⲩ sein (Ryl 1) und wäre dann gleichbedeutend mit ⲏⲣⲡ ⲉϥϫⲟⲟⲣ, „starker Wein". ⲏⲣⲡ ⲛⲥⲧⲟⲓ „Duftwein" (Ch 68, 211). ⲟⲓⲛⲟⲩ ⲕⲁⲗⲟⲩ (Ch 104) ist wohl gleichbedeutend mit ⲏⲣⲡ ⲉⲛⲁⲛⲟⲩϥ (Ch 43) „guter Wein". ⲏⲣⲡ ⲛⲁⲙⲓⲛⲉⲟⲛ (Ch 134) „aminäischer Wein" (*οἶνος ἀμιναῖος*) ist Wein aus Aminaia in Mittelitalien. ⲏⲣⲡ ⲛⲁⲥⲕⲁⲗⲟⲛ (Ch 172) „Wein aus Askalon". Darnach ist wohl auch ⲟⲩⲝⲏⲥⲧⲏⲥ ⲉⲛⲁⲥⲕⲁⲗⲟⲛ (WM 29) als ein „Xestes (B 6) Askalon-(Wein)" zu verstehen. ⲏⲣⲡ ⲉϥⲛⲟⲧⲙ (Ch 187) und ⲏⲣⲡ ⲉϥϩⲟⲗϭ (WM 6) „süßer Wein"; vgl. *γλεῦκος* (s. u.). Zum Abführen wird ⲟⲩⲕⲟⲩⲓ ⲛⲏⲣⲡ ⲉϥⲃⲁⲃⲱ ⲛⲟⲩϣⲏⲙ, „etwas Wein, der ein wenig schal (?) ist" (WM 25) verordnet.

Sehr viele Heilmittel werden mit Wein bereitet. Es kommen folgende Fälle vor: Äußerlich: *Psora* (Ch 43, ZB 20, 21, 43, 45), Flechte (Ch 155), Warzen (Ch 161), Jucken (Ch 161; ZB 10, 34, 35, 41), Gürtelrose (Ch 158, 164), Verlausung und Gelbsucht (ZB 42), eine schwarze Narbe soll die Körperfarbe annehmen (Ch 154), Wunden, Biß von Hund und Mensch (Ch 187), Fieber (WM 21), blutstillendes Mittel (Ch 3), Wunden (?) (Ch 37), Magenbeschwerden (Ch 70, 73), Eingeweidewürmer (Ch 110, Zäpfchen), kahle Augen (Ch 43), Stärkung der Sehkraft (Ch 78, 88), Augenkrankheiten (Ch 49, 53, 104, 105), zusammenziehendes Kollyrium für Kinder (Ch 145), Schläfenschmerzen (Ch 64), unbekannt wozu (Ch 31, 134, 211; KW 11).

Innerlich: Hodenerkrankung (Ch 170, 171, 172), Urinsand (Ch 65, WM 5), Gebärmutterschmerzen (WM 6), Abführen (WM 25), *Hatsch* (Ryl 1), zur Steigerung der Milchabsonderung (BA 9), Milzerkrankung, Verkrümmung der Glieder und des Leibes, zur Beförderung der Menstruation und um Steine aus dem After abgehen zu lassen (Ch 65), Schlucken (Ch 68), Eingeweidewürmer (Ch 166), Blutspucken (Ch 237), Pusteln (ZB 2, nach dem Zauber soll der Kranke durch Wein betäubt (?) werden).

b) ⲕⲗⲉⲕⲟⲩ (Ch 92) ist nach CHASSINAT (S. 204) *γλεῦκος*, „Weinmost", koptisch ⲙⲣⲓⲥ (CRUM, Dict 183b, das aber in den Rezepten nicht vorkommt). Es ist ein Bestandteil des „persischen Kollyriums", dessen Zweck nicht angegeben ist. Vielleicht gehören auch ⲕⲗⲏⲩϫⲱⲛ (KW 2) und ϫⲏⲗⲏⲩϫⲛ (Ryl 4) hierher.

c) ⲁⲕⲣⲁⲧⲱⲛ (ⲁⲛⲕⲣⲁⲧⲟⲛ, ⲁⲅⲣⲁⲧⲱⲣ, ⲁⲛⲕⲣⲁⲧⲱⲣ) ist das griechische *ἄκρατον*, „ungemischter Wein" (vgl. WS S. 145, Fn. 2).

Äußerlich: Pusteln (Ch 215), Hämorrhoiden (TM), Lebererkrankung mit Klopfen (Ep 2). Innerlich: zur Steigerung der Milchabsonderung (BA 6).

167. Weinbergschnecke

ϩⲁⲗⲉⲥⲟⲩⲛ = حلزون (S I 319 = L 690), griechisch *κοχλία* (BD 155, vgl. BP 78), *Helix Pomatias* L., dient zur Herstellung eines Pulvers, das die Sehkraft stärken soll (Ch 54).

168. Weinrebe

a) ⲉⲗⲟⲟⲗⲉ (äg *ı͗ꜣrr·t*) bezeichnet sowohl den Weinstock (*ἄμπελος* BD 477, BP 618, كرم بستاني S II 356 = L 1903), *Vitis vinifera* L., wie auch seine Früchte, die Weintrauben (*σταφυλή* BD 478, عنب S II 221 = L 1595). KG 62ff., 157ff.

b) Von der Pflanze selbst werden „alte Weinblätter" gegen Warzen angewendet (ZB 40) und Rebenholzkohle (ⲕⲁⲣⲃⲱⲛⲉ ⲉⲛϣⲉ ⲛⲉⲗⲟⲗⲉ) zu einer Gesichtssalbe, deren Zweck wir nicht kennen, da der Anfang des Rezepttextes weggebrochen ist (Ryl 8). Vgl. *τέφρα κλιματική* BD 540.

c) Von den Früchten wird einmal ein **ⲭⲉⲗⲟⲥ** (= χυλός) **ⲛⲉⲗⲟⲟⲗⲉ ⲥϩⲓⲙⲏ**, „Saft (oder Absud) von weiblichen Trauben", bei Schmerzen in den Brüsten und Erkrankung des Penis (BA 2) angeordnet. Unter „weiblichen Trauben" hat man wohl die Früchte des gebauten Weinstockes zu verstehen, da die in den Rezepttexten nicht vorkommenden „männlichen Trauben" die Früchte des wilden Weinstockes bezeichnen. Sonst wird noch **ⲉⲗⲏⲗϩⲙϫ**, wörtlich „Essigtraube" also: Herling, Herbtraube (ὄμφαξ) als Bestandteil eines Mittels gegen Juckbeine genannt (ZB 5).

d) Viel häufiger als die frischen finden die trockenen Früchte, die Rosinen, medizinische Verwendung. Sie heißen koptisch **ⲉⲗⲉⲗϣⲟⲩⲱⲟⲩ** (**ⲉⲗⲟⲗϣⲟⲟⲩⲉ** u. ä.); daneben wird auch der arabische Ausdruck **ⲁⲥⲥⲓⲡⲓⲡ, ⲉⲥⲥⲓⲡⲓⲡ**, gebraucht, d. i. زبيب mit dem bestimmten Artikel (S I 515 = L 1084); griechisch σταφίς (BD 479), ἀσταφίς (BP 625).

Äußerlich: entkernte Rosinen bei Warzen und *Wamsir* (ZB 36). „Alte reine Rosinen" werden in einem Rezept erwähnt, dessen Anfang fehlt (Ch 21).

Innerlich. Rosinen werden bei Eingeweidewürmern genommen (Ch 227) und bilden einen Bestandteil eines gegen alle inneren Krankheiten wirksamen Arznei (Ryl 4).

Vielleicht sind sie auch in den verstümmelt erhaltenen KW 1 erwähnt.

e) Es gibt noch zwei mit **ⲉⲗⲟⲟⲗⲉ** bzw. dessen Kurzform zusammengesetzte Ausdrücke. **ⲉⲗⲉⲗⲟⲩⲱⲛϣ**, „Wolfstraube", ist die Bezeichnung des Nachtschattens (s. d.). Was hingegen mit **ⲉⲗⲟⲗⲟⲩⲟϩⲉ**, wörtlich „Skorpionstraube", gemeint ist, ist nicht bekannt. Crum, Dict 55a, meint, es könnte **ⲗⲓⲗⲟⲟϩⲉ**, Bdellium, sein. Die parallele Namensbildung zu **ⲉⲗⲉⲗⲟⲩⲱⲛϣ**, „Wolfstraube", läßt aber m. E. eher darauf schließen, daß es sich um eine Pflanze handelt. Zur Namensbildung ist auch noch **ⲥⲓⲙ ⲛⲧⲟⲩⲱϩⲉ**, „Skorpionskraut", zu vergleichen (s. d.) und das griechische σκορπιοειδές (BD 476, BP 716), das diesen Namen von der Form seiner Früchte hat, die an Skorpionsschwänze erinnern.

Ein aus Gerstenmehl, Saflorsamenmehl und „Skorpionstrauben" gekochter Brei wird bei Blutfluß gegessen (Ch 228).

169. Weizen

Das koptische Wort für Weizen ist **ⲥⲟⲩⲟ** (äág *sw·t*). Es bezeichnet dasselbe wie das griechische πυρός (BD 198, BP 706) und das arabische حنطة (S I 334 = L 715; vgl. S II 71 = L 1255), nämlich verschiedene *Triticum*-Arten. Das Weizenmehl heißt **ⲥⲙⲓⲧ**, d. i. سميد, σεμίδαλις.

Weizenmehl mit Senf und Essig wird bei Schläfenschmerzen aufgelegt (Ch 160).

ⲭⲉⲗⲗⲟⲥ (d. i. χυλός) **ⲛⲥⲟⲩⲟ**, „Weizenbrühe", mit *Anigam*-Vitriol ergibt eine Arznei gegen Eingeweidewürmer (Ch 110).

170. Zedernharz

Das aus der Zeder gewonnene Harz wird ebenso wie der Baum selbst **ⲥⲓϥⲉ** (vgl. äág *śfṭ?*) genannt. Es entspricht dem griechischen κεδραία (BD 98, BP 659, arabisch قدريا) und dem arabischen قطران (S II 308 = L 1812 verweisen auf شربين S II 94 = L 1317). Die Zeder, *Pinus Cedrus* L., wurde häufig mit dem Wachholder verwechselt. Ob das auch bei den Kopten der Fall war, ist nicht festgestellt.

Äußerlich. Mit Opopanax zusammen ergibt Zedernharz ein Mittel, das die Sehkraft stärken soll (Ch 203). Es wird auch zu einer Salbe gegen Körperjucken genommen (ZB 26).

Innerlich. Mit Ei vermischt wird es bei Blutspucken verordnet (BKU 16).

171. Zinnober

ⲕⲉⲛⲛⲁⲃⲁⲣⲉⲟⲥ entspricht als Ausdruck zwar dem griechischen *κιννάβαρι*, doch haben sowohl die Griechen mit dieser Bezeichnung (BD 523, BP 662) wie auch die Araber mit den entsprechenden Ausdrücken زنجفر (S I 543 = L 1132) und سنجفر (S II 64 = L 1243) keinen einheitlichen Begriff verbunden, sondern Zinnober und Mennige (Minimum) zusammengeworfen.

ⲕⲉⲛⲛⲁⲃⲁⲣⲉⲟⲥ kommt zu einem Heilmittel, das man auf Abszesse auflegt (Ch 26). Ist es nicht zur Hand, kann man statt dessen Tinte nehmen.

172. Zitrone

a) **ϭⲓⲧⲣⲉ** hängt wohl irgendwie mit *κίτρον* zusammen. Sonst heißt die Zitrone griechisch *κίτριον* oder *μηδικὸν μῆλον* (BD 137, BP 663), „medischer Apfel" (= تفّاح ماهى S I 211 = L 421) *Citrus medica* L. Bei Ibn al-Baithâr ist die Zitrone unter أترج behandelt (S I 11 = L 16).

Chassinat (S. 232f.) faßt in dem Ausdruck **ⲙⲟⲟⲩ ⲛⲃⲏⲗⲉ ϭⲓⲧⲣⲉ ⲉϥϩⲟⲙⲏϫ** (wobei **ⲃⲏⲗⲉ ϭⲓⲧⲣⲉ** und **ϩⲟⲙⲏϫ** in Geheimschrift geschrieben sind) das **ⲃⲏⲗⲉ** in der Bedeutung „Inneres" und vergleicht es mit **ⲃⲗⲗⲉ ⲛⲥⲟⲟⲩϩⲉ** „Eidotter". Diese Deutung ist zwar möglich, aber doch keineswegs sicher. Jedenfalls ist aber doch wohl „sauerer Zitronensaft" gemeint. Er wird zur Bereitung eines bei Augenkrankheiten im allgemeinen angewendeten Pulvers verwendet (Ch 109).

b) **ϭⲓⲧⲣⲉ** steckt auch noch in dem Ausdruck **ϭⲓⲧⲣⲉⲡⲓⲛ**, das wörtlich „Mauszitrone" bedeuten könnte. Was damit gemeint ist, kann ich nicht ermitteln. Der Milchsaft (**ⲉⲣⲱⲧⲉ**) der „Mauszitrone" wird zu einem Mittel genommen, das an einen Zahn gelegt diesen so locker macht, daß man ihn ohne Zange herausnehmen kann (Ch 184).

173. Zucker

ⲁⲥⲱϫⲁⲣ ist eine der verschiedenen Wortformen, die als Bezeichnung für Zucker im Koptischen gebraucht werden (vgl. Ryl S. 57, Fn 4)[1]. Es gibt das arabische سكّر mit dem bestimmten Artikel wieder (S II 35 = L 1198), griechisch *σάκχαρον* (BD 196).

ⲁⲥⲱϫⲁⲣ ⲛⲁⲓⲁⲧⲁⲡⲣⲉⲥ — was das Beiwort bedeutet, bleibt unklar — ist Bestandteil einer gegen „Klopfen" genommenen Arznei (Ryl 2).

174. Zwiebel

a) Für Zwiebel gibt es im Koptischen zwei Ausdrücke: **ⲙϫⲱⲗ (ⲉⲙϫⲱⲗ, ⲙϫⲱⲣ) und ϩⲓⲧ (ϩⲧⲓⲧ).** Ersterer wird nach Crum, Dict 213b, durch *κρόμμυον* (BD 233, BP 671) und بصل (S I 142 = L 296, vgl. *μπασάλ*, d. i. *basal* L BG 229/7, S. 112) erklärt. Es handelt sich zweifellos um *Allium cepa* L.

Äußerlich. Zwiebelsaft (oder Absud) wird bei tränenden Augen verordnet (WS 2). „Gebrannte Zwiebelwurzel" kommt zu einer Arznei, die vielleicht bei Zahnrheuma angewendet wurde (Ch 179). Mit einem durch eine Lücke im Papyrus verstümmelt erhaltenen Beiwort kommt es in einem Rezept für ein Heilmittel vor, das einer schwarzen Narbe die normale Körperfarbe geben soll (Ch 154: **ⲛⲁⲣⲙⲟ[]**).

[1] 109 ist dort Druckfehler für richtiges 110.

Innerlich. Zwiebelsamen ist bei einer gegen innere Krankheiten genommenen Knoblaucharznei (Ryl 4).

b) ϩⲧⲧ wird ebenfalls mit بصل übersetzt und wechselt auch mit ⲙϫⲱⲗ, hat also sicher die Bedeutung Zwiebel. An anderer Stelle wird es aber auch mit *σευτλίον* und سلق erklärt (Crum, Dict 727 a b), das ist *Beta vulgaris* (Bete) oder *Beta Sicla* L. (Mangold) (BD 219, BP 724 bzw. S II 41 = L 1206).

Äußerlich. ϩⲧⲧ ist Bestandteil eines Pflasters (Ch 126). Die Blätter kommen zu einem bei Abszessen angewendeten Mittel (Ch 212). Mit dem Absud oder Saft soll ein an Nabelbruch (?) leidendes Kind oft gewaschen werden (Ch 230).

Innerlich. Der Saft oder Absud von ϩⲧⲧ ergibt zusammen mit Kupfervitriol und Aloe ein Mittel gegen Eingeweidewürmer (Ch 112).

175. Unbekanntes

Hier sollen diejenigen Arzneistoffbezeichnungen angeführt werden, über deren Bedeutung überhaupt keine oder doch nur eine ganz vage Vermutung geäußert werden kann, so daß sie in keinem der anderen Abschnitte behandelt sind. Um, so gut es geht, eine sachliche Ordnung hineinzubringen, habe ich sie in drei Gruppen geteilt: Arzneistoffe a) tierischer, b) pflanzlicher Herkunft und c) solche, die man keiner dieser beiden Gruppen zuweisen kann. Innerhalb der Gruppe sind die Benennungen alphabetisch angeordnet. Von den verstümmelt erhaltenen habe ich nur ganz wenige angeführt, die meisten hier unerwähnt gelassen. Einige Ausdrücke, über deren Bedeutung in den vorigen Abschnitten Vermutungen geäußert wurden, sind hier mit dem Verweis auf den Abschnitt noch einmal angeführt.

a) Tierische Stoffe

1. ⲁⲗⲕⲉⲣⲉ ⲛⲧⲏⲃⲧ Ch 218. ⲧⲏⲃⲧ ist sicher eine vulgäre Schreibung für ⲧⲃⲧ „Fisch“. Beim anderen Wort läßt das beginnende ⲁⲗ arabischen Ursprung vermuten. Chassinat (S. 312) hält es für möglich, daß es القلي wiedergibt, von dem unser „Al-kali“ herkommt. Es wäre mit dem Ausdruck dann ein aus Fischasche gewonnenes Produkt bezeichnet. Als eine nur ganz entfernte Möglichkeit möchte ich noch auf das in der griechischen Medizin verwendete *γάρον* (BD 163, BP 632) garum, Fischlake, hinweisen. Auf dem Umweg über das Arabische könnte es den arabischen Artikel mitgebracht haben. Doch kann ich *γάρον* im Arabischen nicht nachweisen. Die vorgebrachte Spekulation entbehrt daher gegenwärtig jeder Stütze und ist nicht mehr als ein Hinweis auf eine Möglichkeit. Das Fisch-*Alkere* ergibt mit Essig und Öl gekocht eine Salbe, mit der wilde Flechten behandelt werden. Die Salbe muß jedesmal vor Gebrauch erwärmt werden.

2. ⲕⲉⲣⲏⲧ ⲛⲁⲓⲗ Ch 175. ⲁⲓⲗ steht in Geheimschrift für gewöhnliches ⲣⲓⲣ „Schwein“. Vom Schwein wird sonst ausschließlich das Fett medizinisch verwendet (35). Für die Bedeutung von ⲕⲉⲣⲏⲧ weiß ich keinen Anhaltspunkt. Crum führt es im Dict 117 b als *ἅπαξ λεγόμενον* unbekannter Bedeutung an. Mit Kupferstagma und Grünspan ergibt es ein Mittel gegen Abszesse. Daraus wäre zu schließen, daß Schweine-*Kerêt* etwas ist, das wie das Schweinefett die anderen Arzneistoffe salbbar macht.

3. ⲛⲉϫⲉ ⲛⲉϭⲱϣ Ch 153. ⲛⲉϫⲉ ist das Wort für „Zahn“, das sonst in den Rezepttexten ⲛⲁϫⲉ lautet (Crum, Dict 250 a). Der Ausdruck heißt also „äthiopischer Zahn“, wozu Crum a. a. O. die Bedeutung Elfenbein (mit ?) gibt. Dasselbe vermutet auch Chassinat (S. 273). Vgl. BD 169, BP 640, S II 271 = L 1714. Mit Realgar zusammen wird es gegen Zahnfleischschmerzen angewendet.

4. ϣⲏⲣ ⲛⲉⲃⲓⲱ Ch 8. Der ganze Ausdruck ist in Geheimschrift geschrieben; der unbestimmte Artikel ⲟⲩ geht in gewöhnlicher Schrift voraus. Chassinat betont ausdrücklich, daß die Lesung sicher ist, obwohl der untere Teil der Buchstaben des ersten Wortes weggebrochen ist. Wenn man aber das dritte Zeichen ϩ liest, so ergibt sich als Umschrift ϣⲏⲙ: „ein wenig Honig". Das wäre hier ohne weiteres möglich. Chassinat (S. 76ff.) zieht aber das auch in der Sprache der arabischen Ärzte gebrauchte persische شير (S II 118 = L 1379) „Milch" zur Erklärung heran. Wenn man das bei Ibn al-Baithâr unter diesem Stichwort Gesagte berücksichtigt, würde der Ausdruck Milch bedeuten, in der Honig aufgelöst ist. Chassinat hält es aber für wahrscheinlicher, daß Manna gemeint ist. Crum verweist Dict 583a ebenfalls auf die Unsicherheit der Lesung dieses nur an der éinen Stelle vorkommenden Wortes. Für die Emendation der Lesung in ϣⲏⲙ („ein wenig Honig"), kann der unbestimmte Artikel angeführt werden, für dessen Setzung anderenfalls kein zureichender Grund besteht. Wenn ϣⲏⲣ als Arzneistoffbezeichnung aufgefaßt wird, die durch das Beiwort ⲛⲉⲃⲓⲱ näher gekennzeichnet wird, wäre der normale sprachliche Ausdruck wohl nicht ⲙⲛ ⲟⲩϣⲏⲣ, sondern ϩⲓ ϣⲏⲣ. Es werden ja auch die übrigen Arzneistoffe ohne einen Artikel aufgezählt, während beim Ausdruck „ein wenig Honig" der unbestimmte Artikel nicht fehlen kann. Mit Opium und Milch von Bitterlattich ergibt Honig-*Schêr* (?) ein Mittel gegen „Nebel".

5. ϭⲁⲡⲁⲧ fem kommt nach Crum, Dict 827b, außer in zwei Skalen nur in WM 9 vor. In der Scala Paris 44, fol. 70 R⁰ 43 (Muniers Ausgabe S. 142) ist es den Ausdrücken ⲕⲗⲓⲥ (= κλείς) und كتف gleichgesetzt. Somit bedeutet es „Schulterblatt". Merkwürdig mutet bei dieser Bedeutung in WM 9 das nachfolgende „von einem schwarzen Schaf" an, weil es sieben Stück sein sollen, während auch das schwärzeste Schaf doch nur zwei Schulterblätter zu liefern vermag. Nimmt man diesen Singular wirklich ernst, so kann man zweifeln, ob das Wort wirklich Schulterblatt heißt, zumal ja κλείς eigentlich das Schlüsselbein bedeutet. Unrichtigkeiten und Ungenauigkeiten sind in den Skalen keine Seltenheit. Sicher dürfte aber wohl sein, daß es sich um die Bezeichnung eines Knochens handelt. Wahrscheinlich bezieht sich das erst dem nachfolgend angeführten „Schafhorn" beigefügte „verbrannt" sinngemäß auch auf ϭⲁⲡⲁⲧ. Die Asche dieser sieben Knochen und eines Schafhornes sollen mit Weihrauch, Kinderurin und Essig zu einer bei Pusteln angewendeten Salbe verkocht werden.

b) Pflanzliche Stoffe

1. ⲁⲁⲙ Ch 225, WM 5. Crum, Dict 7a, erwähnt nur die Stelle aus Ch; die zweite ist insoferne wichtiger, als dort *Aam*-(Samen)-Körner erwähnt sind, wodurch deutlich wird, daß *Aam* eine Pflanze bezeichnet. Nach Ch 225 wird es mit Duftlotosfrüchten, Euphorbium und Myrrhe zu einem Abführmittel gemischt (L 3). Nach WM 5 wird es mit den Samen anderer Pflanzen zusammen gegen Urinsand eingenommen.

2. ⲁⲕⲉ 146. — ⲁⲗⲟⲩⲁⲣⲥ 130d.

3. ⲁⲛⲁϣ ⲙⲡⲣⲏ (Ch 121) „*Anasch* der Sonne" bezeichnet eine Pflanze, wie mit Sicherheit aus ⲟⲩⲕⲗⲁⲇⲟⲥ ⲛⲁⲛⲏϣ ⲙⲡⲣⲏ (WM 8) „ein Zweig (κλάδος) von *Anesch* der Sonne" hervorgeht, denn es besteht wohl kein Zweifel, daß hier ⲁⲛⲁϣ und ⲁⲛⲏϣ identisch sind. Es sieht aus, als wäre es die saidische und die faijumische Form des Wortes für „Eid". Die Asche dieser Pflanze wird zu einem Pulver gegen bösartige Geschwüre (Ch 121) und mit Rauschgelb zusammen zu einem Mittel gegen Pusteln (WM 8) verwendet.

4. ⲁⲡⲟⲩⲃⲁ[KW 14 erinnert an die mit ὀπο- beginnenden Zusammensetzungen, deren erster Bestandteil im Koptischen ⲁⲡⲟ- und ⲁⲡⲟⲩ- geschrieben wird (vgl. ⲁⲡⲟⲡⲁⲛⲁⲕⲟⲥ = ὀποπάναξ 107, ⲁⲡⲟⲩⲭⲁⲗⲁⲙⲱⲛ = ὀποκάλαμος 152).

5. ⲁⲣ[: ⲫⲩⲗⲗⲁ (φύλλα) ⲛⲁⲣ[(CO) „*Ar*[...]-Blätter". ⲉⲗⲟⲗⲉ ⲛⲁⲣ[CH 19. — ⲁⲣⲣⲁ[ⲙ]ⲏⲛ 47. — ⲁⲣϯⲛⲁⲣ : ⲛⲉϩ ⲛ~ 37. 105i. ⲁⲥⲕⲁⲗⲟⲛ 166a.

6. ⲃⲁⲗ ⲛⲉⲙⲟⲩ „Katzenauge" wird BW 2 ausdrücklich als Pflanze (ⲃⲟⲧⲁⲛⲉⲓ = βοτάνη) bezeichnet. Crum zieht Dict 31b αἰλούρου ὀφθαλμός und 55b عين القط = بابونج „Kamille" (69) zum Vergleich heran. Diese Pflanze wird zu einer Salbe gegen Schmerzen in den Brüsten verwendet.

7. ⲃⲏⲗ 172a. — ⲃⲟⲧⲁⲛⲏ ...: ⲡⲁⲃⲟⲧⲁⲛⲏⲕⲛ̣[BKU 7. — ⲃⲟⲧⲁⲛⲓⲕ̣[:]ϭⲱⲃⲉ ϩⲙ ⲡⲓⲃⲟⲧⲁⲛⲓⲕ̣[BKU 2 „Blätter vom Botanik". Es handelt sich hier wohl um dieselbe Pflanze wie beim vorhergehenden Wort.

8. ⲅⲁⲛⲉϫⲏϥ. Die Samen (ⲃⲣⲁ) dieser Pflanze werden Ryl 4 zu einer innerlich angewendeten Arznei genommen. Die Lesung der vier ersten Buchstaben ist in der Textausgabe als unsicher bezeichnet.

9. ⲉⲗⲟⲗⲟⲩⲟϩⲉ 168e. — ⲕⲉⲙⲱⲥ (KW 2) ist möglicherweise eine der zahlreichen Formen des Wortes für Gummi (50). Die damit bezeichnete Droge ist Bestandteil einer Arznei gegen „Klopfen". — ⲕⲗⲓ : ⲛⲉϩ ⲛⲕⲗⲓ 105j. — ⲕⲟⲩϣⲏⲧ 75.

10. ⲕⲗⲟⲙ ⲛϣⲉⲗⲉⲉⲧ (Ch 171 ist so zu lesen, nicht ϣⲉⲗⲗⲉⲧ) „Brautkranz" ist nach Chassinat (S. 287) die wörtliche Übersetzung eines arabischen Pflanzennamens. Crum gibt Dict 105a als Bedeutung nur „eine Pflanze" an, während er ib. 560b der Meinung Ausdruck zu geben scheint, daß der Ausdruck nur ein Beiwort zum vorhergehenden ⲟⲩⲏⲣⲧ „Rose" ist, das Ganze also „Brautkranz-Rose" bedeutet, das ist wohl eine Rose von der Art, wie man sie zur Herstellung von Brautkränzen zu verwenden pflegt. Die mit Steinklee verriebene Pflanze soll mit Wein gegen eine Hodenerkrankung eingenommen werden.

11. ⲕⲟⲥ. In Ch 88 werden „trockene *Kos*-Blätter" als Arzneistoff erwähnt. Eine so benannte Pflanze ist nicht bekannt. Faßt man das Wort als Kryptogramm, so ergäbe die Lesung ⲡⲗⲱ, was aber auch nicht bekannt ist. Es bleibt noch die Möglichkeit einer Emendation. ⲕⲟⲥ könnte für κισσός „Epheu" stehen. Epheublätter kommen auch Ch 70 vor (30). Weniger wahrscheinlich ist κοστός „Kost" (75). Zerriebene *Kos*-Blätter mit ganz wenig Natron bewirken Stärkung der Sehkraft.

12. ⲕⲟⲩϩⲉ 153.

13. ⲙⲁϩⲧ ⲛϭⲣⲟϭ (BA 9) würde nach den bekannten Bedeutungen der Worte „Samengedärme" heißen, was etwa an die Pflanzenbezeichnung „Hühnerdarm" erinnert. Crum, Dict 832a, verzeichnet den Ausdruck ohne Bedeutung. Ich halte es für nicht völlig ausgeschlossen, daß hier ϭⲣⲟϭ für ϭⲗⲟϭ steht und daß „Kürbisgedärme" eine Bezeichnung für das Innere eines Kürbis ist, das ja offizinell verwendet wird (51c, vgl. 51e). Ein Löffel „Samengedärme" mit Bier oder Wein täglich genommen bewirkt reichliche Milchbildung.

14. ⲙⲉⲗⲟ[KW 14. Die Lesung der beiden letzten Buchstaben ist unsicher. Es erinnert an μηλοπέπων „Melone" (51e). Mit Pfeffer, Gummi und anderem ergibt es ein Kollyrium, das wahrscheinlich als Augenmittel verwendet wurde.

15. ⲙⲏⲗⲁ ⲛⲟⲩⲏⲣⲧ 127b. — ϣⲁⲗ ⲛⲁⲥⲥⲁϥⲓ 71, 99. — ϣⲓϥⲉ 77a. — ϣⲟ[in ϩⲣⲏⲣⲉ ⲛϣⲟ[(Saq 3) „*Scho*[...]-Blätter".

16. ϭⲓⲧⲣⲉⲡⲓⲛ 95, 172b. — ϭⲓⲱⲟⲩ 105k. — ϭⲗⲟϭ ⲛⲥⲓⲙ 51c, 125. — ϭⲣⲟϭ 175b, 13.

17.]ⲁⲃⲛⲏⲥ (KW 5) erinnert entfernt an δάφνη „Lorbeer" (84). Die Lesung des ⲁ ist unsicher.

c) Namen von Drogen unbekannter Art

1. ⲁϩⲁⲃⲟⲁϩ KW 3 Schlafmittel. — ⲁⲓⲁⲧⲁⲡⲣⲉⲥ 173. — ⲁⲕⲟⲩϣⲓⲁ (WM 29, Milzerkrankung). Sollte vielleicht ⲛⲕⲟⲩϣⲧ „ein Statér Kost" zu lesen sein? (75). — ⲁⲗⲭⲁⲗⲉⲥ 95. — ⲁⲗϩⲱⲣ Ryl 4, einzunehmen gegen innere Krankheiten. — ⲁⲥⲥⲁⲑⲁⲣ Ryl 4, 5, einzunehmen gegen Fieber und andere innere Krankheiten. — ⲁⲥⲥⲁⲗⲁⲉ fem MK 2. — ⲁⲫⲣⲟⲛ[102. — ⲁϩⲉⲥⲧⲟⲩ 68.

2 ⲃⲁⲥⲡⲩ Hall 4, Pflaster. — ⲃⲉⲥⲟⲛ Ch 105, Augenheilmittel. — ⲃⲏⲧⲉ 54. — ⲃⲓⲑⲋ ⲙⲙⲟⲟⲩ CH 214, „Wasser-*Bith*". Das erste Wort scheint eine Abkürzung zu sein. Es gehört zu einem Mittel, um eingestoßene Dornen herauszubringen. — ⲃⲣⲃⲉ : ⲗⲁⲁⲩ ⲛⲃⲣⲃⲉ ZB 27, Mittel gegen Hautkrankheiten. Crum, Dict 42b, hält eine Verschreibung für ⲃⲣⲣⲉ für möglich: gib das Heilmittel „in ein neues Gefäß". — ⲃⲱⲛⲉ WM 22, Mittel, um eingestoßene Dornen herauszubringen. Worrel bemerkt dazu nach Bonner: „*βούνιον* (?)", übersetzt „earth-nut (?)" (Erdnuß), verweist auf BD 433 und sagt: vielleicht scopa regia, das ist chenopodium scoparia L. Nach Crum, Dict 40a, kommt das Wort auch noch an zwei anderen Stellen vor und bezeichnet wahrscheinlich etwas Eßbares.

3. ⲉⲓϣⲙⲉϫ Ch 46, Augenpulver. Chassinat (S. 154) vermutet arabischen Ursprung. — ⲉⲧⲁⲫⲑⲩ Ch 135, gegen Geschwülste.

4. ⲓϣ oder ⲛⲓϣ Ryl 4. Das Wort hat wohl nichts mit faijumisch ⲓϣ „Urin" zu tun.

5. ⲕⲁⲓⲕⲟⲛ CO. — fem ⲕⲁⲗⲉ MK 2. Nach Chassinats neuer Bearbeitung vielleicht: قلى, Asche des Salzkrautes (حمض); vgl. ⲁⲗⲕⲉⲣⲉ 175a 1. — ⲕⲗⲏⲩⲭⲱⲛ 166b. — ⲕⲟⲩϣⲁⲣⲁ oder ⲕⲟⲩϣ ⲁⲣⲁ Ryl 8, Salbe. — ⲕⲩⲥⲁⲙⲓⲁⲥ ZB 37, Warzenmittel. Champollion übersetzt „lierre" (Epheu), Dulaurier hält es für eine Verballhornung von *συκαμινέα* und übersetzt „figues" (Feigen).

6. ⲗⲁⲕ : ⲗⲁⲕ ⲛϣⲕⲏⲕⲏⲗⲏⲉⲓⲛ Ryl 5, gegen Fieber einzunehmen. Vielleicht ist ⲗⲁⲕ hier das B 6 besprochene Maß. Es geht allerdings weder ein Zahlwort noch der unbestimmte Artikel voraus.

7. ⲙⲁⲥⲙⲟⲩ Ryl 8, Salbe. — ⲙⲁϩⲣⲉⲙⲁⲧⲓⲛⲓ Ch 41, Augenpulver. — ⲙⲟⲩⲛ Ch 156. Chassinats Deutung dieser Stelle ist sprachlich unmöglich. ⲙⲟⲩⲛ kann hier nicht das Verbum sein, sondern ist die erste Arzneistoffbezeichnung des Rezeptes. Ich möchte die Stelle ⲙⲟⲩⲛ ⲉⲧⲡⲱϣ ⲉⲃ[ⲟⲗ lesen. Was ein „*Mun*, der sich teilt" ist, weiß ich allerdings nicht. — ⲙⲩ * ⲣⲟⲛ BKU 13.

8. ⲛⲓϣ oder ⲓϣ Ryl 4 (175 c 4). — ⲛϫⲙⲏ oder ϫⲙⲏ Ch 227, einzunehmen gegen Eingeweidewürmer. Crum, Dict 771b.

9. (ⲟⲩ)ⲟⲟⲕⲉ ⲛⲃⲣⲣⲉ ⲉⲥϫⲏⲣ WM 9. ⲟⲩ kann der unbestimmte Artikel sein oder zum Wort gehören. Sowohl ⲟⲕⲉ „Sesam" (146) wie auch das bohairische ⲟⲩⲟⲕⲓ „Sesampreßrückstand" sind männlichen Geschlechts, während unser Wort durch das Beiwort ⲉⲥϫⲏⲣ deutlich weiblich konstruiert ist. Dieses Beiwort ist an sich mehrdeutig. Was es hier heißt, könnte erst auf Grund der Bedeutung von (ⲟⲩ)ⲟⲟⲕⲉ festgestellt werden. Letzteres bezeichnet entweder einen Arzneistoff (gib es zu frischem . . .), oder ein Gefäß (gib es in ein neues . . .).

10. ⲡⲁⲟⲧϥ WM 25. Gegen die an sich nahe liegende Annahme, daß es sich bei diesem Wort um eine Verschreibung oder Verlesung für ⲡⲁⲥⲧϥ „koche es" handelt, spricht das unmittelbar vorhergehende ⲙⲛ, das nicht vor finiten Verbalformen stehen kann. — ⲡⲁⲣⲁϩⲓ 132f. — ⲡⲁϩⲣⲉ ⲛⲉϭⲱϣ A 1.

11. ⲣⲁⲥⲁⲣⲉ Ch 45, Augenpulver. Chassinat (S. 152) vergleicht es mit aller Reserve mit *λάσαρον* „Teufelsdreck" (156). — ⲣⲟⲩⲛⲡⲁ 152 Schluß. — ⲣⲱⲡⲉⲥⲥⲟⲩⲥ Ryl 2, einzunehmen gegen „Klopfen".

12. **ⲥⲧⲟⲣⲓⲧⲏⲥ** Ch 142, gegen Abszesse.

13. **ⲧⲁⲣⲥⲓⲛⲉⲓ** Ryl 4, einzunehmen gegen innere Krankheiten. — **ⲧⲣⲓⲁⲧⲟⲥ** Ch 123, Gebärmutterschmerzen. — **ⲧ*!ϩⲉ ⲛⲁ̣* ⲡ̣ⲉ** Ryl 3, einzunehmen gegen „Klopfen“. Der Ausdruck bezeichnet möglicherweise ein Gefäß.

14. **ⲫⲁⲣⲁⲙⲓⲟⲩ** Hall 3, Pflaster. — **ⲫⲓⲗⲁⲛⲓⲥ** WM 5, einzunehmen gegen Urinsand.

15. **ⲭⲏⲗⲏⲧⲭⲛ** 166b.

16. **ⲱⲣⲱⲕⲉⲥⲟⲩⲥ** Ryl 2, einzunehmen gegen „Klopfen“.

17. **ϣⲁⲗⲁ** Ryl 8, Salbe. Auch **ⲥ** oder **ϥ** ist statt **ϣ** möglich. — **ϣⲁϩⲙ** 28c. — **ϣⲏⲩ** 162. — **ϣⲕⲏⲕⲏⲗⲏⲉⲓⲛ** 175c 6. — **ϣⲟⲩⲃϯ** 60a.

18. **ϩⲃⲟⲓⲛⲉ** kommt nach Crum, Dict 656b, nur Ch 96 vor und zwar mit dem Beiwort **ⲛⲕⲉⲉⲛⲟⲥ**. Crum gibt keine Bedeutung an; Chassinat (S. 208) denkt an das mit Schmutz gemischte Fett, das sich am Kamm (*κτεῖς*) ansetzt. Es dient zur Bereitung eines Augenmittels. — **ϩⲉⲗⲕⲓⲉⲣⲁ** WM 18' ist vielleicht **ϩⲉⲗⲕⲓⲥⲙⲁ** = *ἕλκισμα* „Silberschlacke“ zu lesen (137). — **ϩⲓⲕⲏ** fem Ryl 3, Mittel gegen „Klopfen“.

19. **ϫⲙⲏ** oder **ⲛϫⲙⲏ** 175c 8.

ÜBERSETZUNG DER REZEPTTEXTE

Vorbemerkungen

Die Krankheits- oder Arzneistoffbezeichnungen unbestimmter Bedeutung, die hier unübersetzt gelassen wurden, sind durch kursive Schrift gekennzeichnet. Die im Papyrus Chassinat in Geheimschrift geschriebenen Wörter oder Wortteile sind durch ein nachfolgendes Sternchen (*) bezeichnet. Die Anordnung der Rezepte erfolgt nach der alphabetischen Reihenfolge der hier dafür gebrauchten Abkürzungen. Um Unklarheiten bei Verweisen zu vermeiden, enthalten alle diese Abkürzungen mehr als éinen Buchstaben zum Unterschied von den mit nur éinem Buchstaben fortlaufend bezeichneten Abschnitten des ersten Teiles dieses Buches, der die Heilmittelbezeichnungen, die Maße und Gewichte sowie die vorkommenden Krankheiten behandelt. Im folgenden sind die hier für die Rezeptgruppen verwendeten Abkürzungen aufgelöst, wobei auch nötigenfalls zur hier gebrauchten Zählung angegeben ist, welchen Teilen des koptischen Textes in der Textveröffentlichung die hier übersetzten Rezepte entsprechen. Das wird denjenigen, die gelegentlich den koptischen Text vergleichen wollen, das Auffinden wesentlich erleichtern. Eine Zusammenfassung aller bisher veröffentlichten koptischen Rezepttexte und ihre gemeinsame Wiederveröffentlichung wäre ja wohl das Ideal. Die gegenwärtigen Umstände verbieten aber dieses Verfahren, das wie so manches andere für eine eventuelle Neubearbeitung aufgespart werden muß. Bis dahin werden dann hoffentlich auch die noch unveröffentlichten koptischen Rezepttexte zugänglich gemacht sein.

BA. Urbain Bouriant, Fragment d'un livre de médecin en copte thébain. Académie des Inscriptions et Belles-Lettres. Comptes rendus 1887, 4. Serie, 15. Band. Paris 1888. S. 319—320, 374—379. Pergamentblatt mit den Seitenzahlen 214 und 215. Die einzelnen Rezepte bzw. Rezeptbruchstücke sind hier der Reihe nach gezählt. Die Zählung fehlt in der Veröffentlichung.

BKU. Ägyptische Urkunden aus den königlichen Museen zu Berlin. Koptische Urkunden. 1. Band. Berlin 1904. Die hier übersetzten oder erwähnten Stücke entsprechen mit ihrer Zählung folgenden Textteilen:

1 =	Nr. 25, R^0	Zl. 1— 4	10 =	Nr. 26 II	Zl. 16—19 (S. 27)
2 =		,, 6— 8	11 =		,, 20—21
3 =		,, 9—10	12 =		,, 25—28 (S. 28)
4 =		,, 11—12	13 =	Nr. 27	,, 1— 5 (S. 30 oben)
5 =		,, 13—15	14 =		,, 6 bis unten 4
6 =		,, 16ff.	15 =		unten Zl. 5—10
7 =	V^0	,, 4—7	16 =	Nr. 28	
8 =		,, 8—16			
9 =		,, 17—19			

Ch. Emile Chassinat, Un papyrus médical copte. Mémoires publiés par les membres de l'Institut français d'archéologie orientale du Caire. 32. Band. Kairo 1921. Die hier verwendete Zählung entspricht der der Publikation Papyrusrolle.

CO. W. E. Crum, Coptic ostraca from the collections of the Egypt Exploration Fund, the Cairo Museum and others. Special extra publication of the Egypt Exploration Fund. London 1902. Nr. 487.

Ep. The Monastery of Epiphanius at Thebes. Part II: W. E. Crum, Coptic ostraca and papyri. The Metropolitan Museum of Art. Egyptian Expedition. New York 1926. 1 = Nr. 574; 2 = Nr. 575.

Hall. H. R. Hall, Coptic and Greek texts of the Christian period from ostraka, stelae, etc. in the British Museum. London 1905.

1 = S. 64 (Pl. 49) R° Zl. 1—4		5 = S. 65 (Pl. 49) V° Zl. 1—8	
2 =	„ 5—8	6 =	„ 8—10
3 =	„ 9—18 (S. 65)	7 =	„ 12—19
4 = S. 65	„ 19—30	8 =	„ 20—29

KW. W. Till, Koptische Rezepte. Bulletin de la Société d'archéologie copte. 12. Band. Kairo 1949. S. 43—49. Papyri. Teilweise noch unveröffentlicht.

MK. Henri Munier, Deux recettes médicales coptes. Annales du Service des Antiquités. 18. Band. Kairo 1918. S. 284—286. Papier. Neu bearbeitet von Emil Chassinat, Deux formules pharmaceutiques coptes. Bulletin de l'Institut français d'archéologie orientale 49 (Kairo 1949) S. 9—22. Bei Erscheinen dieser Neubearbeitung war das vorliegende Buch bereits im Druck.

Ryl. W. E. Crum, Catalogue of the Coptic manuscripts in the collection of the John Rylands Library Manchester. Manchester 1909.

1 = Nr. 104/3	5 = Nr. 106 Zl. 65—71
2 = „ 106 Zl. 1—14	6 = „ 107
3 = „ 106 „ 15—29	7 = „ 108
4 = „ 106 „ 30—64	8 = „ 109

Saq. Excavations at Saqqara (1907—1908). Kairo 1909. Nr. 103 (S. 57). 1 = Zl. 1—3; 2 = Zl 4—7; 3 = Zl. 8—10; 4 = Zl. 11—14.

TM. B. A. Turaew, Materialy po archeologii christianskavo Egipta. Otděl'nyj ottisk iz t. II Trudow Kiewskavo Sězda. Moskau 1902. Nr. 9. Abbildungen: Vorderseite auf Tafel 23, Nr. 15; Rückseite auf Tafel 22, Nr. 3. Wiederveröffentlicht: W. Till in Bulletin de la Société d'archéologie copte 12 (Kairo 1949). S. 49—54. Papier.

WM. H. W. Worrell, Coptic magical and medical texts. Orientalia 4. Rom 1935. S. 1—37 und S. 184—194.

1 = S. 19	Zl.	34—38	16 = S. 27	Zl.	207—210
2 = S. 19	„	38—40	17 = S. 27	„	210—212
3 = S. 20	„	53—55	18 = S. 27	„	212—220
4 = S. 20	„	56—59	19 = S. 27	„	221—240
5 = S. 23	„	133—160	20 = S. 188	„	a 1—10
6 = S. 24	„	161—178	21 = S. 188	„	a 11—b 5
7 = S. 25	„	176—182	22 = S. 188	„	b 6 —12
8 = S. 25	„	183—186	23 = S. 188	„	b 13—22
9 = S. 26	„	186—193	24 = S. 188	„	b 23—26
10 = S. 26	„	194—195	25 = S. 189	„	a 1—20
11 = S. 26	„	195—198	26 = S. 190	„	a 21—b 15
12 = S. 26	„	198—200	27 = S. 189	„	b 16—25
13 = S. 26	„	200—202	28 = S. 193	„	10—14
14 = S. 26	„	203—205	29 = S. 193	„	15—18
15 = S. 27	„	205—207			

WS. Wadi Sarga. Coptic and Greek texts from the excavations undertaken by the Byzantine Research Account (W. E. Crum). Coptica 3. Kopenhagen 1922. 1 = Nr. 20; 2 = Nr. 21 (S. 51 f.).

ZB. G. Zoega, Catalogus codicum copticorum manu scriptorum qui in Museo Borgiano Velitris adservantur. Rom 1810 (Neudruck Leipzig 1903) S. 626—630.

Die Rezepte und Rezeptbruchstücke sind hier der Reihe nach gezählt. Französische Übersetzungen: Edouard Dulaurier, Fragment d'un traité de médecine copte. Journal Asiatique, 4. Serie, Band 1. Paris 1843. S. 433—452. J. F. Champollion le jeune, Recettes médicales pour les maladies cutanées. Revue Archéologique. 11. Jg. Paris 1854. S. 333—342. (Veröffentlicht von E. Poitevin.) Zwei Pergamentblätter mit den Seitenzahlen 241—244.

BA

1. — — —] und Mastix. Verreibe es, lege es auf (G 5).

2. Eine Salbe für schmerzende Brüste. Es nützt auch dem Penis des Mannes. Nimm die „Katzenauge" genannte Pflanze, Bleiweiß, Bleiglätte, Blei, Opium zu gleichen Teilen; verreibe sie gut, nimm ein wenig Essig dazu[1], mische es mit dem Saft (oder: Absud) von weiblichen Trauben[2], lege (oder: gieße) es in ein bleiernes Gefäß und lasse eine Zeit verstreichen (wörtl.: warte). Salbe (damit) die Brüste, bis sie gesund werden. Wenn du die Arznei aufbewahren willst, mische sie, mache Pastillen daraus und hebe sie auf, bis du sie brauchst. Im Bedarfsfall löse die Pastillen in Eiklar auf und wende sie an (A 10, 12, 13; G 1, 2; O 1).

3. Für schmerzende (oder: kranke) Brüste (sg.). Nimm Frauenmilch, salbe die Brust (mamma) damit. Es nützt auch kranken Hoden oder Penis (?) (G 1, 2; O 1, 3).

4. Für [kranke, schmerzende o. ä.] Brüste (sg.). Nimm Stärke (?), [Schweine?-]Fett, Rosenöl zu gleichen Teilen. [Verreibe es miteinander,] lege es auf. Sie [werden gesund werden (G 5).

5. Für [— — —] und Rosenöl. Verreibe es, salbe sie damit. Es nützt auch bei Entzündung (G. 3; U 5).

6. Für Frauenbrüste, damit sie Milch geben. Nimm trockenen Knoblauch, koche ihn mit ungemischtem Wein. Sie soll an drei Tagen davon im Bade trinken (A 14; G 6).

7. Für die Brüste, damit sie Milch geben. Nimm „Rabenaugen" (= griechische Bohnen) und koche sie. Die Patientinnen sollen zuerst den Absud davon trinken, dann das Übrige essen. Wenn sie fortfahren zu essen, tut auch der Sesam dieselben Dienste, wenn er längere Zeit hindurch gegessen wird (?) (G 6).

8. Für entzündete Brüste. Nimm Portulak[3], ein Ei und Öl. Verreibe es mit einander, bestreiche sie damit, sie werden heilen (A 13; G 1,3).

9. Für Brüste, damit sie Milch geben. Nimm „Samendärme"[4], gib der Patientin täglich einen Löffel davon mit Bier oder Wein (?) zu trinken und bestreiche auch die Brüste mit dieser Arznei. Sie werden sich füllen (A 13; G 6).

10. Noch ein weiteres (Mittel). Nimm Gurkenblätter, tauche (??) [sie] in (??) Salz, lege es auf die Brüste. Sie werden voll Milch werden (G 6).

11. Ein anderes (Mittel) [für die] Brüste, damit sie nicht groß werden. Nimm [. . .] purpurn [. . .] die Brüste [. . . (G 4).

BKU

1. Unübersetzbares Fragment.

2. Kranke, die nicht schlafen können. [. . .] Blätter [. . .] gib es ihm mit Honig; er wird schlafen (X).

[1] Bouriant fügt in der Übersetzung an dieser Stelle noch ein: „mets (le tout) dans du suc de jusquiame (Pilsenkraut), fais cuir." Im abgedruckten koptischen Text steht die entsprechende Stelle nicht. Wahrscheinlich hat der Herausgeber an dieser Stelle ein Stück des koptischen Textes ausgelassen.

[2] Wahrscheinlich Trauben vom gebauten Weinstock zum Unterschied vom wilden.

[3] Wenn ϩⲙⲟⲩ ϩⲉ Schreibfehler für ⲙⲉϩⲙⲟⲩϩⲉ ist; andernfalls ist ϩⲙⲟⲩ ϩⲉ ein bestimmtes Salz, das nicht identifiziert werden kann. Zu Portulak vgl. BKU 9.

[4] Oder: Das innere eines Kürbis?

3. [Für] jede Anschwellung. Verreibe es (sic!) mit Portulak und Schweinefett. Lege es auf. [Sie werden gesund werden (S 1).

4. Gegen das „Klopfen". Nimm dir ein wenig [— — —]-Körner. Gib es ihm mit Honig. Er wird gesund werden (Y 2).

5. Für eine Frau, die an Blutfluß leidet. [Gib . . .] ins Feuer und räuchere [sie, . . .]. Sie wird gesund werden (A 13; O 8).

6. Für entzündete Hüften. (Zauberanweisung) (P 7).

7. Ein anderes (Mittel) für die gleiche Sache. [— — —] gib es ihm mit [. . .] zu trinken. Er wird gesund werden (P 7).

8. Für Augen, die [. . . (Zauberanweisung).

9. Für Brüste einer Frau, die [. . .] Portulak und Gänsefett. Ver[reibe es]. Salbe sie (G 1, 3, 9).

10. Für einen Besessenen (Zauberanweisung).

11. Auch sein . . .[1] mit (?) Rosenöl. Salbe damit den Kopf dessen, der Schmerzen hat. Er wird gesund werden (C 2).

12. Seine (= des Geiers) Leber zerteile, lasse sie trocknen, zermahle sie, gib sie einem Besessenen zu trinken. Dreimal täglich soll er durch drei Tage trinken (C 5; D 15).

13. Pech, 1; *My.ron*, 2; Salz, 1 (?). Röste (?) es gut und [— — —]. Es wird ein gutes M. . . .

14. — — —] . . . es und presse sein [Wasser] ab. Gib wieder Wasser dazu, . . . es und presse es ab. Stelle es in die Sonne, es wird Akakia . . .

15. Du gehst aber, um . . . zu machen . . . in den Krug mit Wasser, stellst es in den Backofen, daß es koche. Seihe sein Wasser ab, stelle es in die Sonne und mische es. Es wird gute Akakia.

16. Für einen, der aus seinem Mund Blut spuckt. Nimm (ein) Ei und mische es mit (ein) wenig Zedernharz. Er soll es trinken. Er wird gesund werden (A 4; H).

BM

Einige sehr fragmentarische Rezepte und Zauberanweisungen, darunter ein Schlafmittel und Liebeszauber. Dann:

1. Das Rabenblut sollst du mit . . .-Essig verreiben. [. . .] Trinke es morgens, bevor du etwas gegessen hast [. . .] und die Geschwulst, die darauf ist, wird vergehen (S 1).

2. Das Rabenblut . . . weiß . . . koche es, gib es auf (?) einen (oder: gib es einem) Menschen, dessen Bauch (?) blutet (Blut von sich gibt). Er wird gesund werden (L 7).

Ch

1. Ein Heilmittel für die Augen. [. . .] und sie (sg.) füllt sie (pl.) [. . .] alle [. . .] mit [. . .] Myrrhe, 2 Drachmen; Gummi, 2 Drachmen; Wasser[2] [. . . an ihrem (pl.) Platz (A 3; D 27).

2. . . .] gebranntes Hirschhorn [. . . mache] es mit [. . .[1]]-Saft zu einem Kollyrium.

3. Ein Blutstiller. Gut [. . .] alter Wein. Wende es [außen] an (T 8).

4. Ein Mittel für die kahlen Augen [. . .]. Gebranntes Blei, 1 Unze; Gummi, [.] Unze; [. . .] Weihengalle, Rabengalle, Honig*, [. . .] Geier*-galle, Saft von [. . .] Porree [— — — (D 3).

[1] Wahrscheinlich ein Körperteil des Geiers (ⲚⲞⲨⲣⲓ), von dem weiter oben gesagt wurde, daß er getötet wurde. Es wird dann erklärt, wie seine verschiedenen Teile zu medizinischen oder magischen Zwecken verwendet werden, wie vorher die des Wiedehopfes.

[2] Oder: Saft, Absud.

5. Ein gutes [. . .] Gelbwurz, 1 Obolos; [. . .] 1 Gramma; [. . .

6. [Desgleichen] ein anderes äußeres Mittel für kahle Augen und solche, die scharfe Tränen herabfließen lassen. Es ist von uns [erprobt]. Stärke, 1 Gramma; Kampfer, 1 Gramma; Myrrhe, 1 Gramma; Grauspießglanz*, 1 Gramma; Aloe [. . .]. Zerreibe sie gut, mache sie zu Pulver, wende sie an ihnen an. Sie werden gesund werden (D 3, 12).

7. Ein Kollyrium für die Augen, die wässerig sind und die sternig sind. Rizinus, 2 Drachmen; Alaun, 2 Drachmen; Kupfervitriol . . .; Akakia, 2 Drachmen. Verreibe sie, mache sie zu einem Kollyrium, wende es an (D 14, 16).

8. Nebel in einem Auge. Milchsaft von bitterem Lattich, Opium*, je eine Maßeinheit. Mische es mit Honig-*Schêr**, gib es in ein Gefäß aus Glas oder aus [. . . . . .] auf die Augen. Sie werden (wieder) gut sehen (wörtl. leuchten) (D 17).

9. Ein guter Blutstiller. Realgar, Samen der Gartenkresse*, Pfeffer, Gummi, zu gleichen Teilen. Außen anwenden (T 8).

10. Ein Blutstiller. Realgar, 6 Unzen; Pfeffer, 3 (Unzen); Gummi, 2 Unzen. Außen anwenden (T 8).

11. Ein Pulver, das für die Augen gut ist. Armenischer Borax, 10 Obolos; Bleiweiß, 2 Obolos; Pfeffer, 1 Obolos; Ingwer, 1 Obolos; Grünspan*, $^2/_3$ Obolos; Stärke, 2 Obolos; Wüstensalz, 1 Obolos. Verreibe es gut, seihe es durch ein feines Sieb, gib es auf die finsteren Augen. Sie werden gut sehen (D 20).

12. Ein Pulver, das man ein „Sise Kalamie" nennt. Grauspießglanz, Hämatit, indische Kresse, Ingwer, Wüstensalz, *Runpa*, Kupfer, Aloe, Hüttenrauch, eins zu eins; Safran, 2 Obolos; Pfeffer, $^1/_2$ Drachme; langer Pfeffer, $^1/_2$ Drachme. Verreibe es gut, mache es zu einem Pulver, gib es in die Augen. Es ist sehr kräftig und heilt jede Augenkrankheit: Innenwasser, finstere Augen, kahle Augen, [. . . innen ? in] die Augen. Anwenden (A 15; D 3, 15, 20, 27).

13. — — —] und seine Füße schmerzen [— — —] gieße das Galbanum [— — -] verrieben und aufgelöst [— — — (P 1, 2).

14. [Einer, des]sen ganzer Leib aufgeschwollen ist. Raute [. . . Essi]g (?), gemahlener Mutterkümmel*, Wachs, Sandelholz. Koche es auf Feuer mit [. . .]. Salbe seinen ganzen Leib. Er wird gesund werden (L 5).

15. Ein Pflaster, das nützlich ist bei allen Krankheiten [. . .]. Trockenes Pech, $1^1/_2$ Unzen; Schweinefett*, $1^1/_2$ Unzen; Galbanum, 2 Obolos. Koche es gut, bis es dick wird. Gib es auf jegliche Wunde. Sie wird heilen (wörtl. sich glätten) A 4; T 1, 2; Y1).

16. Erweichungs(?)-Pflaster. Trockenes Pech [— — — (A 4).

17. Heilmittel [— — — (A 1).

18. — — —] weicher (oder: frischer) [. . .], 6 Unzen; Weihrauch, 6 Unzen; [— — — bis es] gut dick wird. Gib es [auf die] schmer[zenden Wunden.] Sie werden trocknen (T 1, 2).

19. — — —] . . .-Trauben [. . . Real]gar mit Öl. Salbe sie (pl.). Sie werden heilen.

20. — — — gegen den] *Wamsir*, das Welk(?)- (oder: Schrumpf-(?))Auge, die Schuppenflechte und alle Beulen, die keine Öffnung haben. [— — —,] 2 Unzen; Bleiglätte, 2 Unzen; Salz, 1 Unze; Wachs, 6 Unzen; Öl*, 1 Pfund. Koche das Öl* mit dem Wachs. Verreibe das Trockene im Mörser gut mit Essig, mische es und schüttle es gut durcheinander. Wende es an (D 22; Q 25; R 12; T 5, 6).

21. — — —] alte Datteln mit Linsen*-Mehl, reine alte Rosinen, Honig. Zerreibe es, gib es darauf (sg. f.); sie wird sich ablösen (vergehen o. ä.).

22. Ein *Sir*. Leinsamen, Feigen, Gummi und Honig. Gib es ihnen (= den Kranken) nach Möglichkeit zu essen[2] (lasse sie), aber Feigenabsud darauf trinken (Z 5).

[1] Vielleicht Gurken oder Fenchel (ϣⲱⲃⲉ bzw. ϣⲁⲙⲁⲣ).
[2] D. h. sie sollen davon so viel wie möglich essen.

23. . . .] Narbe, wenn du willst, daß sie sich (mit Haaren) bewächst. Gebranntes Ziegen*-Horn und Olivenöl. Gib es darauf, sie werden (sich be-)wachsen (T 9).

24. [Eine Frau, die] an einer schmerzenden Gebärmutter leidet. Rosenöl [. . .] welke Rose, Gänse[-Fett]. Verreibe es mit Honig, lasse es auf Feuer zerfließen. Wende es mit einem Tampon an (A 7; O 5).

25. Um [einen Ab]szeß zu entfernen[1]. Kupfervitriol, 4 Drachmen; Chalikitis, 4 Drachmen; Hammerschlag von Kupfer, 4 Drachmen; Gummi, 4 Drachmen; Diphryges, 4 Drachmen. Verreibe es mit Essig, mache es zu einem Bausch, lege es auf. Er wird aufgehen[1] (A 6; Q 28, 29).

26. Ein Abszeß in den Augen oder am Penis (wörtl. Körper des Mannes, vgl. BA 2). Dafür: Bleiweiß, Alaun, Misy, Zinnober. Wenn du keinen Zinnober hast, nimm statt dessen Tinte. Verreibe es mit Essig, stelle es drei Tage in die Sonne. Hernach verreibe es wieder und mache Pulver draus oder verwende es auf einen Bausch von der Größe des Abszesses (wörtl. mache es zu einem Bausch von der Art des Ausmaßes des Abszesses), lege es auf. Wenn er hartnäckig ist, braucht er 60 Tage zur Heilung; wenn er bald heilt, wird er nach 10 oder etwas mehr Tagen aufgehen. Wir haben es erprobt und richtig befunden. Wenn du es auflegst, wird er von selbst (auf-?)gehen (A 6; O 2; Q 28, 29).

27. Desgleichen noch ein anderes (Mittel gegen einen) Abszeß. Grünspan, 1 (Teil); Kupfer, 1 (Teil); Alaun, 1 (Teil); Gummi*, $^1/_2$ (Teil). Verreibe es gut, wende es an (Q 29).

28. Desgleichen noch ein anderes (Mittel gegen einen) Abszeß. Spanische Fliege, 4 (Teile); Chalkitis, 4 (Teile); Grünspan*, 4 (Teile); Gummi*, 4 (Teile). Verreibe es mit Essig, forme es nach der Gestalt des Abszesses, er wird aufgehen (Q 28, 29).

29. Ein Pulver gegen den Abszeß. Galmei, 4 Drachmen; frisches *Anikam*-Vitriol, 2 Drachmen; frische Chalkitis, 2 Drachmen; Grünspan, 2 Drachmen [— — —]. Er wird aufspringen (Q 28, 29).

30. — — —] Verreibe es, verknete es mit Honig, gib es ihm zu essen. [Es ist erpr]obt.

31. — — —] 1 (Teil); Olivenöl, genügend Wein [— — —.

32. Noch ein anderes (Mittel). Zerriebener Mutterkümmel*, lege ihn auf [— — —.

33. — — —] Verreibe es mit Essig, [lasse es stehen,] bis [— — —.

34. Einer, der blutig harnt. Flockiger* (?) Alaun*, 1 (Teil); Tra[gant — — — (N 2).

35. Eine *Wamschar*, damit sie heilt. Mennige, 1 (Teil); Bleiglätte [— — — (R 10).

36. Noch ein anderes (Mittel). Mennige, 8 (Teile); Wachs, 8 (Teile); [Oliven-]Öl [— — — (R 10).

37. [Eine] alte [Wun]de trocken werden lassen. Trockene [. . .] Raute [. . .], 8 Drachmen; Bleiglätte, 4 Drachmen; [— — —] gediegener Schwefel, 2 Drachmen. Verreibe es gut mit Wein. Wende es [darauf] an, sie werden abtrocknen (T 1, 3).

38. Ein mit *Psora* behafteter Kopf eines kleinen Kindes. Sykomorenmilchsaft und äthiopisches* Heilmittel*. Gib es darauf, es wird heilen (A 1; Q 3).

39. Ein Eintagskollyrium. Galmei, 1 Drachme; Safranmagma, 2 Drachmen; Kupfer*, 3 Drachmen; Opium, 2 Drachmen; Gummi, 6 Drachmen. Zerreibe es, mache es zu einem Kollyrium, wende es an. Wenn du Bleiweiß dazugibst, gib es auf das kranke männliche Glied, es wird gesund werden (A 2; O 1).

40. Ein blutstillendes Kollyrium. Kupfer, 1 Drachme; Opium, 1 Drachme; Pfeffer, 2 (Drachmen); Myrrhe, 1 Drachme. Mache es zu einem Kollyrium, wende es außen an (A 2; T 8).

[1] Wörtl. (sich) ausreißen.

41. Ein gutes Pulver gegen alle Krankheiten in den Augen. Safran, $^1/_2$ Drachme; *Mahrematini*, $1^1/_2$ Drachmen; jemenisches Lycium, 1 Drachme; Akakia, 1 Drachme; Myrrhe*, 1 Drachme; Aloe, 1 Drachme; Opium*, 1 Drachme; trockene* Rinder*-Galle, $^1/_2$ Drachme. Mache es zu einem Pulver, wende es gegen alle Krankheiten an (D 27; Y 1).

42. „Wasser" und „Stern". Ziegengalle und Frauen*-Milch. Lege es auf (D 14, 16).

43. Desgleichen. Schwarze Myrobalanen, zerreibe sie gut, koche sie mit gutem Wein bei mäßigem Feuer, {lasse sie (stehen),} bis sie dick werden, lasse sie gut trocknen, gib ein wenig Moschus dazu, zerreibe es zu einem Pulver. Lege es auf die kahlen (Augen, oder Stellen?) und die *Psora* (D 4; Q 2, 13).

44. Ein kühlendes Mittel für entzündete Augen. Hämatit, 10 Drachmen; Safran*, 1 Drachme. Verreibe es gut, mache es zu einem Pulver, wende es an (A 11; D 10).

45. Ein Pulver für die Augen, sehr gut. Hämatit, Gold-Galmei, *Rasare*, Kupfer, Perlen, Grünspan*, Pyrites, Korallen, *Runpa*, Scheng-Muschel, 1 Teil von jedem. Verreibe es gut, mache es zu einem Pulver, wende es an (D 27).

46. [Ein] Pulver für Augen, die irgendwie erkrankt sind. Grauspießglanz, Hüttenrauch, Myrobalanen, 20 Drachmen von jedem; [. . .] Gelbwurz, $^2/_3$ Drachmen; Gold-Galmei, Safran*, *Ischmech*, 7 [Drachmen?] von jedem; Kampfer, $^1/_2$ Drachme; zerreibe 5 Myrobalanenkerne, gib sie ins Wasser, bis sie weich werden, seihe das Wasser ab, tränke das Medikament (damit), bis es es trinkt (d. h. bis das Wasser aufgesogen ist), laß es (stehen), bis es gut trocknet; zerreibe es gut, mache es zu Pulver, wende es an (D 27).

47. Ein Kollyrium für die Augen. Hüttenrauch, 1 Drachme; gelbe Myrobalanen, 6 Drachmen; weißer Pfeffer, 1 Drachme; Gummi, 3 Drachmen. Zerreibe es, mache es zu einem Kollyrium für das Auge; es ist sehr gut gegen alle Krankheiten in (d. h. zum Unterschied von außen an) den Augen (D 27).

48. Ein Heilmittel, das man in die Augen gibt. Safran*-Wurzel, die du mit Wasser zerreibst, 1 Drachme; Kupfer, das du mit Wasser zerreibst, 1 Drachme; Opium, das du mit Wasser zerreibst, $^1/_2$ Drachme. Gib es in jedes kranke, schmerzende Auge (D 25).

49. Ein Pulver, das gut ist für das Auge. Ingwer, Galgantwurzel, Gewürznelke, Narde, 1 Drachme von jedem. Zerreibe es gut, gib Wein* dazu und schüttle es täglich durch 7 Tage. Dann lasse es trocknen, zerreibe es, stelle es beiseite, bediene dich seiner morgens und abends. Merke (?) es dir, mein Sohn! (D 27).

50. Ein Heilmittel, das du außen aufs Auge gibst. Opium*, Akazienschoten, Akakia, Kupfer, Gummi, eins zu eins. Zerreibe es, mache es zu einem Kollyrium, wende es außen an den Augen an (D 27).

51. Ein sehr gutes Kollyrium. Es läßt das Licht (wieder) durchdringen und gut leuchten (d. h. die Augen wieder gut sehen). Osterluzei, 10 Drachmen; Hornmohn, 10 Drachmen; Aloe, 10 Drachmen; Kupfervitriol, 20 Drachmen; Safran*, 20 Drachmen. Verreibe es, mache es zu einem Kollyrium, wende es an (A 2; D 18).

52. Desgleichen gegen alle Krankheiten in den Augen, sei es „Stern", „Wasser" oder Fleischwucherung. Gold-Galmei, 10 Drachmen; Kupfer, 5 Drachmen; Myrrhe*, 1 Drachme; Safran, 20 Drachmen; Opium, $^1/_2$ Drachme; Rosen*, $^1/_2$ Drachme; weißes Gummi, 5 Drachmen. Verreibe es gut, mache es zu einem Kollyrium, wende es darauf an (D 9, 14, 16, 27; Q 30).

53. Desgleichen noch ein (Mittel) von derselben Art. Grauspießglanz, 10 Drachmen; Pyrites, 5 Drachmen; Hüttenrauch, 3 Drachmen; Galmei, 1 Drachme; Perlen, 3 Drachmen; Hämatit, 20 Drachmen; Safran*, 1 Drachme. Verreibe es gut, siebe es, gib es in den Mörser, tränke es im Mörser 18 Tage lang mit Wein, lasse es trocknen,

mache es zu einem Pulver und gib es darauf (d. h. auf die Augen) morgens und abends. Vernachlässige es nicht, denn es ist sehr gut. Wir haben es gut ausprobiert (D 14, 16, 27).

54. Desgleichen. Es macht die Augen gut sehen (wörtl. leuchten). Gold-Galmei, Grauspießglanz, Schulp, Weinbergschnecke, Bleiweiß, Königssalz, Pfeffer, langer Pfeffer, Gewürznelken, 1 Teil von jedem; Wüstensalz von . . . Verreibe es, siebe es, mache es zu Pulver, gib es darauf. Sie (d. h. die Augen) werden gesund werden (D 18).

55. Ein Bausch für einen After, der *lemlôm* ist. *Schahm* . . . (?), 20 Drachmen; Ammoniakum, 1 Drachme; Sarkokolla, 1 Drachme; gebranntes Natron, 2 Drachmen. Verreibe es, knete es mit Wasser ab, mache es zu einem Bausch, gib ihn auf den After, er wird die *Alham* und die *Aprite* wegbringen (A 6; M 2).

56. Ein Kollyrium von Apa Kyrillos, dem weisen Oberarzt, gegen „Wasser", „Stern", „Innenwasser", „Nebel" in den Augen und die kahlen (Augen). Es wurde von einem großen Oberarzt erprobt. Hüttenrauch, 20 Drachmen; Kupfer, 3 Drachmen; Bleiweiß, 4 Drachmen; Ţeufelsdreck, 3 Drachmen; gestoßenes (oder: warmes?) Ammoniakum, 20 Drachmen; Schulp, 20 Drachmen; *Andrani*-Salz, 20 Drachmen; Opium, 20 Drachmen; Weihrauch, 20 Drachmen; Aloe, 20 Drachmen; Gummi, 20 Drachmen. Gib es in Kamelmilch*, mache es zu einem Kollyrium, wende es morgens und abends an. Sie werden gesund werden (A 2; D 3, 14, 15, 16, 17).

57. Ein Kollyrium, das innen und außen nützt. Gelbe Myrobalanen, 10 Drachmen; Hüttenrauch, 10 Drachmen; Pfeffer, 1 Drachme; Gummi*, 20 Drachmen. Verreibe es, mache es zu einem Kollyrium, wende es an den Augen innen und außen an, sie werden gesund werden (D 27).

58. Ein Kollyrium für die Augen, außen. Realgar, Safranmagma, Opium, Pfeffer, Gummi, 1 Teil von jedem. Zerreibe es, mache es zu einem Kollyrium, wende es außen an, sie werden gesund werden (D 27).

59. Desgleichen zum Einträufeln. Galmei, Bleiweiß, Opium, Myrrhe, Kupfervitriol, Gummi, 8 Drachmen von jedem. Mache es zu einem Kollyrium. Wende es an (A 2, 9; D 27).

60. Ein mit Psora behafteter Kopf. Samen der Gartenkresse, Senf. Verreibe es mit Essig. Wende es an (Q 3).

61. Desgleichen. Akazienblüten und Ei*-klar. Wende es an (Q 3).

62. Desgleichen. Weihrauch, 1 Drachme; Misy, 1 Drachme. Verreibe es mit Ei*-klar. Wende es an (Q 3).

63. Desgleichen für schmerzende Schläfen. Weihrauch, 1 Drachme; Kresse, 1 Drachme; mit Ei*-klar. Wende es an (C 1).

64. Desgleichen für die Schläfen. Myrrhe, Aloe, Weihrauch, Stärke*, Gummi. Ein (Teil) von jedem. Verreibe es mit Wein und Eiklar. Wende es an (C 1).

65. Ein Heilmittel, das die Milzkranken heilt. Wir fanden es in den alten Büchern stehn. Es nützt auch denen, deren Glieder oder Körper sich verkrümmten, sowie (gegen) Urinsand; es läßt (auch) die Regel der Frauen leicht vor sich gehen und läßt die Steine aus dem After abgehen. Opopanax, Myrrhe, Kostwurz (?), eins zu eins. Verreibe es mit genügend viel Honig. Gib es ihm mit Wein so viel als möglich zu essen (J 3; M 2; N 1; O 7; P 4).

66. Ein Pulver, das die bösartigen Wunden am Kopf und an allen Körperstellen trocknen läßt. Es läßt sie heilen und trocknen. Stärke, 1 Unze; Mennige, $^1/_2$ Unze; Weihrauch, $^1/_2$ Unze. Verreibe es gut*, wende es an (T 5, 6).

67. Ein einheimisches Pflaster. Wachs, 8 Drachmen; Kolophonium, 36 Drachmen; Grünspan*, 8 Drachmen; genügend Öl. Verreibe den Grünspan* im Mörser, zerschmelze diese (d. h. die anderen Arzneistoffe) im Feuer, gieße sie darauf (d. h. auf den Grünspan) im Mörser, schüttle es gut. Wende es an (A 4).

Über alle Magenkrankheiten

68. Ein Magen, der hüpfte (Schlucken). Narde, Mutterkümmel*, Duftwein. Verreibe sie gut, lasse ihn es trinken, er wird gesund werden (I 1).

69. Desgleichen. Ein Magen, der von Winden geplagt wird, wobei seine *Lo* bläst (Luft von sich gibt). Mutterkümmel, Pfeffer, Raute, Senf*, arabisches Natron, Honig. Verreibe es gut, gib es ihm zu essen, er wird gesund werden (I 2).

70. Desgleichen ein Magen, der schwarze Galle heraufwirft (aufstößt) oder der in irgendeiner Weise gebläht ist. Nimm Schwämme, tauche sie in gekochten Essig, und[1] Blätter von Epheu, das ist der Smilax, koche sie mit Wein und mache sie zu einem Umschlag auf ihn. Und der Kranke soll leichte Nahrung essen, das ist: ein Ei soll er trinken, oder *Haliknê* oder Hühnchen oder Schweinsfüße oder Fasanfleisch (?) (A 5; I 3).

71. Desgleichen ein Magen, der schmerzt. Gerösteter Mutterkümmel, Petersilie*. Verreibe es mit Ei*, wende es an (I 4).

72. Ein Pflaster für den Magen. Wachs, 3 Unzen; Mastixharz, 1 Unze; Kolophonium, 1 Unze; Bleiweiß, 1 Unze; Styrax, 1 Unze. Mische es, gib es auf den Kranken[2]. Hierauf koche es gut, bis es fest wird. Gib es als Umschlag darauf, er wird gesund werden (A 4,5; I 5).

73. Desgleichen. Zertretene (?) Datteln, 2 Unzen; Gurken*-Mehl, 8 Unzen; Bleiweiß, 1 Unze; Styrax, 2 Unzen; Mastixharz*, 1 Unze; frische Raute, 1 Unze; Safran, 1 Unze. Verreibe es gut, mische es mit altem Wein, koche es, bis es gut fest wird. Lege es als Umschlag auf, er wird gesund werden (A 5; I 5).

74. Ein Abführmittel. Pfeffer, Samen der Gartenkresse, Purgierwinde, 1 Unze von jedem; Natron, 8 Unzen; Euphorbium, 8 Unzen. Verreibe es gut, knete es mit Honig ab, lasse sie es trinken, so viel sie können. Die Blähungen werden unten abgehen (A 9; L 2).

75. Ein Trank wegen des Mastdarms. Myrrhe, 20 Unzen; Bibergeil, 20 Unzen; *Anikam*-Vitriol, 20 Unzen; Euphorbium, 3 Unzen. Verreibe es gut, mache ein Zäpfchen draus, gib es in den After. Wenn du es eingeben willst, vermische es mit Honig und lasse sie (d. h. die Kranken) trinken, so viel sie können (A 8; L 3).

76. Ein gutes Abführmittel. Aloe, 6 Drachmen; Flachsseide, 20 Drachmen; Purgierwinde, 1 Drachme. Verreibe es, mache es zu einem Kollyrium [— — — (A 2, 9; L 2).

77. Eine Einträufelung ins Auge. Bleiweiß, 1 Drachme; Kupfer, 2 Drachmen; Opium, 1 Drachme. Verreibe es, mache es zu einem Kollyrium, wende es an (A 2, 9; D 27).

78. Ein Pulver, das die Augen von weitem gut sehen (wörtl. leuchten) läßt. Gebranntes Kupfer, 1 Drachme; Hammerschlag von Kupfer, 1 Drachme; Narde, 1 Drachme; Pfeffer, $^1/_2$ Drachme. Verreibe es, tränke es 7 Tage lang mit Wein, lasse es trocknen, mache es zu Pulver, wende es an (D 19).

79. Ein Pulver. Galmei, 4 Drachmen; Narde, 1 Drachme; tauber* (?) Pfeffer, 28 Drachmen. Mache es zu Pulver, wende es an (D 27).

80. Desgleichen. Pulver, von uns erprobt. Wir haben es geprüft und gefunden, daß es für alle Augenkrankheiten nützlich ist. Grauspießglanz, 4 Drachmen; Hammerschlag von Kupfer, 2 Drachmen; weißer* Pfeffer, 1 Drachme; Alaun, 4 Drachmen; Aloe, 1 Drachme. Mache es zu Pulver, wende es an (D 27).

[1] Es sieht hier so aus, als ob die in Essig getauchten Schwämme und die gekochten Epheublätter zum selben Umschlag gehörten. Wie die von Chassinat angeführten Parallelen zeigen, sind aber die Epheublätter eine Sache für sich. Das eine oder das andere soll aufgelegt werden.

[2] Dieser Unsinn ist entweder zu streichen oder durch etwas anderes zu ersetzen.

81. Ein Kollyrium für alle Augenkrankheiten. Gelbe Myrobalanen, 20 Drachmen; Hüttenrauch, 4 Drachmen; Ingwer, 1 Drachme; Lycium, $^1/_2$ Drachme. Gib es zu scharfem Essig, mache es zu einem Kollyrium. Wende es gegen alle Augenkrankheiten an, sie werden aufhören (D 27).

82. Pulver. Gelbe Myrobalanen, Hüttenrauch, langer Pfeffer, Gummi, 1 Teil von jedem. Verreibe es, mache es zu Pulver, wende es an (D 27).

83. Ein Pulver für alle Augenkrankheiten. Gebranntes Kupfer, 8 Drachmen; Spaltstein, 8 Drachmen. Verreibe es, mache es zu Pulver, wende es darauf an morgens und abends (D 27).

84. Ein Kollyrium für die Augen, die an irgendeiner Krankheit leiden. Grünspan*, 1 Drachme; äthiopisches Heilmittel, 1 Drachme; Hüttenrauch, 1 Drachme. [Mache es] zu einem Kollyrium, wende es an (A 1; D 27).

85. Ein finsteres Auge. Weiße Kostwurzel*. Zerreibe sie mit Wasser in einem *Akône*-Gefäß. Wende es an (D 20).

86. Schmerzen im Auge und in den Schläfen. Opium, Akazienschoten. Zerreibe sie, verknete sie mit Wasser, schmiere sie (d. h. die schmerzenden Stellen) (damit) ein, sie werden gesund werden (C 1; D 25).

87. Ein gutes Pulver gegen alle Augenkrankheiten, sei es „Wasser" oder „Stern". Gelbe Myrobalanen, 6 Drachmen; Wüstensalz, $^1/_2$ Drachme; Lycium, 3 Drachmen; Pfeffer, $1^1/_2$ Drachmen; langer Pfeffer, 1 Drachme. Verreibe es, mache es zu Pulver, gib es darauf morgens und abends (D 14, 16, 27).

88. Ein Pulver, das bewirkt, daß die Augen gut sehen (wörtl. leuchten) und von weitem Kleines und Großes sehen. Trockene *Kos*-Blätter[1], 120 Drachmen; Natron*, 1 Drachme. Verreibe es gut mit altem Wein, lege es auf morgens und abends (D 19).

89. „Wasser" und „Stern" in einem Auge. Taubenkot, verreibe ihn gut mit nicht flüssigem Honig. Wende es an (vgl. Ch 202) (D 14, 16).

90. Ein Pulver für Augen, die an irgendeiner Krankheit leiden. Gelbe Myrobalanen, 7 Drachmen; Hüttenrauch, 7 Drachmen. Verreibe sie miteinander, gib sie in einen Topf, gib sie in ein Steingefäß, lasse es einen Tag und eine Nacht (stehen), nimm es heraus, verreibe es, gib Akazien-Gummi, 1 Drachme (dazu), verreibe es, gib 7 Tage lang Fenchelabsud dazu, wende es als Pulver an (D 27).

91. „Wasser" im Auge. Nimm dir karmanischen Kümmel, zerreibe ihn, seihe ihn durch einen Lappen. Den Saft, der davon wegfließt, gib in das Auge*. Es wird das „Wasser" in den Augen wegnehmen. Es ist erprobt (D 14).

92. Ein persisches Kollyrium. Galmei, 8 Drachmen; Kupfer, 4 Drachmen; Opium, 4 Drachmen; Safranmagma, 4 Drachmen; Traubenmost, 4 Drachmen; Mennige*, 4 Drachmen; Gummi, 4 Drachmen. Verreibe es, mache es zu einem Kollyrium, wende es an (A 2; D 27).

93. Ein Kollyrium für geschwollene Augen (gegen) alle(rlei) Krankheiten, Aufschwellen des Leibes, Schmerzen der Schenkel, Gicht (o. ä.), Wunden, . . . Fuß-*Kol.* Opium, Myrrhe, Akakia, Akaziengummi, Akazienschoten, Weihrauch, Kupfer*, Lycium, Asche von *Kuhe**-Holz[2], Speisesalz, Aloe, Safran, Realgar*, Mennige, Ei*-klar, Conyza-Saft, 20 Drachmen von jedem. Zerreibe sie einzeln, verknete sie mit Ei*-klar oder Conyza-Saft, mache sie zu Tabletten (??), verreibe es mit Essig. Gib es auf jede Krankheit, die dir unterkommt, in jeglicher Art (A 12; D 7; L 5; P 1, 3; T 2; Y 1).

94. Ein Kollyrium, das bei allen Augenerkrankungen gut ist. Alaun, 6 (Obolen); Stärke, 4 Obolen. Streue es über das kalte Wasser und lege es auf. Es wird éinmal je Monat genügen. Es wird jede Krankheit aus dem Auge nehmen (A 2; D 27).

[1] Kos vielleicht für *κισσός* „Epheu" verschrieben.

[2] Wahrscheinlich hat Chassinat recht, daß ⲛⲟⲩϩⲉ statt ⲕⲟⲩϩⲉ zu lesen ist: Sykomorenholz.

95. Frauenmilch, Esels*-Milch. Gib es in die schmerzenden Augen. Es wird aufhören (D 25).

96. Nimm dir Kammfett[1] und Portulakabsud. Mache es zu einem Kollyrium. Bestreiche das Auge (damit), es wird heilen (A 13; D 27).

97. Behinderte (o. ä.) Augen. Nimm dir ein wenig Asche* von[2] einem Ofen[3], mache sie zu einem Kollyrium, bestreiche sie (d. h. die Augen) (damit), sie werden bald gesund werden (A 13; D 26).

98. Die (abgeworfene) Haut einer Schlange*, wenn du sie . . .[4] und auf die Augen anwendest, die „wimperig" sind, werden sie (die Wimpern) nicht mehr nachwachsen (D 1).

99. Um zu verhindern, daß die Wimpern (schlecht) wachsen. Reiße sie bei abnehmendem Mond aus, nimm Hirn eines „Wasserhundes" (d. i. Otter?), das ist das Hirn seines Kopfes, und ein wenig Spaltstein, lege es darauf. Sie wachsen nicht mehr (D 1).

100. Desgleichen noch gegen die (schlecht gewachsenen) Wimpern. Nimm dir drei Zecken* von einem schwarzen* Rind*, ziehe die Wimpern aus, bestreiche sie (d. h. die betreffenden Stellen) mit ihrem (der Zecken) Blut. Sie werden nicht mehr wachsen (A 13; D 1).

101. Für Wimpern, die (nur) stellenweise (vorhanden) sind, wenn du willst, daß sie gut wachsen. Euphorbium und Gänsefett, Myrrhe und Natron* zu gleichen Teilen. Brenne es, verreibe es, wende es an. Sie werden wieder wachsen (D 5).

102. Ein gutes Pulver. Es heilt die kahlen Augen — es macht, daß sie heilen und sich bewimpern —, die juckenden (Augen) und die, deren Lider dick sind, und die tränen. Man nennt es Kalliblepharon. Galmei, 1 Drachme; Chalkitis, 1 Drachme. Verreibe es mit Wasser gut im Mörser. Lasse es gut trocknen, gib es in ein Glasgefäß, hänge dieses in eine *Kulle* (bestimmtes Gefäß) mit Essig, vergrabe den Essig 7 Tage lang in frischem* Kot*. Nimm es aus dem Essig, gib es wieder in den Mörser zurück, schüttle (stoße) es gut, mache es zu Pulver, wende es an. Aber lasse es den Essig nicht berühren, sondern lasse es 4 Finger hoch über ihm hängen (A 10; D 1, 3, 6, 11, 12).

103. Ein sehr gutes Pulver: Kalliblepharon. Grauspießglanz, 8 Drachmen; Safran, 1 Drachme; gebranntes Kupfer, 20 Drachmen; Narde, 1 Drachme; frische* Chalkitis*, 1 Drachme. Verreibe es gut, siebe es, gib 7 Tage lang im Mörser Wasser dazu, wobei du es täglich schüttelst. Lasse es trocken werden, verreibe es, mache es zu Pulver, wende es an. Das Wasser, das du dazu gibst, ist *Schew**-Wasser (A 10; D 27).

104. Ein Pulver: Kalliblepharon. Gebrannter Galmei, 4 Drachmen; gewaschener (?), 4 Drachmen[5]; Ammoniakum, 4 Drachmen; Pfeffer, 4 Drachmen; Safran, 4 Drachmen; guter Wein, 5 Unzen. Verreibe es gut, gib *Schew**-Wasser dazu, mache es zu Pulver, wende es an (A 10; D 27).

105. Ein Pulver: Kalliblepharon. Es ist sehr gut gegen alle Augenkrankheiten. Gebrannter Galmei, Kupfer. Nimm (o. ä.) den gerösteten (?) Galmei teilweise und löse (?) die *Beson* (pl.) in Wein . . . Zerreibe es, bis es anwendbar (?) wird. Wende es an (A 10; D 27).

[1] Das durch „Fett" wiedergegebene Wort ist unsicherer Bedeutung.

[2] Wörtl. neben.

[3] Eigentlich zwei Wörter, die beide etwa dasselbe bedeuten; das zweite bestimmt das erste. Es wird dadurch wahrscheinlich eine ganz bestimmte Art Ofen bezeichnet.

[4] Das in Geheimschrift geschriebene Wort ist wohl ein status pronominalis eines Verbums mit „sie", d. h. die Schlangenhaut, als Objekt. Die Bedeutung des Verbums ist nicht bekannt (verschrieben ?).

[5] Wahrscheinlich ist: gebrannter und gewaschener (?) Galmei, 4 Drachmen, zu lesen.

Das eigentliche Rezept ist in einem völlig barbarischen Griechisch geschrieben, so daß stellenweise schwer zu erraten ist, was wirklich gemeint ist. Der Text der Vorlage war wohl stellenweise unleserlich, so daß ihn der Abschreiber nicht verstand und daher auch nicht übersetzte, sondern so gut es gehen wollte abschrieb, was er lesen zu können vermeinte. Außer mit Verschreibungen wird man auch mit Auslassungen von Buchstaben und Wörtern rechnen müssen, die der Abschreiber gar nicht lesen konnte. Die Hinweise zum Verständnis dieses Rezepttextes verdanke ich Herrn Professor H. Gerstinger.

106. [Ein zusammenziehendes, sehr gutes Kollyrium,][1] das man „Meisterarzt" nennt. Es wirkt bei allen chronischen und akuten Rheumata. Safran, 6 Drachmen; Galmei, 24 Drachmen; Kupfer, 4 Drachmen; Opium, 6 Drachmen; Tragant, $1^1/_2$ Drachmen; Myrrhe*. 6 Drachmen; Akakia*, 24 Drachmen; Gummi, 9 Drachmen. Verreibe das Kupfer, den Galmei und das Opium gut, gib das übrige ins Wasser, bis es weich wird, mische es (d. h. alles) miteinander, mache es zu Pulver, wende es an (A 2, 15; W; Y 3).

107. Einer, dessen Augen kahl sind, wenn du willst, daß sie Wimpern wachsen lassen. Galmei, 16 Drachmen; Bergblau (?), 1 Drachme; Kupfer, 20 Drachmen; gut geröstetes Euphorbium, 1 Drachme. Verreibe es gut, mache es zu Pulver, gib es darauf, sie werden wachsen (D 1, 3).

108. Ein durch die Nase einzuführendes Mittel gegen Schnupfen und Schwerhörigkeit. Nimm dir . . . Euphorbium, lasse es mit Olivenöl zergehn, gib es in seine (des Kranken) Nase. Sie (d. h. die Kranken) werden aufhören, verschnupft zu sein, und werden wieder hören (A 11; E 2; W).

109. Ein Pulver, das bei allen Augenkrankheiten sehr gut ist. Ich habe es geprüft und richtig befunden. Es gibt nichts, was ihm gleicht (gleichkommt). Es ist gut, mein Sohn. Wenn du es bereitest, ist es ganz über die Maßen gut. Wenn du es bereitest und versuchst, ist es ein Gut (das wert ist), in deine Vorratskammer gestellt zu werden. Galmei, Hüttenrauch, Grauspießglanz, irakischer (oder: reiner) gelber* Schwefel*, Quecksilber*, 1 Teil von jedem. Verreibe es gut, seihe es, gib es in den Mörser zurück, gib das Quecksilber* dazu, verreibe es gut, bis du siehst, daß das Quecksilber* unsichtbar geworden ist, da es sich mit den Arzneistoffen gemischt hat. Lasse es 21 Tage lang sauren* . . .* Zitronen*-Saft trinken, wobei du es tagtäglich schüttelst, bis es fest und trocken wird. Gib ein wenig Moschus und ein wenig Kampfer dazu, verreibe es gut, bis es verwendbar ist. Gib es in ein gläsernes Gefäß und bewahre (o. ä) es bei dir als (wertvollen) Besitz. Für mich ist es wertvoller, als alle Güter der Erde. Wende es für dich an, für deine Familie, Verwandten und Nachbarn. Wende es morgens und abends an, 7 Tage jeden Monat oder 3 Tage jeden Monat. Es ist fertig (D 27).

110. Einer, der Würmer im Bauch hat, die man „Staub-*Mos*"[2] nennt. Nimm frisches *Anikam*-Vitriol, verreibe es mit Wein, gib ihm (dem Kranken) einen (mit dem Heilmittel betränkten) Tampon. Sie (die Würmer) werden unten abgehen. — Oder gib das Anikam-Vitriol in Weizenbrühe und er soll es trinken. Räuchere ihn mit Galläpfel. Sie (die Würmer) werden unten abgehen. — Oder nimm Portulak, Kuhmilch und Honig, gib ihm durch 3 Tage (je) einen Becher (davon). Koche es zuerst (A 7, 13; L 4; J 2).

111. Desgleichen. Salatsamen, zerreibe ihn. Er (der Kranke) soll ihn mit warmem Wasser trinken. Er wird die Würmer erbrechen (L 4).

112. Desgleichen. Kupfervitriol, 1 Obolos; Aloe, 3 . . . Verreibe es, verknete es mit Zwiebelsaft, mache es zu einem großen Kollyrium, gib ihm 3 (sic) vor dem Schlafengehen (A 2; L 4).

[1] Dieser Textteil ist erst nach dem Kopieren weggebrochen.
[2] Vgl. ZB 28.

113. Einer, dessen Augen „nebelig“ sind. Galle vom schwarzen* Labês*-Fisch, Sykomorendicksaft (wörtl. -Honig), Fenchel*-Saft (oder Absud). Mische es miteinander, wende es an (D 17).

114. Ein außerordentlich schmerzendes Ohr. Opium, Kalbs*-Fett, Milch. Zerlasse sie miteinander, mache es warm und gib es in das Ohr. Es wird sofort gesund werden. Aber gib niemandem Arznei, bevor du dein Honorar erhalten hast (E 1).

115. Ein Pflaster gegen jegliche Schmerzen. Fichtenharz, 1 Pfund; Grünspan*, 1 Drachme; Kalbsmark, 16 Drachmen; Schweinefett*, 2 Drachmen; genügend Essig. Koche es in einem neuen Gefäß. Wende es darauf an, sie werden vergehen (Y 2).

116. Ein Pflaster gegen die Schuppenflechte. Wüstensalz, 8 Obolos; Bleiglätte, 4 Obolos; Alaun, 15 Obolos; ein Schälchen[1] Olivenöl. Koche es gut, bis es dick wird. Wende es an (Q 25).

117. Ein großes Heilmittel, mit dem ich und mein Vater arbeiten. Kolophonium, 6 Drachmen; Rizinus, 2 Drachmen; Wachs, $1^1/_2$ Drachmen; Rettichöl. Koche es, wende es an (A 1).

118. Ein Pflaster gegen (?) das *Asik*-Fieber oder auch Podagra (?). Bleiglätte, 100 Obolos; Salz, 100 Obolos; Fichtenharz, 16 Obolos; Asphalt, 20 Obolos; Öl. Wende es an (A 4; P 6; U 4).

119. Ein einheimisches Pflaster, das füllt und heilt. Grünspan, 8 Drachmen; Kupfer, 8 Drachmen; Hammerschlag von Kupfer, 8 Drachmen; Wachs, 8 Drachmen; Weihrauch, 8 Drachmen; 2 Schöpfer Rosenöl. Koche es mit dem Wachs, zerreibe die trockenen (Substanzen) im Mörser, gieße sie (d. h. die flüssigen Bestandteile) dazu, wende es an (A 4; T 3).

120. Ein *Tscherhof*. Galmei, Olivenöl, Ei*-Dotter. Verreibe es miteinander, bis es fest wird. Wende es mit einer Ibisfeder an (Q 28; T 7).

121. Ein Papyruspulver gegen die bösartigen *Mome* (Geschwüre o. ä.). Weihrauch, 4 Drachmen; ein Teil verbrannten Papyrus, ein Teil verbrannten „*Anasch* der Sonne“. Verreibe es miteinander, bis es fest wird. Wende es als Pulver darauf an (A 3, 10; R 8).

122. Ein großes Kollyrium, mit dem ich und mein Vater arbeiten. Es ist sehr wirksam. Galmei, 34 Drachmen; Kupfer, 24 Drachmen; Opium, 8 Drachmen; Akakia, 64 Drachmen. Verreibe es gut, mache es zu einem Kollyrium, wende es gegen alle Augenkrankheiten an. Ausprobiert (A 2; D 27).

123. Eine kranke, schmerzende Gebärmutter. *Triatos*, 1 Drachme; Akakia, 1 Drachme. Lege es drei Tage lang in Öl. Gib ihr (der Kranken) einen (mit dem Heilmittel getränkten) Tampon, sie wird gesund werden (A 7; O 5).

124. Desgleichen, eine schmerzende Gebärmutter und Hände und Füße. Opium, verreibe es mit *Kli**-Öl* und Rosenöl*. Tränke (damit) einen Tampon aus weißer Wolle, stecke ihn in sie hinein, sie wird gesund werden (A 7; O 5; P 2).

125. Eine feste Gebärmutter. Nimm dir Mutterkümmel* und koche ihn. Sie (die Kranke) soll sich darüber setzen, sie wird gesund werden, so Gott will (O 6).

126. Ein Pflaster. Beifuß, Nachtschatten, Zwiebel, 3 Triebe von jedem. Zerreibe sie gut, presse* ihren* Saft* aus, gib ihn in den Mörser. Grünspan*, 20 (Drachmen); Sandelholz, 16 Drachmen; Wachs, 10 Drachmen; Rettichöl. Koche es gut, gib es in den Mörser. Wende es an.

127. Eine juckende „Psora“. Verbrenne Schwarzkümmel*, verreibe ihn gut, mit scharfem Essig, bis es ziemlich fest wird. Salbe ihn (den Kranken) (damit), lasse ihn an der Luft, wasche ihn mit warmem Wasser ab, er wird gesund werden. Wenn du es auch auf die *Wamschar* gibst, wird sie trocken werden (Q 4; R 10).

[1] Vielleicht ein bestimmtes Maß.

128. Ein Flüggelfell (Pterygion) in den Augen[1]. Galmei, 2 Drachmen; Malabathron, 4 Drachmen; Wüstensalz, 1 Drachme; Kupfer, 1 Drachme. Wende es an (A 10; D 23).

129. Eine alte Wunde, wenn du willst, daß sie sich auffüllt. Alter trockener* Saflor, Galmei, verreibe sie miteinander; streue (o. ä.) (es) darauf, gib einen *Schil*-Lappen drauf und binde ihn fest. Sie wird heilen (T 1, 3).

130. Einer mit kranken Zähnen. Sory, 1 Drachme; Misy, 1 Drachme; Alaun, 1 Drachme. Verreibe es gut, gib es in seinen Mund. Er wird gesund werden (F 3).

131. Ein Pflaster für die schmerzenden Wunden. Es ist sehr kräftig. Bleiglätte, 20 Drachmen; Wachs, 8 Drachmen; Bleiweiß, 2 (Drachmen); Fett von einem Schwein*, dessen *Hybsch* kürzlich weggenommen wurde. Schmilz das Fett mit dem Wachs, gieße es in den Mörser. Wende es an (A 4; T 3).

132. Ein grünes Pflaster. Kolophonium, 6 Unzen; Grünspan*, 1 Unze; Wachs, 3 Unzen; Schweinefett, 3 Unzen. Koche es. Wende es an (A 4; T 3).

133. Eine Narbe, damit sie vergeht. Schweinefett, Wascherde. Zerlasse es, salbe sie (die Narbe) (T 9).

134. Ein wunderbares, mit Rosen bereitetes Heilmittel, mit dem ich arbeite. Frische Rosen, 30 Drachmen; gebranntes Kupfer, 30 Drachmen; Gummi, 4 Drachmen; Aminäerwein in genügender Menge. Es gibt nichts Besseres als das (A 10).

135. Eine Wunde, die Schorf (?) gebildet hat. Kapern, 8 Drachmen; Alaun, 4 Drachmen; Osterluzei, 4 Drachmen; Rizinis, 4 Drachmen. Verreibe es, koche es mit Honig. Gib es auf das Fleisch, sie (die Wunde) wird eintrocknen. Verknete es mit *Etaphos*, lege es auf die Geschwülste und den Wundschorf (?) (pl.) (Q 30; S 2; T 1, 4).

136. Ein lange dauernder Schorf (?). Chalkitis, 4 Drachmen; Misy, 2 Drachmen; Kupfervitriol, 6 Drachmen; Kupfer*, 1 Drachme. Verreibe es mit Essig. Wende es an (T 4).

137. Ein blutstillendes Kollyrium. Weihrauch, 2 Drachmen; Bleiweiß, $^1/_2$ Drachme; Bleiglätte, $^1/_2$ Drachme; Euphorbium, $^1/_2$ Drachme; Gummi, $^1/_2$ Drachme. Mache es zu einem Kollyrium, wende es an (A 2; T 8).

138. Ein langwieriges Trachom, die Warzen, die Schuppenflechte, die Geschwülste, die Hitzen und alle Zustände (Krankheiten). Räucher-Ammoniakum, 2 Drachmen; Flachs(?)-Alaun, 3 Drachmen; Gummi, 2 Drachmen. Verreibe es mit Wasser. Salbe sie (pl.) damit (D 8; Q 25, 34; S 2; U 5; Y 1).

139. Ein Pulver, das rasch füllt. Schwertlilie, 4 Drachmen; Linsenwicke, 4 Drachmen; Hammerschlag, 2 Drachmen; Osterluzei, 4 Drachmen; geröstetes Harz, 16 Drachmen; Weihrauch, 2 Drachmen; Chalkitis, 20 Drachmen. Verreibe es gut, mache es zu Pulver. Wende es an (T 3).

140. Ein Mann mit krankem Geschlechtsteil. Flüssigkeitsloser Honig, gut zerriebene griechische Bohne. Verknete sie miteinander. Wende sie an (O 4).

141. Eine Warze auf jemandes Geschlechtsteil. Bleiglätte und trockener* Porree. Verreibe sie miteinander, verknete es mit Honig. Wende es darauf an (Q 34).

142. Ein gutes Pulver gegen den Abszeß; es reinigt und füllt sie (pl.). Fr[isches] Misy, 4 Drachmen; Chalkitis, 4 Drachmen; Osterluzei, 3 Drachmen; *Strorites*, 10 Unzen; Hammerschlag, 4 Drachmen. Verreibe es miteinander. Wende es als Pulver an (Q 28, 29).

143. Ein Kollyrium für die verletzten Augen, für die finsteren und die kahlen (Augen). Galmei, 1 Drachme; Kupfer, 1 Drachme; Safran, 1 Drachme; Narde, 2 Drachmen; Lycium, 3 Drachmen; Myrrhe, 2 Drachmen; Malabathron*, 3 Drach-

[1] So nach Chassinats ansprechender Emendation. Wörtlich: Ein *Pterikon* für die Augen.

men; Grauspießglanz, 1 Drachme; Gummi, 2 Drachmen. Verreibe es gut miteinander, mache es zu einem Kollyrium. Wende es darauf an (D 3, 20, 24).

144. *Wamome.* Rauschgelb, 4 Drachmen; Realgar, 4 Drachmen; Chalkitis, 4 Drachmen; *Ahestu*, echter Honig. Wende es darauf an, sie werden heilen (R 6).

145. Ein zusammenziehendes Kollyrium für die kleinen Kinder. Gebranntes Kupfer, 2 Drachmen; Bleiweiß, 2 Drachmen; Opium, 2 Drachmen; Gummi, 2 Drachmen. Wende es mit Wein und Milch an (A 2; Y 3).

146. Heilsalbe. Wachs, 24 Drachmen; Grünspanschabsel, 12 Drachmen; Hammerschlag, 4 Drachmen; Weihrauchgrus, 2 Drachmen; Terebinthe, 2 Drachmen; Fett, 1 Drachme; Schaböl, 2 Drachmen; sehr saurer Essig, 2 Drachmen. Das Weiche zerlasse auf dem Feuer, gieße es auf das Trockene in den Mörser. Wende es an (A 10; T 3).

147. Ein füllendes Pflaster. Wachs, 2 Drachmen; Bleiweiß, 1 Drachme; genügend Öl. Wende es an (A 4; T 3).

148. Desgleichen. Das Brennen (Hitzen o. ä.) des Kopfes. Grünspan, 3 Drachmen; Kolophonium, 3 Drachmen; Kalbsfett, 1 Drachme; genügend Öl. Schmilz das Weiche am Feuer, gib es auf das Trockene in den Mörser. Wende es an (C 4).

149. Ein schwarzes, berühmtes Pflaster. Bleiglätte, 100 Drachmen; Weihrauch, 20 Drachmen; Terebinthen, 25 Drachmen; trockenes Pech, 25 Drachmen. Koche es auf mäßigem Feuer. Wende es an (A 4; T 3).

150. Ein Abszeß. Spanische Fliege, 1 Drachme; Grünspan, 1 Drachme; Chalkitis, $^1/_2$ Unze; Rosenöl. Verreibe es, bis es fest wird. Wende es an (Q 29).

151. Ein Zahn, daß er ohne Zange und Eisen(instrument) (heraus) geht. Weißer (?) Germer und Galle gib an die Stelle des Ortes[1], wo der Zahn ist, den du herausnehmen willst. Du wirst dich wundern (A 1; F 1, 4).

152. Ein Abszeß. Galmei, Kupfer, Grünspan, Bergsalz, 1 Teil von jedem. Zerreibe es gut. Wende es an. Es wird aufgehen (Q 28, 29).

153. Einer, den sein Zahnfleisch schmerzt. Äthiopischer Zahn, Realgar, verreibe es gut. Wende es darauf an, sie werden gesund werden (F 5).

154. Eine schwarze Narbe, damit sie die Farbe des menschlichen Körpers annimmt. *Armo*[. . .]-Zwiebel, verreibe ihn mit Wein*. Wende es darauf an. Sie werden gesund werden (T 9).

155. Eine Flechte. Ein wenig Asche von altem Sandelholz, ein wenig Myrrhe und ein wenig Wein. Schmiere sie (damit) ein (Q 9).

156. Ein *Automa*, daß es sich zerteilt. Teilender *Mun*, trockenes Pech, Rettichöl. Verreibe es miteinander, lege es auf die kranke Stelle des Mannes. Durch die Macht des Herrn wird er gesund werden (Z 2).

157. Ein kranker Mund. Alaun, 1 Drachme; Dill, 1 Drachme. Gott weiß, daß diese Arznei sehr gut ist. Nimm deinen Lohn! (F 7).

158. Gürtelflechte. Galmei, 4 Drachmen; Safran, 1 Drachme; Ibiskot. Verreibe es gut mit Wein. Wende es darauf an (Q 23).

159. Einer, dessen Zahnfleisch *Wamome* (Aphthen) hat. Nimm 7 verbrannte Beifußzweige und Honig. Wende es darauf an (F 6; R 7).

160. Wegen schmerzender, kranker Schläfen. Weizenmehl, 3 Drachmen; Senf, 1 Drachme; ein wenig Essig. Verreibe es gut. Wende es darauf an (C 1).

161. Eine Warze und ein Ausschlag. Natron, Bodensatz von altem Essig. Salbe ihn zuerst, dann reinige (ihn) mit Wein, Eidotter und Olivenöl. Schließlich bringe ihn ins Bad. Er wird gesund werden (A 14; Q 21, 34).

162. „Psora". Wachs, 1 Unze; Sandelholz, 1 Unze; frischer Schwefel, 6 Unzen; trockene Raute*, Rettichöl. Koche es gut. Wende es an (Q 2).

[1]) **ⲙⲁϫⲉ** gibt hier keinen Sinn. **ϫⲉ** ist zu streichen.

163: Offene Flechte. Frische Raute*, 1 Drachme; Bleiglätte, 4 Drachmen; Schälchen Essig, genügend Öl. Wende es an.

164. Gürtelflechte, die bei den Menschen auftritt. Nimm dir Rötel, Rabenkot*, Hyänenkot*, Wolfskot*, ein wenig Olivenöl. Verreibe es miteinander gut mit altem Wein. Lasse es nicht zu hart werden. Gib es auf den, der die Gürtelflechte hat. Er wird rasch gesund werden (Q 23).

165. Einer, dessen Augen „Innenwasser" haben. *Hets*-Galle, *Ercoi*-Galle, Honig, Asche von hieratischem Papyrus. Wende es an (D 15).

166. Einer, in dessen Bauch Würmer sind. Kamille, Mastixharz, Raute, Wein. Verreibe es, mische es mit dem Wein, laß ihn (den Kranken) es trinken (L 4).

167. Einer, dessen Bauch schmerzt. *Artinar*-Öl, Fett, Styrax von (*sic*) Kalmussaft. Koche es miteinander. Tränke einen Tampon (damit), stecke ihn hinein. Gib es auch in die Gebärmutter einer Frau, wenn sie schmerzt. Sie wird aufhören (zu schmerzen) (A 7; L 1; O 5).

168. Desgleichen. Raukesamen und Öl. Salbe* sie*. Sie werden gesund werden (L 1).

169. Einer, dessen Hoden jeden Monat (?) krank sind. Verreibe Lorbeerblätter, seihe sie ab, verknete sie mit Honig, lasse sie (die Kranken) es mit warmem Wasser trinken (O 3).

170. Desgleichen. Weidentriebe, frische Raute, verreibe sie mit Wein*. Lasse sie (die Kranken) es trinken. Sie werden gesund werden (O 3).

171. Desgleichen. Steinklee, Rose, „Brautkranz". Verreibe es, lasse es ihn mit Wein trinken. Durch Gottes Macht wird er genesen (O 3).

172. Desgleichen. Einer, dessen Hoden krank oder geschwollen sind. Ein Ei vom (selben) Tag, ein Schälchen Askalon-Wein und Olivenöl. Lasse ihn davon mit ein wenig arabischem Natron trinken, soviel er kann (O 3).

173. Ein krankes Ohr. Dosten, Hysop. Koche es gut, wende es an (E 3).

174. Ein blutstillendes Pulver. Verbranntes Frauenhaar, Kohle. Verreibe es miteinander, gib es auf die blutende Stelle (A 3; T 8).

175. Ein Abszeß. Kupfer*stagma*, 2 Drachmen; Schweine*-*Keret*, 2 Drachmen. Grünspan*, 6 Drachmen. Wende es an (Q 29).

176. Desgleichen ein Abszeß. Galmei, 1 Unze; Misy, 1 Unze; Grünspan*, 1 Unze; Essig, 1 Unze; Tragant, 1 Unze; Chalkitis, 1 Unze; Kleinkinderurin, 34 Unzen. Verreibe es gut mit dem Urin und lege es auf. Sie werden genesen (Q 29).

177. *Wamsir*. Harz(?)-Alaun, Pfeffer, Rauschgelb, verbrannter neuer Papyrus*. Verreibe es gut, verknete es mit flüssigkeitlosem Honig. Wende es an (R 12).

178. Ein Papyruspulver für die Zähne und das Zahnfleisch. Rauschgelb, Hammerschlag, gediegener Schwefel, verbrannter Papyrus, Blei, Salz, 4 Drachmen von jedem. Verreibe es gut. Wende es an (A 3, 10; F 3, 5).

179. Desgleichen wegen ihrer (der Zähne?) Rheuma (?). Gebrannte Zwiebel*-Wurzel mit Wasser. Wende es an (F 5).

180. Desgleichen. Weihrauch, 2 Drachmen; Stärke, 2 Drachmen; Linsenwicke. Verreibe es, wende es an (F 5).

181. Desgleichen. Chalkitis, 4 Drachmen; Kupfer, 1 Drachme; Misy, 2 Drachmen; Tragant, 3 Drachmen. Verreibe es mit scharfem Essig, wende es an (F 5).

182. Desgleichen. Ungelöschter Kalk, 1 Drachme; Rauschgelb, 4 Drachmen; Realgar, 4 Drachmen. Wende es an (F 5).

183. Desgleichen. Blutstillendes Pulver. Kolophonium, 2 Drachmen; Chalkitis, 1 Drachme. Wende es an (A 3; T 8).

184. Ein Zahn oder ein Stockzahn, daß er ohne Eisen(instrument) herausgeht. Absud der Pflanze namens Malabathron, Akazienblättersaft, (1) Teil spanische Fliege, „Mauszitronen"-Milch, wilde Raute. Verreibe es gut, gib es an die Stelle der

Wurzel des Stockzahnes oder des Schneidezahnes, lasse es eine Weile dort, fasse ihn mit Finger und Daumen, er wird schnell herausgehn (F 1, 4).

185. Einer mit kahlen Schienbeinen. Weihrauch. Mennige, Bleiweiß, Galmei, je 1 Drachme. Verreibe es gut. Wende es an (Q 13).

186. Desgleichen wieder die kahlen Schienbeine. Weihrauch, Galmei, Bleiweiß, Bleiglätte, je 1 Drachme. Verreibe es gut. Wende es an (Q 13).

187. Ein weißes Pflaster, das die langwierigen Wunden, die Hundebisse und die Bisse von Menschen heilt Es ist sehr gut. Gebranntes Blei, $8^1/_2$ Unzen; Wachs, 2 Pfund; Öl, 1 Pfund; Fichtenharz, 2 Pfund; süßer Wein, 10 (Drachmen) Schöpfer. Lasse es auf dem Feuer zergehn. Wende es an (A 4; T 1, 3, 7).

188. Ein „Nebel“ in den Augen. Die Leber einer Schlange und ihre Galle und Honig, salbe (o. ä.) ihn damit und reibe seine Augen mit dem Blut der Schlange ein. Er wird (wieder) sehn (D 17).

189. Ein Heilmittel für die alten Wunden, damit sie heilen und sich glätten. Kalbs*-Fett, Wachs, gekochter Honig. Wende es darauf an. Sie werden heilen (T 1, 3).

190. Ein Kollyrium gegen den „Nebel“, die „Psora“ und juckende Augenwinkel. Galmei, 8 Drachmen; Kupfer, 4 Drachmen; Aloe, 2 Drachmen; Opium, 2 Obolos; Narde, 2 Obolos; Akakia, 2 Obolos; Gummi, 2 Drachmen. Verreibe es gut, mache es zu einem Kollyrium. Wende es innen oder außen an (D 11, 17; Q 2).

191. Ein Kollyrium zum außen salben. Galläpfel, 1 Pfund; Akakia, 2 Pfund; Gummi, 2 Pfund. Verreibe es, mache es zu einem Kollyrium. Wende es außen an (A 2, 13; D 27).

192. Ein Kollyrium gegen den „Stern“ und das „Wasser“. Bleiweiß, $^1/_2$ Unze; Grünspan, ? Unzen[1]; Wüstensalz, ?[1] Unzen; Opopanax, ?[1] Unzen; Akakia, $^1/_2$ Unze; Gummi, $^1/_2$ Unze. Verreibe es, mache es zu einem Kollyrium, wende es auf sie morgens und abends an (D 14, 16).

193. Ein Auge, das „Wasser“ oder „Nebel“ hat. Safran, Narde, flüssigkeitsloser Honig. Verreibe es, mische es mit dem Honig. Wende es an (D 14, 17).

194. Ein Auge mit „Nebel“. Fledermausurin, Galle des schwarzen* Labes*-(Fisches), Saft der wilden Raute. Mische es gut. Wende es an (D 17).

195. Desgleichen. *Cine*-Ziegengalle, flüssigkeitsloser* Honig*. Mische sie miteinander. Wende es an (D 17).

196. Ein Auge, das stark schmerzt, da es Rheuma hat. Rose, Safran, Eidotter vom (selben) Tag, Rosenöl. Verreibe es, lege es auf. Sie werden gesund werden (D 13).

197. Eine Beule, damit sie sich zerteilt oder öffnet. Wachs, 1 Unze; Sandelholz, 2 Unzen; ungesalzenes Schweinefett, 1 Unze; Absud von einer aufgeschlitzten Maus, 1 Unze. Koche es miteinander. Wende es darauf an (T 5, 6).

198. Eine Flechte. Schwefel, 1 Unze; Gummi, 1 Unze; Ofenscherbe, 1 Unze. Verreibe sie mit scharfem Essig, bis es fest wird. Wende es an (Q 9).

199. Einer mit juckenden Augen. Galmei, 6 Unzen; Pfeffer, 1 Unze; Wüstensalz, 6 Unzen. Verreibe es gut, wende es als Pulver an (D 11).

200. Einer mit (schlecht gewachsenen) Augenwimpern, damit sie nicht wieder wachsen, wenn du sie ausgerissen hast. Gib dreimal warmes Geierblut zu trinken. Sie werden nicht mehr wachsen (D 1).

201. Ein Mensch, der abends nicht sieht. Porree, unverdorbener Urin. Fülle oftmals seine Augen (damit), er wird gut sehen (D 21).

202. Ein Auge mit „Stern“. Taubenkot, flüssigkeitsloser Honig. Wende es an (vgl. Ch 89) (D 16).

[1] Immer dasselbe Zahlzeichen, wahrscheinlich ein Bruch.

203. Damit jemandes Augen gut sehen (wörtl. leuchten). Zedernharz, 1 Obolos; Opopanax, 1 Obolos. Verreibe sie miteinander. Wende es an. (Arabisch: Johannes (?) hat es gekannt.) (D 18).

204. Desgleichen ein „Nebel“ in den Augen oder wenn sie „Wasser“ haben. Räucher-Ammoniakum, 2 Obolos; Natron, 2 Obolos; flüssigkeitsloser Honig. Wende es an (D 14, 17).

205. Desgleichen. Flüssigkeitsloser Honig, Kalbs*-Galle. Wende es an (D 14, 17).

206. Desgleichen ein krankes Ohr. Räucher-Ammoniakum, verreibe es mit Milch einer Frau, die kürzlich eines Knaben entbunden wurde. Wende es dagegen an (E 3).

207. Ein Auge, das „Stern“ hat. Milch, gekochter, geseihter Gurkensaft, flüssigkeitsloser Honig. Lege es auf, sie werden heilen (D 16).

208. Desgleichen auch. Nimm dir die Klaue vom rechten Fuß eines Esels, verbrenne sie, verreibe sie mit flüssigkeitslosem Honig. Wende es an (D 16).

209. Eine Tablette gegen Migräne. Taubenkot, Weihrauch, Rauschgelb, 1 Unze von jedem. Verreibe es mit Essig. Wende es an (A 12; C 3).

210. Ein gutes, wirksames Kollyrium. Galmei, 3 Unzen; Bleiweiß, 3 Unzen; Akakia, 18 Drachmen; Myrrhe, 14 Drachmen; Stärke, 9 Drachmen; Safran, $1^1/_2$ Drachmen; Tragant, 9 Drachmen; Baumflechtenabsud. Wende es an (A 2).

211. Ein Eintagskollyrium (des) Oberarztes und Märtyrers Kolluthos. Galmei, 6 Drachmen; Kupfer, 2 Drachmen; Safran, 1 Drachme; Opium*, $^1/_2$ Unze; Myrrhe, 1 Unze; Sarkokolla, 1 Unze; Aloe, $^1/_2$ Unze; Tragant, 6 Drachmen; Gummi, 1 Unze. Mache es zu einem Kollyrium mit Duftwein. Wende es an (A 2).

212. Ein Abszeß am After. Kupfervitriol, Zwiebelblätter, (ein) Teil geröstetes Euphorbium mit Blättern von wilden Malven. Verreibe es miteinander mit Rosenöl. Trage es mit einer Ibisfeder auf. Nimm zuerst das Honorar (M 3; Q 28, 29).

213. Den Kot des Sperlings verreibe gut mit einer kleinen Spachtel (?), beschmiere (damit) ein Bäuschchen aus Wolle, lege es auf jede schmerzende Stelle am Menschen, sie wird in Kürze (zu schmerzen) aufhören (A 7; Y 2).

214. Einer, in dessen Händen und Füßen oder (an irgendeiner Stelle) an seinem ganzen Leib Dornen sind. Ein „Schwalbensperling“-Nest und Wasser-*Bith*. Verreibe sie mit scharfem Essig. Salbe sie damit. Sie (die Dornen) werden wegfallen (P 1; T 10).

215. Brennende, schmerzende Hautbläschen. Nimm dir Weidenblätter, Portulak, Saft (oder: Absud?) von Nachtschatten, Safran, Ei*-klar, ein wenig Opium*. Verreibe es mit ein wenig ungemischtem Wein. Wende es an (Q 26, 27).

216. Ein Heilmittel gegen das außen befindliche Fleisch und die Flechten. Es nützt auch bei allen verunreinigten Wunden. Grünspan, 4 Drachmen; Spaltstein, 4 Drachmen; Essig, 1 Unze; genügend Dattelhonig (d. h. Dicksaft?). Koche es, bis es gelb wird. Wende es außen und innen an (Q 9, 30; T 3).

217. Eine wilde Flechte. Mangoldwurzel, scharfer Essig, Schaf*-Kot. Verreibe es gut. Wende es an (Q 11).

218. Desgleichen. Fisch-*Alkere* koche mit Essig und Öl. Salbe sie (pl.). Erwärme es jedesmal, wenn du salbst (Q 11).

219. Einer, der Warzen auf seinem Penis (?) hat oder eine Flechte oder „Psora“ und Wunden an den Genitalien und an den Fingern. Es nützt auch gegen Schwielen (?) und Juckausschlag auf den Lenden. Es nützt gegen das alles. Wasche sie (die kranken Stellen) zuerst mit warmem Wasser ab und gib (dann) das Heilmittel drauf. Sie werden verschwinden. Frische Raute, 100 Drachmen; Bleiweiß, 100 Drachmen; Myrtenöl*. Verreibe es miteinander. Wende es an (vgl. Z 27) (Q 2, 9, 20, 23, 32, 33, 34; T 6).

220. Ein Kollyrium für die von Rheuma befallenen Augen. Sie werden sofort gesund werden. Nimm dir die Stengel von Portulak, verreibe sie gut, presse ihren Saft

aus, stelle ihn in den Schatten mit ein wenig Gummi, mache es zu einem Kollyrium. Wende es an (D 13).

221. Ein Kollyrium aus Rom. Es ist zusammenziehend und nützt gegen die Rheumata und jegliche Krankheit der Augen. Galmei, Myrrhe, Safran, Opium, 4 Drachmen von jedem; Gummi, 12 Drachmen; Akakia, 12 Drachmen. Verreibe es, mache es zu einem Kollyrium. Wende es an (A 2; D 13, 27; W; Y 3).

222. Schorf. Galläpfel, verreibe sie, mache sie zu Pulver oder knete sie mit Honig ab, gib es darauf, du wirst dich wundern (A 1; Q 31).

223. Ein Heilmittel gegen die Skrofeln. Rizinus, Tragant, Königssalz, Wegwarte. Verreibe sie, lege es als Pulver auf (U 1).

224. Einer mit krankem Mastdarm. Gib einen Wolfszahn in eine Wolfshaut und binde es auf seinen Nabel. Er wird gesund werden (F 1; L 3).

225. Desgleichen wegen des Mastdarms. Duftlotosfrüchte, 7 Drachmen; *Aam*, 2 Drachmen; Euphorbium, 2 Drachmen; Myrrhe, 1 Drachme. Verreibe es gut, lasse es ihn mit warmem Wasser im Bade trinken. Gieße sie[1]. Er wird gesund werden (A 14; L 3).

226. Desgleichen ein schmerzender Mastdarm. Gebrannten, mit weißem Pfeffer verriebenen Wolfskot knete mit Honig. Lasse es ihn trinken. Aber nimm dein Honorar zuerst. Es ist erprobt (L 3).

227. Desgleichen. Einer mit Würmern im Bauch ... *Tschmê* (oder: *Ntschmê*?) und Rosinen. Koche sie, lasse ihn den Absud trinken. Sie werden abgehen (L 4).

228. Einer, dem unten Blut abgeht. Gerstenmehl, Mehl von *Hoke*-Saflor, „Skorpionstrauben". Koche sie zu Brei. Er soll davon essen, soviel er kann (L 7).

229. Einer, dem ein Becher Gift (oder: ein Zaubertrank) gegeben wurde. Lasse ihn „Schwalbensperling"-Kot* mit Bier trinken. Er wird den Zauber (das Gift) erbrechen (U 6).

230. Ein kleines Kind, dessen Nabel (?) herauskommt. Koche Zwiebel und wasche es mit dem Absud oftmals. Es wird gesund werden (K).

231. Ein kleines Kind, dessen Kopf und Leib wund und mit „Psora" behaftet sind. Verbrenne Weidenblätter, gib ihre Asche zu Rosenöl. Lege es auf. Sie (die kranken Stellen) werden gesund werden und abtrocknen (Q 3).

232. Ein Pflaster, das gut ist gegen offenen Ausschlag (oder: Wundenjucken?) und alle Wundbeschwerden. Silberschlacke, 3 Drachmen; Öl, 3 Drachmen; Schälchen Essig, 3 Drachmen (sic). Stelle es aufs Feuer und koche es gut. Mische es mit einem frischen Palmzweig. Es ist gut für alle verunreinigten Wunden (A 4; Q 22; T 3).

233. Einer, der Blut aus seinem Munde auswirft. Akazienschoten, 2 Drachmen; Granat*-Rinde, 1 Drachme; Haselnuß, 1 Obolos; Wegwarte, 2 Drachmen; wilder Fenchel, 1 Drachme; Saflorblüte, 6 Drachmen. Verreibe es, verknete es mit Honig. Er soll davon essen, soviel er kann (H).

234. Einer, der an irgendeiner inneren Krankheit leidet. Myrrhe, 1 Drachme; arabisches (Natron?), 5 Drachmen; Akakia, 4 Drachmen; Kostwurz, 1 Drachme; wilde Raute*, 3 Drachmen. Verreibe es, verknete es mit Honig. Gib es ihm mit warmem Wasser (U 7).

235. Ein Kollyrium für die Augen; außen (anzuwenden). Rauschgelb, Safranmagma, Pfeffer, 10 Drachmen von jedem; Opium, 5 Drachmen; Gummi, 10 Drachmen. Wende es an (D 27).

236. Ein Kollyrium zum Einträufeln. Galmei, Bleiweiß, Opium, Myrrhe, Tragant, Gummi, 1 Drachme von jedem. Verreibe es zu einem Kollyrium. Wende es an (A 2, 9; D 27).

[1] Deutlich so. Was es hier heißt, ist mir unklar. Sollen diese Stoffe auch über den Kranken oder auch ins Badewasser gegossen werden?

237. Einer, der Blut aus seinem Munde auswirft. Gib Tragant in Wein, bis er weich wird. Mische ihn mit Honig. Gib ihm (davon) zu essen (H).

CO

— — —] ein Becher [— — —] . . . [— — —] Er wird genesen.

— — —] Nebel. R[auten- ?]Saft (Absud) [. . . Saft oder Absud ?] von Fenchel, flüssiger (?) Honig [— — —] darauf. Sie werden gesund werden.

— — — des Hundes, *Ar*[. . .]-Blätter [— — —] Hyänenkot (?). Lege es auf. Gegen ein *Neb*[— — —] Zweige von [— — —] Gib ihm die [— — —]. Der Name Jesu [— — — (D 17).

Ep

1. Für jeden, dessen Inneres krank ist, wobei Blut abgeht. Wärme ein wenig Rettichöl, gib ein wenig gebrannten Schwefel dazu, schlage ein Hühnerei in das Öl. Salbe (damit) den an seinen Eingeweiden Erkrankten dreimal im Tag. Er wird gesund werden (L 7).

2. Für die kranke Leber, die außen (?) hitzt, wobei der Patient „klopft", so daß (?) er nicht schlafen (kann). Nimm drei oder fünf Nüsse, gib sie in ungemischten Wein, und drei oder fünf Pfefferkörner, röste sie, gib sie in einen Lappen, lege sie ihm auf (J 1; U 5; V 2; X).

Hall

1. — — —] bis sie trocknen [— — —] in (?) die Augen, wenn sie geschwollen oder [. . .] sind [— — —] . . . Er wird gesund werden, so [Gott will (?) (D 7).

2. Geschwollene oder . . . Augen [— — —] Schmiere sie ein, sie werden gesund werden, so [Gott will (?) (A 13; D 7).

3. Pflaster. Mastix [— — —] . . . damit es nicht wäßrig wird (?) [— — —] fülle sie auf (?) und [— — —] weißes Kolophonium [— — —] Galbanum, 2 Unzen; Fichtenharz [— — —] . . ., *Pharamiu*, 4 Unzen; [— — —] Wenn du es mit seinem [. . .] kochst [— — —] Wenn du es in ein [. . .] umlehrst (?) [— — —] . . .

4. Ein Pflaster, das *Karbyloph* heißt. *Baspy* [— — —] kräftig (?) [— — —] . . . Fichtenharz [— — —] Mastix, 4 Unzen; [— — —] kein Blut. Koche das. Röste den Asphalt [— — —] schließlich und gieße (?) [— — —] Verreibe es, gib [es (?) — — —] jegliche (?) Pustel (?) oder auch [— — —] es wird aufbrechen [— — — Wenn du (?)] findest, daß es blutig ist [— — — große (?)] Pustel (?), es nimmt [— — —] gehen [— — — (A 15; Q 27).

5. (Unübersetzbare Bruchstücke).

6. Für [— — —] und *Parahi*-Salz [— — —] es und lege (es) auf. [— — —

7. Desgleichen wieder wegen des Skorpions [— — —] das „Skorpionskraut" [— — —] *Parahi*-Salz. (Das übrige nicht übersetzbar.) (T 7).

8. Ein] Pflaster [— — —] Wachs, 1 (?) Unze; Kolophonium (?) [— — —] Fichtenharz [.] Unzen; [— — —] 4 [. . .;] Bleiweiß [(Rest unübersetzbar).

KW

1. — — —] Styrax [— — —] Nuß [— — —] Gewürznelke [— — —] Kampfer [— — —] Rosinen (?), *Pamu*[— — —

2. Gegen das „Klopfen" [— — —] 7 Sesam (?) [— — —] *Numes* [— — —] we[ißer] Pfeffer [— — —] 7 . . . [— — —] eine Tablette (?) für die [— — —] we[ißen] Pfeffer [— — —] sieben *Stoi*[— — —] Gummi, 3 (?) [— — —] eine [große] Nuß [— — —] Pistazien und [— — —] Kost-schoten [— — —] Weinmost (?) [— — —] ein „Rosenapfel" [— — —] *Schubti*(?)-Honig [— — — (A 12; V 2).

3. Wegen des Schlafes. Nimm ein Blatt der [. .]*phe* und mache [— — —] das [sind] diese: *Azaboaz* [— — — (X).

4. — — —] . . . 1 Unze; Grünspan (?) [— — —] Alaun [.] Unzen [— — — Koche es gut [— — — (D 27).

5. — — —] frisches Pech [— — —] weißer [— — —] *Aareti*[— — —] Lorbeer (?), 1 Unze; [Natro]n-schaum [— — —] . . . eine halbe [— — —

6. Für die Milz jemandes, der [— — — wasser]süchtig (?) [Frisches (?)] Pech [— — —] $^1/_2$ (?) Unze; Safran, 4 Unzen; [— — — Safran-]magma (?), 1 Pfund; [— — —] Pech, $1^2/_3$ (Unzen?); [— — —] den Mörser [— — —] noch ein wenig Essig [— — — (J 3).

7. (Unübersetzbar).

8. — — —] Mundheilmittel (? *στοματικόν*), das man [. . .] nennt [— — —] Schwertlilie, 2 Obolos [— — —] . . . Obolos [— — —] Honig, bis es [— — — (A 10; F 7).

9. — — —] Opium (?), 2 Obolos; Myrrhe, [— — —] 10 Obolos; Safran . . . [— — —] verreibe es [— — —

10. (Überschrift): Über (?)] die vier Heilmittel: Pech (?), [. . .]*tos*, Kolophonium, [— — —

11. Pulver gegen (?) *Wams.r* (Wamsir?) [— — —] binde es in ein *K*[. . .]-Blatt [— — —] Wein und Öl [— — — (A 3, R 12).

12. — — —]*rpu*, 20 Obolos; [— — — löse sie (?)] miteinander auf [— — —

13. Ein] großes [. . .]*pikon*. Kupfer (? oder: Chalkitis?) [— — —] 2 Unzen; Pfeffer, 2 Unzen; [— — —]*ne*, $^1/_2$ Unze; Safran, $^1/_2$ Unze; [— — — (A 10).

14. — — —] Kollyrium. *Tham*[— — —] Pfeffer (?), 1 Obolos; Melo[ne (?) — — —] 8 Obolos; *Apuba*[(Opopanax?) — — —], 2 Obolos; Gummi [— — — (A 2; D 27).

15. — — —] Galmei, 20 Obolos; [— — —], 2 Obolos; Narde [— — —] . . . 4 Obolos; Opium, 4 Obolos; Wasser [— — — (D 27).

16. — — —] Büchsensalbe für [— — —] Auge und [— — —]*arakas*, 1 Unze; Safran[-magma (?) — — —] 1 Unze; Pfeffer, 1 Unze; [— — —] Wende es an (A 10; D 27).

17. — — —] Wenn du [— — — Alaun (?)] . . . [— — —] Eiklar [— — —] Heilmittel [— — —

18. — — —] Aloe [— — —] Ei. Wenn du [— — —

19. — — —]*starat Dikondylon* [— — —] gebranntes Kupfer [— — —], 4 Obolos; Heide [— — —] 4 [. . .]; Tragant, 2 Obolos [— — —]. Wende es an.

20. Kollyrium [— — —] trockenes (?) [. . .] 10 Unzen, Galmei, [.] Obolos; [— — —] 2 Obolos; Hammerschlag, 2 Obolos; *Na*[— — —] 2 [. . .]; Opium, $^1/_2$ Obolos; Grauspießglanz [— — —]. Wende es an (A 2; D 27).

21. Kollyrium [— — —] Bleiweiß, 8 Obolos; Opium, [.] Obolos [— — —] Pfeffer [— — — (A 2; D 27).

MK

1. Nimm dir reine Myrrhe, zerkleinere sie, gib sie in einen neuen Topf, stelle ihn aufs Feuer; gib das Sesamöl in einen anderen Topf und erhitze (?) es. Wenn die Myrrhe zergeht, gib das Öl entsprechend der Menge dazu und heize ein wenig darunter. Stecke einen kleinen Stab . . . in (?) das Loch (?) des Topfdeckels und rühre es, bis du [—

2. Verbrenne Weiden-Holz, bis keine Asche bleibt, gib das *Kale*[1] dazu dann gib, es zu der *Assalae*[2] (?) und gib ein wenig Wasser dazu, . . . es, gib das *Ankem* (Anikam-Vitriol?) dazu, ein wenig Aloe[3], Honig, Gallapfel[4] und Johannisbrotschotensaft. Es ist fertig.

[1] Nach CHASSINATS Neubearbeitung vielleicht Asche des Salzkrautes.
[2] CHASSINAT übersetzt in der Neubearbeitung: „Dann lasse es erstarren".
[3] Nach CHASSINAT: die safrâ'-Pflanze.
[4] Nach CHASSINAT: bittere wilde Brustbeeren.

Ryl

1. Der *Hatsch*. Verreibe den Mutterkümmel mit frischer Raute, gib es mit starkem Wein (?) durch drei Tage zu trinken. Er wird genesen (Z 7).

2. Im Namen Gottes. Die Heilmittel gegen das „Klopfen". Nimm dir ein Viertel trockenes Bdellium, lasse es weichen, bis es recht weich wird . . . es, nimm den Bodensatz davon (stelle ihn aufs Feuer)[1], gib es[2] aufs Sieb, wirf seine Rinden (??) weg[3], gib das, was sich zu Boden setzt, aufs Sieb, stelle es aufs Feuer, gib *Aiatepres*-Zucker, Tragant, Akaziengummi, *Ropessus*, *Orokesus*, je fünf Drachmen (dazu). Verreibe es, siebe es, gib es in den Topf mit Rettichöl oder auch Nußöl. Lasse es auf dem Feuer eindicken. Gib es in einen Topf. Iß davon abends, bevor du etwas anderes gegessen hast. Wenn du davon ißt, wirst du gesund werden (V 2).

3. Wider das „Klopfen". Nimm dir weißen [Pfeffer (?)], 5 Drachmen, gesiebt und gemessen (?), gib es dir [in ein Gefäß (?)], bis du es trinkst. Nimm dir ein Viertel (?) *Alchales*-Milch. Nimm die Hälfte davon, stelle sie aufs Feuer, bis sie heiß wird, (dann) stelle sie weg (?). [Teile . . . (?) in] 3 Teile, gib einen von diesen Teilen zu der Hälfte der heißen Milch. Er[4] soll es mit der *Bete* trinken und den [. . .] der nicht erwärmten Milch darauf trinken [— — —]. Lege etwas (davon) auf (?) dein Herz, wie ein Ei (so groß). Nimm dir . . . speie (?) es mit deinen Lippen an den drei Tagen. Wenn du es trinkst und ausspuckst (? oder: speist?) und ihre *Hike* (sg) täglich an den drei Tagen nimmst, dann wirst du gewiß (?) an den drei Tagen[5] speien (?) (V 2).

4. Eine sehr gute Arznei. Eine sehr gute Knoblaucharznei, die erprobt ist (?). Du sollst sie morgens essen, bevor du etwas gegessen hast. Wenn du sie ißt, sollst du sie morgens (?) essen. Tu nicht . . . iß weder Fisch noch Gemüse. Du wirst . . . dein Herz und iß davon (?) Es . . . Auge(n), zerstört den *Pabusir* und . . . Salz . . . bei [allen] inneren Dingen [des] Menschen.

Nimm dir einen geschälten Granatapfel (?), gib sie (= die Körner?) drei Tage lang in kaltes . . .-Wasser. Wasche sie täglich mit (?) . . . -Wasser (?). Dann zerschneide sie, . . . auf ein Sieb, gib sie [zwei] Tage und zwei Nächte lang in scharfen Essig. Nimm sie heraus . . . auf ein Sieb, zwei Tage lang, bis sie . . . in der Kühle. Nimm dir schöne Rosinen, nimm die [Kerne] heraus, nimm 2 Pfund echten Honig, setze sie (pl.) aufs Feuer, . . . seinen Schaum, gib $^1/_2$ Pfund [Feigen(?)-]Honig (= Dicksaft?) dazu, stelle es aufs Feuer, . . . ihren Schaum, zerreibe den Knoblauch und die Rosinen gesondert, gib sie zu dem Honig, während er auf dem Feuer steht. Rühre es um, bis es sich auflöst. Gib das übrige hinzu, nämlich folgendes:

Ingwer, 1 Maßeinheit; *Tarsini*, $^1/_2$ Maßeinheit; Pfeffer, $^1/_2$ Maßeinheit; Gewürznelken, $^1/_2$ Maßeinheit; *Ganetschef*-Körner; *Alhor*, 2; [. . .] trockene Rosen, $^1/_2$; Mastix, $^1/_2$; Narde, $^1/_2$; *Assathar*, 2; trockener Safran, $^1/_2$; Rettichsamen (?), 2; Zwiebelsamen, $^1/_2$; Senf, $^1/_2$; *Cheleuchn* (Weinmost?), $^1/_2$; Bertramwurz, 1; [. .]*anon*, 2; zerreibe sie einzeln, siebe sie, nimm die (?) *Isch* (oder: *Nisch*?) davon weg, mische sie miteinander, nämlich den Knoblauch und die Rosinen. Bedecke seine (d. h. des Kochtopfes) Öffnung auf dem Feuer; lasse es auskühlen, mische es gut, gib es in eine Flasche. Iß ein Mithqâl (Maß) davon. Und wenn du eine Kanne voll gegessen hast

[1] Die eingeklammerten Worte sind im Text ausradiert.
[2] Ein Substantiv, vielleicht „Präparat" o. ä.
[3] Es macht den Eindruck, als ob die ganze Stelle von den. . . bis hierher zu streichen und durch das Folgende zu ersetzen wäre.
[4] Vom Kranken wird augenscheinlich abwechselnd in der 2. und in der 3. Person gesprochen.
[5] Von drei Tagen war bisher keine Rede. Es wird wohl als selbstverständlich vorausgesetzt, daß die drei (?) Teile, in die das Medikament offenbar geteilt werden soll, für drei Tage bestimmt sind. Das Rezept ist durch Textlücken und unlesbare Stellen teilweise unverständlich.

und . . ., wirst du einen Nutzen davon haben; es reinigt den Mund deines Herzens (d. h. Darm ?) und nützt (?) dem Kopf.

An dem Tag, an dem du davon ißt, geh nicht zu einer Frau, iß weder Fisch noch Gemüse und trinke keine Milch.

Die Zahl der Heilmittel ist 19 (A 1; C 2; L 2; U 7; Z 4).

5. Eine Arznei zu trinken gegen das Fieber. Sie ist gut im Sommer und im Winter. Samen der Gartenkresse, *Assathar*, *Schkekelejn-Lak*, ein (Teil) von jedem. Mahle (sie), siebe sie, verknete mit Porreeabsud, mache es zu . . ., mische es mit einem Becher (?) Kuhmilch, stelle es kühl und (?) trocken. Die Menge, die man zu sich nehmen soll (o. ä.) ist 2 Mithqâl. Trinke $^2/_3$ davon abends und $^1/_3$ morgens und geh nicht darüber hinaus (A 1; U 3).

6. Alle Krankheiten des Kopfes und der Schläfen, ein schmerzendes Gehirn. Nimm dir ein Hühnerei, schlage es auf, gib Öl und ein wenig Essig dazu, mische es miteinander, lege es [. . .] Kopf (?) [. . .] von weißer Wolle darauf [. . .] fünf (?) [. . . (C 1).

7. Augen, die salzig zu tränen beginnen. Warmes Wiedehopfblut, eine Pflanze namens Kardamon (Kresse), auf ägyptisch „der *Schife*", ein Baum, der im Bergland wächst, wie ein Granatapfelbaum; seine Blätter sind etwas länglich wie *Kagio-Saf* (pl.), sein Holz (Stamm) gleicht dem des Granatapfelbaumes (D 12).

8. — — —] Rebenholzkohle, gib es aufs Feuer. Mahle *Masmu*, *Schala*, *Kuschara*, salbe dein Gesicht (damit) [— — — (C 6).

Saq

1. — — —] Gurke (?) (oder: geschwollen) [— — —] verreibe eine [. . .-]Blüte [— — —] nach Möglichkeit (?). Wende es an.

2. — — —] Krankheit. Nimm [— — —] Olivenkohle (?) [— — —] gebrannte Schafs-[— — —] lege es auf. Wende es an.

3. Wegen Schlangenformen [— — —] krank. [— — —]-Blüte [— — —] mit Wasser. Lege es auf. Wende es an

4. Wegen [. . .]-Krankheit [— — —] wild [— — —] mit Wasser. Lege es auf. Wende es an.

5. . . . [— — —] Gurke (?) [— — —] verrieben (?) [— — —

TM

Eine Hämorrhoide. Nimm 2 Maßeinheiten weichen Kot von einem Abort . . . eine Maßeinheit gebrannten fettigen (? oder: streifigen) Alaun, mische es miteinander.

Wenn eine Hämorrhoide größer wird, salbe sie zweimal täglich mit „Feigenmilch" und streiche zum dritten Mal das (oben angegebene) Heilmittel darauf. Sie wird aufbrechen. Wenn sie aufgebrochen ist, mahle Lupine wie Augenschminke (Stibium), schmiere sie darauf.

Wenn du sie zum Verschwinden bringen (wörtl. zerstreuen) willst, bestreiche sie mit ungemischtem Wein und schmiere das Heilmittel darauf.

Wenn du willst, daß sie größer wird, gib Frauenmilch auf einen Splitter Sykomorenholz und . . . auf den Sykomorensplitter einen „Axtkopf" (?), bis sie (= die Milch) dick wird, und salbe ihn (= den Kranken ?) damit. Sie wird größer werden. Und (?) bringe sie zum Platzen mit dem Erwähnten, nämlich (mit) der „Feigenmilch". Wenn sie aufgebrochen ist und geblutet hat, bevor du sie fandest (d. h. gewahrtest), so nimm Kappernwurzel, zermahle (sie), siebe sie und streiche sie darauf. Wende es an (?) (M 1).

WM

1. Für die Milz. Ein erprobtes Pflaster. Vom Morgen bis zur 6. Stunde des Tages[1]. Gerstenmehl, Schweinefett, sehr scharfer Essig, Salz (A 4; J 3).

[1] Bis hierher alles griechisch.

2. Für Wimpern, daß sie nicht wachsen. Fledermausblut und *Kuris*-Blut bei abnehmendem Mond (D 1).

3. Für ein kleines Kind, daß seine Zähne schmerzlos wachsen. Gib „Wachsschaum“ auf seine Schwellungen (F 2).

4. Für einen Menschen, der aufschwillt. Goldsalz, (d. h.) das (Salz), in das man Gold geknetet hat. Verreibe es mit Öl. Salbe ihn damit, bis er gesund wird (L 5).

5. Gegen den Urinsand. Eine Maßeinheit *Philanis*; 3 Maßeinheiten *Aam*-Körner; 3 Maßeinheiten Selleriesamen; 3 Maßeinheiten Dillsamen. Gib Honig dazu, verreibe es miteinander, gib es zu einem Becher Bier und einen Becher . . . -Wein. Verreibe es gut miteinander. Teile es in 3 Teile und nimm durch 3 Tage täglich je einen Teil zu dir. Trinke 7 Amog (ein Maß) im Pferdeauslauf, lege dich auf den Bauch, man soll deine Beine nehmen und über deinen . . . strecken, man soll 7 Umdrehungen (?) mit dir machen. Hierauf geh ins Warmbad. (Es folgt ein Zauberspruch.) Trinke wieder 7 Amok und steige ins Warmwasserbecken. Trinke wieder 7 Amog, steige heraus, trinke wieder 7 Amog und mache das 3 Tage lang jeden Tag, wobei du . . . (N 1).

6. Für eine Frau, deren Gebärmutter schmerzt. Nimm dir . . . -öl und ein wenig Greisinnenhaar, gib es auf Sykomorenholzglut. Sie soll sich über den Rauch setzen. Sie wird gesund werden. Ist es aber eine Frau, die weiterhin Schmerzen hat, so gib einen (kleinen) Becher Saumilch zu ein wenig süßem Wein. Das soll sie trinken. Sie wird gesund werden (A 13; O 5).

7. Gegen alles Kriechzeug, wenn du es aus deinem Hause vertreiben willst. Ein wenig Galbanum, ein wenig Realgar, ein wenig Ziegenfett, gib es auf Glut wie . . . von Lorbeerkörnern. Lege es ins Wasser, bis es zergeht, und besprenge das Haus damit.

8. Gegen Hautbläschen, die Schorf zurücklassen. Ein Sonnen-*Anesch*-Zweig, 4 Stater und (?) Rauschgelb Natron. Verreibe es miteinander, salbe sie (pl.) mit einer Ibisfeder (A 13; Q 26, 27).

9. Gegen ein Hautbläschen im Gesicht des Menschen. Ausländischer Weihrauch, 7 Schulterblätter (?) von einem (sic) schwarzen Schaf, ein gebranntes Schafhorn, Urin eines unschuldigen Kindes, ein *Lok* scharfer Essig, gib es in ein neues . . . Gefäß (oder: zu frischem . . . Sesam?), koche es miteinander. Trage es mit einer Ibisfeder auf (A 13; Q 26, 27).

10. Wenn jemand *ane* ist, salbe seine Schulter (oder: seinen Nacken) mit Kalbsgalle (Z 1).

11. Eine Eidechse ist auch noch auf folgende Art (verwendbar): wenn sie noch frisch ist, verbrenne sie, verreibe sie mit Essig, gib sie zu Weihrauch, lege es auf rheumatische Augen. Sie werden gesund werden (D 13).

12. Verreibe ein wenig frisches Schweinefett, lege es mit echtem Honig auf Striemen (oder Beulen) am Gesäß (M 3; T 5, 6).

13. Gegen Zahnschmerzen spüle mit einem Becher warmer Eselsmilch deinen Mund aus. Es wird aufhören (A 14; F 3).

14. Gegen Ohrenschmerzen. Gib ein wenig Kalbsgalle in sein Ohr und an seine Zähne. Sie werden aufhören (E 1; F 1, 3).

15. Jemand, der an Stuhlverstopfung leidet. Schmiere seinen Bauch mit Kalbshirn und er wird gesund werden (L 2).

16. Ein kleines Kind, das weint. Salbe seinen Schädel mit Kalbsmark oder Kalbshirn (Y 3).

17. Ein *Kei* (?), der im Hause ist. Gib Bleiweiß in Salzwasser und verspritze es im Haus.

18. Wegen der . . . schwarzen . . . Umschlag (?). Ein Xestes Olivenöl, ein Xestes alter Essig, ein Pfund *Helkiera*, 3 Stater Bleiweiß; gib es in einen [großen (?)] Topf,

bringe Feuerung darunter, bis es hineingeht[1], wobei du mit frischen Palmzweigen umrührst (A 5; Z 6).

19. Für die Hüfte. Erprobt. 1 Unze Wachs, 1 Unze alter Essig, ein Löffel ... Rettichöl, 2 Gramma Aloe, [...] Zweig von einer Dattelpalme, an die noch kein Messer herangebracht wurde und von der man noch keinen Zweig genommen hat [...] Gib Hölzer auf (oder: von ?) [...] in einen Topf (?), gib es dazu (?) und rühre es mit dem Palmzweig um, bis es sich auflöst. Das kranke Bein wird von der entsprechenden Hand gesalbt, ohne daß du gesprochen hast. Salbe (?) dich durch drei Nächte (?), ohne zu sprechen oder dich irgendwie zu bewegen ... dich erheben, indem du auf einem ... liegst ... (der Rest ist unverständlich) (P 7).

20. — — —] oder etwas hat ihn verletzt. Lege es als Umschlag auf oder lasse es auf mäßigem Feuer zergehen und verwende es je nach den Körperstellen, die du behandeln willst (A 5; T 7).

21. Für die, bei denen irgendeine Wunde lange nicht verheilt. Galmei, 1 Unze; kyprischer Hammerschlag, 1 Unze; gebranntes Kupfer, 1 Unze; Kupfervitriol, $1^1/_2$ Unzen; Chalkitis, $1^1/_2$ Unzen; [zusammen] 6 Unzen; Wachs, 1 Pfund; Rosenöl, $^1/_2$ Pfund. Lasse das Wachs mit dem Rosenöl zergehn und schütte die zermahlenen trockenen (Bestandteile) dazu und wende es so an (T 1, 3).

22. Um einen Dorn herauszubringen. Verreibe ein *bone* mit Honig und lege es auf die Stelle, wo der Dorn steckt; es wird ihn herausbringen (T 10).

23. Für alles fließende Blut und alle Wunden. Verriebene und gesiebte (?) Chalkitis gib auf die Wunde; sie wird alsobald heilen (T 5, 6, 8).

24. Gegen jegliche Anschwellung. Nimm Sykomorenmilch und reibe sie ein. Sie wird heilen (A 13; S 1).

25. Ein Abführmittel. Nimm eine Taube, fülle ihr Inneres mit Salz ... Dill (?) und ein wenig Pfeffer, einen Löffel Wein, ein wenig Olivenöl und ein wenig Wasser. Koche es und [iß es (?)]. Nachher trinke etwas Wein, der ein wenig schal ist; du wirst purgieren (A 9; L 2).

26. Für kranke Zähne. Es gibt eine Pflanze namens „Taubenkraut", das häufig vorkommt, das ist das *Peristereôn* ... kaue es mit den kranken Zähnen, lasse den Saft eine Zeitlang an der betreffenden Stelle und spüle deinen Mund an einem Ort, an den die Sonne nicht hinkommt (A 14; F 1, 3).

27. Einer, dessen Gedärme [nicht in Ordnung sind o. ä.]. Entleere einen Granatapfel, mische es (d. h. die herausgenommenen Kerne ?) mit Eidotter, schmiere Sauerteig dazu (?) und backe es. Hierauf schäle [— — — (L 6).

28. Damit du einen *Entetêr* gibst (?) [..] fein gemahlener Kot (wörtl. feiner Mehlkot), 1 Unze; [— — —] *Arsen* (?), 1 Drachme, nimm die Myrrhe (?) [— — —] miteinander und nimm den Saft davon weg [— — —] gib es auf den (oder: zum ?) *Enetêr* (so!), gib es darauf [— — — (Z 3).

29. Für einen Menschen mit kranker Milz. Nimm [— — —] Pfeffer und ein Xestes *Askalon*[2] [— — —] Malabathron, ein Stater *Akuschia* (?) [— — —] Olivenöl, verreibe es mit [— — — (J 3).

WS

1. Für jemanden, [dessen (?)] Bauch [...] seine Beine [— — —] lege [die Fin]ger deiner Hand [— — —] und sprich: Jao, Jao [— — —] Krankheit, die er hat [— — —] Asphalt und [— — —] lege es darauf [— — —] wegen des Kessels [— — — (L 6; P 5).

2. — — — das] Fieber, das ... [— — —] und Wein und Olivenöl. Gib es darauf [— — —] Ein Auge, das fließt ... „Rabenauge" (d. i. griechische Bohne) [— — —] Zwiebelsaft und Honig. Gib [— — —] Ziegengalle und Honig [— — — D 12; U 2).

[1] Das heißt wohl, bis das Feste im Flüssigen aufgeht ?
[2] Ist Wein aus Askalon gemeint? Vgl. dazu Ch 172.

ZB

1. Bei allen Anschwellungen. Nimm das Salz, das man ὀρυκτός (durch Graben gewonnen) nennt, 10 Obolos; Wachs, $^1/_2$ Unze; Fichtenharz, $^1/_2$ Unze; Bleiweiß, $^1/_2$ Unze; Olivenöl, $30^1/_2$? Unzen; Bleiglätte, 2 Unzen. Löse das Wachs und das Harz im Öl auf, verreibe die übrigen, trockenen (Bestandteile), schütte sie dazu. Wenn du Kupfervitriol (?) hast, verreibe ein wenig davon mit Essig, verreibe es mit dem übrigen. Wende es an (S 1).

2. Bei Hautbläschen (sg.). „Ich beschwöre dich, Engel, der du die Gnade erlangst über jede Krankheit, die den Menschen befällt, vor allem über diese Krankheit da, die dem Menschen in seiner Zeit befällt (oder: hinwegrafft?), mögen die Pusteln (sg.) den N. N. verlassen, Oriel, Gabriel, Raphael, der alle Krankheiten beruft! Möge der N. N. gesund werden!" Betäube (?) ihn mit Wein (Q 26, 27).

136. Über die Psora und die mit Ausschlag Behafteten.

3. Wenn der an seinem ganzen Leib mit Ausschlag Behaftete in warmem Essig badet, wird er gesund werden (Q 15, 16).

4. Bei Beinen, die mit Ausschlag behaftet sind, nimm trockenen *Ake* (= Sesam?), koche ihn mit Wasser und Rosenöl und bestreiche damit die von Ausschlag befallenen Beine (A 13; P 5; Q 19).

5. Wenn du eine Herbtraube nimmst, sie mit Kamillen verreibst und sie (= die von Ausschlag befallenen Beine) einschmierst, werden sie heilen (Q 19).

6. Wenn du den auf Glut gebackenen Dotter vom Ei nimmst und die mit Ausschlag behafteten Beine damit beschmierst, wird es helfen (Q 19).

7. Wenn du eine Gurke nimmst, sie kochst und die mit Ausschlag behafteten Beine damit beschmierst, werden sie heilen (A 13; Q 19).

8. Wenn du den Saft einer Meerzwiebel, das ist die Aloe, nimmst und das Innere einer Melone und sie (= die kranken Beine) damit einreibst, werden sie heilen (Q 19).

9. Wenn du Natron nimmst, es verreibst und die von Ausschlag befallenen Stellen einreibst, werden sie heilen (Q 16).

10. Wenn du eine gebratene (oder: geröstete) Gurke nimmst, sie mit Aloe verreibst, Wein dazu gibst und sie (= die kranken Stellen) (damit) einschmierst, werden sie heilen (Q 16).

11. Gegen die Psora (pl.). Arabisches Natron und Schweinefett verreibe miteinander, schmiere damit den Kranken im Bade ein (A 14; Q 2).

12. Ein anderes (Mittel): Wachs, weiches Pech, Natron, Schwefel. Wende es an (Q 2).

13. Gegen die heftig juckenden Psora (pl.). Nimm Essig, koche ihn gut and gieße (ihn) oftmals über den Kranken. Er wird gesund werden (Q 4, 15).

14. Wenn du Opium nimmst und es mit Wachs erwärmst, wird es die wässerigen „Psora" (pl.) heilen (Q 6).

15. Wenn du Natron aus Alexandrien nimmst, Weihrauch und ungemischten Schwefel, es zu Essig und Honig mit ein wenig Wachs gibst, es damit auflöst (zergehen läßt) und Kamillenöl dazu gibst, mische[1] alle diese (Bestandteile) miteinander und bringe es im Bad auf ihn (= den Kranken). Er wird gesund werden.

16. Gegen die wilden „Psora" (pl.). Mutterkümmel, 1 Obolos; Bleiglätte, 1 Unze; ungelöschter Schwefel, 1 Unze; wende es an (Q 5).

17. Wenn du Blätter der wilden Feige nimmst, Honig, Natron und ungelöschten Schwefel, und damit die *Psora*kranken einschmierst, kann es sich nicht entzünden (Q 2).

18. Wenn du den Kot eines Hundes nimmst und ihn in einem Fleckchen auf die „Psora" (pl.) bindest, kann keine Entzündung durch sie entstehen (Q 2).

[1] Der Bedingungssatz ist etwas in die Länge geraten; der Verfasser hat daher die Satzkonstruktion vergessen und sie anders beendet.

19. Wenn du altes Holz nimmst, es verbrennst, Öl dazu gießt und die *Psora*kranken einschmierst, werden sie gesund werden (Q 2).

20. Wenn du Fenchel und Weihrauch nimmst, miteinander verreibst und es mit Wein anwendest, werden sie gesund werden (A 5; Q 2).

21. Wenn du Granatapfelbaumrinde nimmst, sie kochst, mit Wein verreibst und die *Psora*kranken damit einschmierst, werden sie gesund werden (Q 2).

22. Gegen eine *Psora*. Verreibe Knoblauch mit Öl, lege es auf. Sie wird heilen (Q 2).

23. Ein Hautbläschen. Nimm Schafshorn und Eselshaut, verbrenne sie, verreibe sie (= die Asche) mit Essig, schmiere sie (= die Pustel) mit (damit vermischtem) Olivenöl ein (Q 27).

24. Ein wunderbares Heilmittel gegen die *Psora*. Silberschlacke, 2 Obolos; Bleiweiß, 2 Obolos; gediegener Schwefel, 2 Obolos; trockene reine Lorbeerbeeren, 2 Obolos; genügend Essig; Rosenöl, 2 Obolos. Wende es an (A 1; Q 2).

25. Für jemanden, dessen Leib juckt (oder: mit Ausschlag behaftet ist). Läusekraut, 6 Unzen; Natron, 6 Unzen; Bimsstein, 6 Unzen; Bleiglätte, 6 Unzen; Schwefel, 6 Unzen; Mutterkümmel, 6 Unzen. Das alles verreibe gut, nimm es mit dir ins Bad und wenn der Mensch im Bade schwitzt, gib es auf seinen Körper. Er soll es verreiben. Dann bade (wasche) ihn mit warmem Wasser (A 14; Q 15, 16).

26. Ein anderes (Mittel) gegen Körperjucken. Nimm Knoblauch, Schwarzkümmel, arabisches Natron, alten Essig, genügend Zedernharz, genügend Rettichöl, koche es, miteinander, schmiere seinen Leib dreimal ein. Die Haut wird abgehen. Nach drei Tagen wasche ihn mit warmem Wasser. Er wird gesund werden (Q 15, 16).

27. Gegen eine Warze, die auf dem Glied eines Mannes auftritt, die *Psora* (pl.), die Wunden, die „austreibenden" Finger; es nützt auch gegen Schwartenbildung (?) und denen, die an ihren Hüften einen Juckausschlag haben. Wasche sie zunächst mit warmem Wasser. Frische Raute, 100 Obolos; Bleiweiß, 300 Obolos; Bleiglätte, 6 Obolos; Myrtenöl. Verreibe es miteinander, gib es in ein neues (??) Gefäß (?) und wende es an (vgl. Ch 219) (Q 2, 9, 20, 23, 32, 34; T 6).

28. Für alle aussatz(artigen) Krankheiten, die Ausschläge, die Leber, die Gelbsucht und die Nieren. Sie sollen einen (Absud von) griechischer Bohne — das ist das „Rabenauge" — (mit) Natron trinken. Trinke soviel du magst. Es wird die Wasser-*Mos*[1] abgehen lassen wie blutfarbiges Wasser, das aus ihrem Leib kommt (J 2; Q 15, 17, 24).

29. Für jemanden, der vom Kopf bis zu den Füßen mit Ausschlag behaftet ist. Nimm dir ein Xestes gebrannten Essigsatz; 1 Pfund Natron; 1 Pfund Purgierwinde; 1 Xestes Läusekraut; Weihrauchbaumrinde, 8 Unzen; illyrische Schwertlilie, 8 Unzen; . . . -Essig; genügend Öl. Wende es im Bade an (A 14; Q 15, 16).

30. Gegen nässende *Psora* (pl.). Nimm Sesamblätter, zerreibe sie, schmiere sie damit ein, aber koche sie (zuerst) (Q 6).

31. Ein anderes (Mittel): Schwertlilie, Natron zu gleichen Teilen. Zerreibe es, lege es auf. Sie werden gesund werden (Q 6).

32. Noch ein anderes (Mittel): Läusekraut, Öl, Essig. Koche es miteinander, schmiere sie damit ein (Q 6).

33. Noch ein anderes (Mittel) gegen die nässenden *Psora* (pl.). Bleiglätte, Bleiweiß, gediegener Schwefel, je 2 Unzen; Wachs, 1 Stater; genügend Myrtenöl. Wende es an (Q 6).

34. Für einen an Ausschlag Erkrankten. Mit Wein und Öl zerriebene Lorbeerbeeren. Schmiere ihn ein, er wird gesund werden (Q 16).

35. Ein anderes (Mittel): Bleischlacke, Wein, Myrtenöl. Wende es folgendermaßen an: Verreibe die Schlacke mit dem Wein, mische es mit dem Öl, schmiere ihn damit ein (Q 16).

[1] Vgl. Ch 110.

36. Gegen eine Warze und die *Wamsir* (pl.). Räucherammoniakum, Rosinen ohne ihre Kerne, Öl. Erweiche sie (= die kranken Stellen) damit (Q 34; R 11, 12).

37. Noch ein anderes (Mittel): Gebrannte Gerste, *Kysamia* zu gleichen Teilen. Verreibe es, vermische es mit Milch, gib es in einen Lappen, koche Linsen, schmiere es als Umschlag auf seinen Bauch (A 5, 13; R 12).

38. Gegen die Warzen desgleichen. Trockenes Lupinenmehl, Gänsefett. Koche es miteinander, beschmiere sie damit (Q 34).

39. Noch ein anderes (Mittel): ungelöschter Schwefel, Eisenschlacke, gebrannter Bodensatz von altem Wein, Natron, trockenes Caace-Brot, je 5 Unzen; Rauschgelb, genügend Stakte. Wenn du keine Stakte auftreibst, genügend Essig. Wende es an (Q 34).

40. Desgleichen gegen eine Warze. Verreibe alte Weinblätter mit Wasser, lege es auf (Q 34).

41. Für Leute, deren Leib infolge von Läusen (?) mit Ausschlag behaftet ist. Nimm ein wenig Urin, Natron, Essig; verreibe sie miteinander, nimm es ins Bad, bestreiche ihren Körper damit, es wird heilen. Nachdem er gebadet hat, schmiere ihn mit Olivenöl und Wein ein (A 14; Q 15, 18).

42. Ein anderes (Mittel). Mit Wein verriebener Taubenkot. Bestreiche damit den, dessen Körper verlaust (?) ist. Er wird gesund werden. Es heilt aber auch die Gelbsucht (J 2; Q 18).

43. Für die *Psora*kranken. Trockene Nuß, gediegener Schwefel; löse sie in starkem Wein, bestreiche ihn im Bad (damit) und (mit) viel Öl (A 14; Q 2).

44. Für juckende (oder: mit Ausschlag behaftete) Finger. Nimm das Innere des Kürbis (oder: Gurke), Kalbsgalle, Natron; verreibe alles zusammen mit Honig, bestreiche sie mit allem zusammen, sie werden gesund werden (Q 20).

45. Für einen *Psora*kranken. Raute, 1 Unze; Galmei, 1 Unze; Bleiweiß, 1 Unze; Bleiglätte, 6 Unzen; Mennige, 6 Obolos. Löse sie mit Wein, Öl und 8 Unzen Wachs auf; Öl, 1 Xestes; schütte sie in den Mörser, zerreibe es, wende es an (Q 2).

REGISTER

Deutsch

Koptisch

Ägyptisch

Griechisch

Lateinisch

Arabisch

ABKÜRZUNGSSCHLÜSSEL

aäg	= altägyptisch.
ÄZ	= Zeitschrift für ägyptische Sprache und Altertumskunde. Leipzig.
BA	= vgl. S. 111.
BD	= J. Berendes, Des Pedanios Dioskurides aus Anazarbos Arzneimittellehre in fünf Büchern. Stuttgart 1902.
BIF	= Bulletin de l'Institut français d'archéologie orientale du Caire.
BKU	= vgl. S. 111.
BM	= W. E. Crum, Catalogue of the Coptic manuscripts in the British Museum. London 1905. Mit Angabe der Nummer.
BMar	= E. A. W. Budge, Coptic martyrdoms etc. in the dialect of Upper Egypt. London 1914.
BMis	= E. A. W. Budge, Miscellaneous Coptic texts in the dialect of Upper Egypt. London 1915.
BP	= J. Berendes, Paulos' von Aegina des besten Arztes sieben Bücher. Leiden 1914.
Ch	= vgl. S. 111.
Chassinat	= vgl. S. 111 unter Ch.
CO	= vgl. S. 112.
Dict	= W. E. Crum, A Coptic dictionary. Oxford 1939.
Ep	= vgl. S. 112.
Fn	= Fußnote.
Hall	= vgl. S. 112.
KG	= L. Keimer, Die Gartenpflanzen im alten Ägypten. Hamburg-Berlin 1924.
KKS	= O. v. Lemm, Kleine koptische Studien. Bulletin de l'Académie impériale des sciences de St. Pétersbourg 1899—1912. Nummer und Seite.
Kropp	= A. M. Kropp, Ausgew. koptische Zaubertexte. 3 Bde. Brüssel 1930–1931.
KW	= vgl. S. 112.
L	= L. Leclerc, Traité des simples par Ibn el-Beithar. Notices et extraits des manuscrits de la Bibliothèque Nationale et autres bibliothèques, 23/1 (1877), 25/1 (1881), 26/1 (1883). Angabe der Nummer.
L BG	= B. Langkavel, Botanik der späteren Griechen vom dritten bis dreizehnten Jahrhundert. Berlin 1866. Nummer und Seite.
L Fl	= V. Loret, La flore pharaonique d'après des documents hiéroglyphiques et les spéciments découverts dans les tombes. Paris 1892.
L Mis	= O. v. Lemm, Koptische Miscellen. Bulletin de l'Académie impériale des sciences de St. Pétersbourg 1907—1915. Nummer und Seite.
MDIK	= Mitteilungen des Deutschen Institutes für ägyptische Altertumskunde in Kairo. Berlin.
MG 25	= E. Amélineau, Histoire des monastères de la Basse-Egypte. Annales du Musée Guimet 25. Paris 1894.
Miss	= Mémoires publiés par les membres de la Mission archéologique française au Caire. Paris.
MK	= vgl. S. 112.
näg	= neuägyptisch.
PSBA	= Proceedings of the Society of biblical archaeology.
Rec	= Recueil des travaux relatifs à la philologie et à l'archéologie égyptiennes et assyriennes. Paris.
Ryl	= W. E. Crum, Catalogue of the Coptic manuscripts in the John Rylands Library Manchester. Manchester-London 1909. Vgl. S. 112.
S	= Ebn Baithar: Große Zusammenstellung über die Kräfte der bekannten einfachen Heil- und Nahrungsmittel. Übersetzt von J. Sontheimer. Stuttgart 1840—1842. Angabe des Bandes (römisch) und der Seite.
Saq	= vgl. S. 112.
spätäg	= spätägyptisch (ptolemäisch-römisch).
ST	= W. E. Crum, Short texts from Coptic ostraca & papyri. Oxford 1921.
TM	= vgl. S. 112.
WM	= vgl. S. 112.
WS	= W. E. Crum und H. I. Bell, Wadi Sarga. Coptica 3. Kopenhagen 1922.
ZB	= vgl. S. 113.
Zoega	= G. Zoega, Catalogus codicum copticorum manu scriptorum qui in Museo Borgiano Velitris adservantur. Rom 1810. Neudruck Leipzig 1903. Angabe der Seite.

FSC
www.fsc.org
MIX
Papier | Fördert
gute Waldnutzung
FSC® C083411

Zeitfracht Medien GmbH
Ferdinand-Jühlke-Straße 7
99095 Erfurt, Deutschland
produktsicherheit@kolibri360.de